Heribert Kokemohr
Praxis der therapeutischen Lokalanästhesie
und Neuraltherapie

Springer

Berlin
Heidelberg
New York
Barcelona
Hongkong
London
Mailand
Paris
Singapur
Tokio

Heribert Kokemohr

Praxis der therapeutischen Lokalanästhesie und Neuraltherapie

Mit 397 Abbildungen

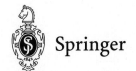 Springer

Dr. med. Heribert Kokemohr
Warringtonplatz 18
40721 Hilden

Fotos:
Abb. 6.4c u. d; 7.2b u. d
Gebro Broschek GmbH, 6391 Fieberbrunn, Österreich

Wissenschaftliche Zeichnungen:
Abb. 6.4b; 7.2a; 7.2c und auf S. 187
Markus Kaspar, Wien

ISBN 3-540-65711-8 Springer-Verlag Berlin Heidelberg New York

Die Deutsche Bibliothek – CIP-Einheitsaufnahme
Kokemohr, Heribert: Praxis der therapeutischen Lokalanästhesie und Neuraltherapie /
Heribert Kokemohr. – Berlin ; Heidelberg ; New York ; Barcelona ; Hongkong ; London ;
Mailand ; Paris ; Singapur ; Tokio : Springer, 2000
ISBN 3-540-65711-8

Springer-Verlag ist ein Unternehmen der Fachverlagsgruppe BertelsmannSpringer.
© Springer-Verlag Berlin Heidelberg 2000
Printed in Germany

Einbandgestaltung: de'blik, Berlin
Satz: Fotosatz-Service Köhler GmbH, Würzburg

SPIN: 10533479   22/3133 SY – 5 4 3 2 1 0 – Gedruckt auf säurefreiem Papier

Vorwort

Dieses Buch ist entstanden aus dem Bedürfnis, Antworten zu formulieren – pragmatische Antworten auf die vielfältigen Fragen von Teilnehmern an meinen Kursen der TLA/Neural- und Schmerztherapie. Es bestand zunächst die Absicht, den persönlich erfahrenen Behandlungsalltag und die daran gewachsenen theoretischen Lehrinhalte systematisch und didaktisch praxisgerecht aufzuarbeiten. Zu wissen, warum etwas funktioniert, erleichtert das Erlernen des Handwerks und fördert Qualität und Reproduzierbarkeit der Ergebnisse. Daher erschien es unverzichtbar, dem als Atlas für die Praxis konzipierten Hauptteil eine Zusammenschau der bekannten Grundlagen voranzustellen.

Das ursprüngliche Vorhaben, lediglich kursorisch die bis dato (1995) publizierten Erkenntnisse zur Neuraltherapie zu sichten und zusammenzufassen, erhielt während des Schreibens eine als elementar zu bezeichnende Wende durch die Konfrontation mit den neuesten molekularbiologischen Forschungsergebnissen bezüglich der Grundlagen des neuronalen Lernens und des Schmerzgedächtnisses. Die u. a. von der Forschungsgruppe um Prof. Walter Zieglgänsberger, dem ich an dieser Stelle ganz herzlich für die Überlassung etlicher, z. T. noch nicht veröffentlichter Abbildungen danke, erarbeiteten faszinierenden Einblicke in die Welt neuronaler Regulations- und Lernprozesse veranlassten eine komplette Umgestaltung der theoretischen Einführung. Diese neuen Erkenntnisse begründen wesentlich die vorgestellte Hypothese vom Wesen des Sekundenphänomens, das hierdurch begreifbar wird und somit kalkulierbar in ein Behandlungskonzept integriert werden kann. Gleiches gilt für ein Umdenken etwa bei chronifizierten Schmerzprozessen, die auf einmal losgelöst werden können von der verbreiteten resignierten Einstellung: „Damit müssen Sie leben!" Diese Botschaft ergänzt wesentlich die bereits bekannten und in die vorliegende Darstellung einbezogenen Aspekte, z. B. den Stellenwert der manuellen Untersuchung für eine TLA-gerechte Diagnose und die Kompatibilität der Infiltrationstherapie mit anderen Verfahren. Sie erlaubt endlich eine günstige, wenn auch Geduld erfordernde Behandlungsprognose selbst in schwierigen Fällen.

Die gesundheitspolitische Diskussion um eine wirklich praxisgerechte Reform des Medizinstudiums trifft sich aktuell mit einem weiteren Hauptanliegen dieses Buches, nämlich der Vermittlung einer a priori ganzheitlichen Betrachtung des Patienten, die mehr berücksichtigt als eine Summe fachbezogener Symptome. Vom Wesen her versteht sich das Buch als ein Beitrag zur allseits geforderten Interdisziplinarität in Diagnose und Therapie, wodurch Behandlungsergebnisse optimiert und Kosten reduziert werden können. Mehr denn je präsentiert sich nun unversehens die Methode der TLA/Neuraltherapie als moderne Therapie, deren Verbreitung bereits auf der Ebene der klinischen Ausbildung von Medizinstudenten zu fordern ist.

Die lange Zeit bis zur Fertigstellung des Buches hat die Geduld meiner Familie hart auf die Probe gestellt. Ich bedanke mich bei ihr von

Herzen für das Verständnis und die stete Ermunterung. Dank auch an meinen Freund Frank Schreyer, ohne dessen selbstlose und fachmännische Unterstützung die gelungene Bebilderung des Kapitels 12 nicht möglich gewesen wäre. Ein weiteres Dankeschön dem Verlag für die ausgezeichnete Copy-Editing-Arbeit sowie die großzügige Ausstattung und insbesonders Herrn J. Sydor für die gelungene typographische Umsetzung des Konzeptes.

Hilden, im Mai 2000   HERIBERT KOKEMOHR

Inhaltsverzeichnis

Einleitung

Weit mehr als 90 % aller Krankheiten werden außerhalb des klinischen Bereichs behandelt. Das Indikationsspektrum der ambulanten Medizin reicht dabei von der uncharakteristischen Befindensstörung über die nicht vital bedrohliche Akuterkrankung bis zum chronischen Leiden. Dessen ungeachtet findet aber der größte Teil der ärztlichen Fachausbildung in eben dem klinischen Bereich statt, dessen Aufgabe bei zunehmendem technologischem Aufwand und explodierenden Kosten primär die Diagnostik und Therapie schwerer und schwerster Gesundheitsstörungen ist.

Bezüglich der Schwere der Krankheiten läßt sich eine Hierarchie aufstellen, der eine Pyramide von adäquaten Behandlungsweisen gegenübersteht. Auf eine breite Basis banaler Störungen, denen meist mit Hausmitteln und/oder ärztlichem „wait and see" begegnet werden kann, folgt ein großer Block, der die oben bereits erwähnten ambulant behandlungsfähigen Krankheiten umfaßt. Je nach Anteil an pathomorphologischen oder gravierenden dysfunktionellen Komponenten ergänzen fachärztliche Disziplinen die Allgemeinmedizin. Lediglich die Spitze dieser Pyramide gehört der klinisch-stationären Medizin.

Das für die Klinik überwiegend nützliche lineare Ursache-Wirkung-Denken und -Handeln mit den resultierenden z. T. spektakulären Ergebnissen, z. B. dem antibiotischen Beherrschen einer Sepsis, der operativen Entfernung eines Gallenblasenempyems oder der Revaskularisation eines arteriellen Verschlusses, ist nur in begrenztem Maße auf das völlig different strukturierte Patientenklientel des niedergelassenen Arztes zu übertragen. Dessen Alltag ist vielmehr zu einem großen Teil bestimmt durch den Umgang mit dem chronisch Kranken und dessen häufigster Klage, dem Schmerz.

Eine konsequente Umsetzung dieser Umstände in der ärztlichen Weiterbildung nach dem Studium würde bedeuten, daß ein ganzes System auf den Kopf bzw. richtiger – um im Bild der Pyramide zu bleiben – wieder auf die Füße gestellt werden müßte: klinische Spezialisierung also erst nach einer praxisbezogenen Grundausbildung im Sinne des immer noch gültigen Satzes „Das Häufige ist häufig, das Seltene ist selten".

Nur so bliebe dem Arzt, der sich nach Abschluß seiner Weiterbildung meist mehr oder weniger unvorbereitet in eine Praxistätigkeit begibt, der Trugschluß erspart, allen Eventualitäten des medizinischen Alltags gegenüber gewappnet zu sein. Nur so wären seine vielfältigen Frustrationen zu Beginn der postklinischen „Lehrjahre" und damit auch eine große Zahl unnötiger Patientenkarrieren in die Chronizität z. B. von Schmerzsyndromen als der wohl bedauerlichsten Folge des aktuellen Ausbildungsmodus zu vermeiden.

Ein kleiner, doch bedeutungsvoller Schritt in die richtige Richtung ist die Novelle der Weiterbildungsordnung, wie sie vom Ärztetag 1996 in Köln beschlossen wurde. Endlich wird der Schmerztherapie in allen Fachbereichen ein ihrer alltäglichen Bedeutung entsprechender Stellenwert zugemessen.

Dieses Buch soll ein Beitrag sein, angewandte Schmerztherapie unter ganzheitlichen Gesichtspunkten systematisch nachvollziehbar zu machen und sie loszulösen von der meist autodidaktisch-empirisch gewachsenen Individualität des einzelnen Behandlers, der gezwungenermaßen seine persönlichen Erfahrungen unkontrolliert zum Maßstab des „Richtigen" machen muß.

Mit dieser Zielvorstellung werden die Grundlagen des praxisnahen Einsatzes einer Infiltrationstherapie mit Lokalanästhetika dargestellt. Die Nomenklatur kennt für diese Behandlungsform verschiedene Bezeichnungen. Am bekanntesten dürften die Termini „Neuraltherapie nach Huneke" und „therapeutische Lokalanästhesie" (Gross 1985; Tilscher u. Eder 1989) sein, die oft als unvereinbar diskutiert wurden und werden, da sie im „philosophischen Ansatz" anscheinend widersprüchlich sind.

Überträgt man das oben angeführte Bild der Pyramide auf die Methode der Infiltrationstherapie, so ergibt sich auch hier eine hierarchische Gliederung bezüglich der Indikationen wie der einzusetzenden Techniken: Die häufigen unkomplizierten Störungen sind mit den einfachen Mitteln der Quaddeltherapie und der Locus-dolendi-Injektion zu beherrschen. Komplexere Syndrome erfordern umfassendere, segmental orientierte Behandlungskonzepte unter Einschluß rückenmarknaher Blockaden. Eine Infiltrationstherapie mit Lokalanästhetika bleibt jedoch unvollständig, wenn sie die Prinzipien der Neuraltherapie nach Huneke unberücksichtigt läßt. Störfeldeinflüsse und komplizierte vegetative Fehlregulationen erfordern die besondere Aufmerksamkeit und das gesamte Können des Arztes, dem für diesen Bereich die Behandlung über das Störfeld und die Blockade vegetativer Ganglien mit Lokalanästhetika zur Verfügung stehen. Lediglich dieser vergleichsweise kleine Komplex bildet die Spitze der Pyramide, deren tragfähige Basis die gewachsene Erfahrung mit den handwerklichen Grundlagen der Infiltrationstherapie darstellt. Wer allerdings jede Erkrankung grundsätzlich „neuraltherapeutisch" (Störfeldsuche, Ganglienblockaden) angeht, stellt die Pyramide auf die Spitze. Er gleicht damit dem Kliniker, dem zum Symptom „Erbrechen" nichts anderes einfällt als die Cholezystektomie.

Das Lehrgebäude einer Infiltrationstherapie mit Lokalanästhetika kann weder ausschließlich mit den Erfahrungen aus dem selektierten Krankengut des Herdtherapeuten gebaut werden, noch darf es z.B. aus Gründen der Simplifizierung auf diese verzichten oder sie negieren. Die therapeutische Lokalanästhesie (TLA) und die Neuraltherapie nach Huneke sind gleichwertige Teile in einem abgestuften Behandlungskonzept – der Infiltrationstherapie mit Lokalanästhetika als einer der effektivsten Methoden in der allerersten Reihe der Schmerztherapie.

KAPITEL 1

Infiltrationstherapie mit Lokalanästhesie

1.1
Historische Entwicklung

Die Geschichte der Neuraltherapie/therapeutischen Lokalanästhesie ist geprägt von kantigen Charakteren – getragen wurde und wird sie jedoch von der stetig wachsenden Zahl ihrer Anwender in der täglichen Praxis. Sie ist begleitet von Irrtum und Erleuchtung, von groben Mißverständnissen, von Ignoranz und Intoleranz auf seiten ihrer Protagonisten wie ihrer Gegner.

Morphium (Sertürner 1805), Glasspritze (Pravaz 1843) und Hohlnadel (Wood 1843) stehen am Anfang der Bemühungen um eine parenterale Applikation von Medikamentenlösungen mit dem Ziel der Verhütung oder Beseitigung von Schmerzen. Ein Infiltrationsverfahren für die operative Lokalanästhesie hat sich jedoch mit Morphium nicht realisieren lassen, da hiermit zwar eine allgemeine Schmerzlinderung (Analgesie), nicht aber die notwendige Anästhesie zu erzielen war.

Erst die Zufallsentdeckung von Freud, der eher beiläufig den anästhesierenden Effekt von oral appliziertem Kokainpulver auf die Mundschleimhaut feststellte, eröffnete die Ära der Lokalanästhesie. Der Augenarzt Koller erfuhr als Zeitgenosse von Freud von dieser Beobachtung. Er erkannte deren weittragende Bedeutung für seine operative Tätigkeit und setzte sie nach Selbst- und Tierversuchen konsequent in ein ophthalmologisches Anästhesieverfahren um. Die schmerzfreie Staroperation durch die Oberflächenanästhesie des Auges war möglich geworden. Die Übernahme der Kokainanästhesie als lokale Infiltrationsanästhesie in andere operative Fächer lag nahe, scheiterte aber zunächst an der hohen Operationsmortalität. Diese war den hohen Kokainkonzentrationen (20–30%!) zuzuschreiben, die man anfangs unkritisch von der Oberflächenanästhesie übernommen hatte. Pioniere des Selbstversuchs wie Halsted, Hall u.a. verfielen dem Kokain, wurden gerettet oder starben ebenso wie eine unbekannte Zahl der ersten Patienten.

Eine erneute niederschmetternde Abfuhr erhielt die Methode anläßlich des Berliner Chirurgenkongresses 1892, als die Größen des Fachs, die Repräsentanten von Lehre und Forschung, ihren Kollegen Schleich mit Schande des Saales verwiesen. Nach langen Vorbereitungen und vielen Experimenten war dieser hoffnungsvoll angetreten, um die von ihm entwickelte risikoärmere Form der Lokalanästhesie vorzustellen. Seine leidenschaftliche Forderung, „aus ideellen, moralischen und strafrechtlichen Gründen nun die risikobehaftete Äthernarkose da, wo möglich, durch die verfeinerte Lokalanästhesie zu ersetzen", wurde von den 800 Anwesenden ohne Diskussion durch Handzeichen (!) einstimmig und empört abgelehnt. Schleich präsentierte eine Revolution und erntete Hohn (Schleich 1892).

Erst nachdem es durch vielfältiges Experimentieren, durch Versuch und Irrtum (Reclus 1895; Bier 1899) auch anderenorts gelungen war, geeignete Methoden und Techniken zur Applikation verdünnter und damit weniger toxischer Kokainlösungen zu entwickeln, begann die bald zügige Verbreitung des Verfahrens der Lokalanästhesie.

Die Forderung nach einer Beschränkung der Gesamtdosis bei ausreichender Effektivität zwang zur Suche nach Anwendungstechniken, die es erlaubten, mit geringen Mengen des toxischen Mittels große Areale zu anästhesieren. Diesem evolutionären Druck verdanken wir die meisten der noch heute verwendeten Infiltrationstechniken in der Anästhesie, der Schmerztherapie und der Neuraltherapie/therapeutischen Lokalanästhesie: Nerven- und Wurzelblockaden, Ganglientechniken, Spinal- und Periduralanästhesie u.a. Bereits gegen Ende des vergangenen Jahrhunderts wurden Kokainlösungen auch zur Behandlung von Schmerzen z.B. bei Migräne, Wund- und Operationsbeschwerden oder Neuropathien eingesetzt (Schleich 1922; Spiess 1902).

Ein wesentlicher Fortschritt war die Synthese des wenig toxischen Procain im Jahre 1905 durch Einhorn, ein herausragendes Resultat der damals erst aufstrebenden pharmazeutischen Forschung. Procain galt von da ab für fast ein halbes Jahrhundert als Standard der anästhesiologischen Lokalanästhesie und wurde später das „königliche Medikament" der Neuraltherapie. Mit Procain infiltrierte Leriche schon ab 1920 sympathische Ganglien und erzielte bei der Behandlung der Migräne, der Gangrän sowie bei Hirn- und Lungenembolien Erfolge, die bis dahin unvorstellbar gewesen waren.

Procain bestimmte das Leben der Brüder F. und W. Huneke, ein Leben umrankt von Legenden, Anekdoten und Geschichten. Eindrucksvoll ist der schicksalhafte Einstieg von F. Huneke 1925 in eine Behandlungsweise, die noch heute seinen Namen trägt. Zufall des Lebens? Als er seiner an Migräne leidenden Schwester das ihm nicht geläufige, jedoch von einem Kollegen empfohlene Rheumamittel Atophanyl intravenös injizierte, verwendete er irrtümlich die ausschließlich für die intramuskuläre Anwendung vorgesehene Zubereitungsform. Dieser war Procain zur Verminderung des Injektionsschmerzes zugesetzt. Zu seiner Verblüffung verschwand der Kopfschmerz schlagartig. Die im Begleitzettel warnend angekündigte Depression zentraler Funktionen durch das Procain bei versehentlicher i.v.-Applikation blieb aus. Eine Wiederholungsinjektion bei erneutem Migräneanfall, diesmal korrekt mit dem für die intravenöse Injektion vorgesehenen Präparat, war ohne Effekt. Die Formel, die er aus dieser Beobachtung ableitete, war einfach: Atophanyl plus Procain (i.m.) minus Atophanyl (i.v.) gleich Procain. Die probatorische i.v.-Gabe von reinem Procain bei der nächsten Migräne bestätigte durch das prompte Sistieren der Beschwerden seine Hypothese.

15 Jahre später beschrieb er mit dem nach ihm benannten „Sekundenphänomen" eine weitere Erkenntnis, die aus der Empirie seines Behandlungsalltags erwachsen war.

Das zufällig beobachtete schlagartige und völlige Verschwinden eines zuvor jeglicher lokalen Behandlung trotzenden Schulterschmerzes nach Umspritzen einer Unterschenkelosteomyelitis mit Procain war sein Schlüsselerlebnis für den Beginn einer legendären Reihe von „Wunderheilungen", die er durch die konsequente Ausschaltung von sogenannten Störfeldern produzierte. Viele Mediziner vor Huneke haben geschaut ohne zu sehen: Fernwirkungen der Lokalanästhesie hatte bereits Leriche 10 Jahre zuvor beobachtet und beschrieben. Störfelder, z.B. im zahnärztlichen Bereich, hatten sich auch in früheren Zeiten immer wieder einmal durch das Verschwinden etwa von Rückenschmerzen nach Extraktion eines Zahnes entlarvt. Gesehen – gehört – vergessen: Ein reproduzierbarer Zusammenhang war nie hergestellt worden.

Das unzweifelhafte Verdienst von F. Huneke ist es, die Lust am Experiment und der Empirie sowie den staunenden Blick gepaart zu haben mit der kritischen Interpretation des beobachteten Effektes, um daraus ein Prinzip abzuleiten, das er durch systematische Wiederholungen bestätigt sah. Logische Rückschlüsse aus den Ergebnissen seiner fast spielerisch anmutenden Verwendung des Procains veranlaßten

ihn zu der Annahme, daß ein wesentlicher Träger der Heilwirkung von Lokalanästhetika im vegetativen Nervensystem zu suchen sei. Dies sind überzeugende Beispiele dafür, daß eine korrekt angewandte Empirie ebenbürtigen wissenschaftlichen Bestand haben kann neben der klinischen Forschung nach heutigen Kriterien, die lediglich placebokontrolliertes, doppelblindes Vorgehen zu akzeptieren scheint. Obwohl er lange das Gespräch mit der klinisch-universitären Medizin suchte, versagte ihm die Wissenschaft jegliche Anerkennung. Dies veranlaßte ihn letztlich, Ignoranz mit Arroganz zu quittieren, eine bedauerliche Entwicklung, die den Fortschritt und die Verbreitung der Methode lange Zeit behindert hat.

Spätere Arbeiten auf den Gebieten der Kybernetik, der Neurophysiologie, der Pharmakologie und anderer medizinischer Wissenschaftszweige haben die Schlußfolgerungen von Huneke im wesentlichen untermauert. Das Bild von der Wirkungsweise der Lokalanästhetika ist trotz der noch fehlenden Puzzleteile erkennbar geworden. Die tausendfache tägliche Empirie hat seine Idee von der Neuraltherapie (Segmenttherapie und Störfeldbehandlung) bestätigt.

Procain wurde inzwischen weitgehend abgelöst von neueren Lokalanästhetika, angeführt von der 1943 synthetisierten Substanz Lidocain, dem heute weltweit führenden Lokalanästhetikum. An der Effektivität der Methode hat sich unter schmerztherapeutischen Aspekten trotz Wechselns des verwendeten Mittels nichts geändert. Daß Procain oft auch eine verblüffende „allgemeine Roborierung und Besserung von altersabhängigen Beschwerden" bewirkt (z.B. Aslan-Kur), ist eher der Pharmakologie der Spaltprodukte zuzuschreiben. Dies sollte nicht verwechselt werden mit der eigentlichen lokalanästhetischen Wirkung. Ein Großteil der klinisch-wissenschaftlichen Ablehnung der „Heilanästhesie"/„Neuraltherapie"/„Procaintherapie" ist wohl nicht zuletzt der unkritischen Vermischung zweier verschiedener therapeutischer Prinzipien und einer daraus resultierenden Fehlinterpretation der beobachteten Effekte zuzuordnen. Die Konfrontation einer wertvollen Therapierichtung, die von manchen ihrer Vertreter unreflektiert und oft mit sehr persönlich geprägter Auslegung als Allheilmittel gepriesen wurde, mit der traditionell monokausal und linear denkenden sog. klassischen Medizin in der Mitte des Jahrhunderts war unvermeidlich.

Erst neuere Erkenntnisse über vernetzte neurohumorale Steuerungsvorgänge und elektrophysiologische Abläufe an Zellmembranen und deren Verknüpfung mit der Idee des Grundsystems (Pischinger 1975, Heine 1987) als der wichtigsten Regelstrecke für alle Prozesse zur Erhaltung der Homöostase öffneten der Neuraltherapie den Weg in die wissenschaftliche Akzeptanz. Noch sind nicht alle Berührungsängste abgebaut, noch ist manche Kritik geprägt von Unwissenheit.

Einen wesentlichen Anteil an der Etablierung der Methode auch im klinischen Bereich, und da zunächst in der konservativen Orthopädie, hatten die Bemühungen von Eder und Tilscher, die die Infiltrationstherapie mit Lokalanästhetika seit Mitte der 60er Jahre konsequent in das große Denkgebäude der Reflextherapie eingebaut haben. Die u. a. auf ihre Intervention zurückzuführende schlanke Form der „therapeutischen Lokalanästhesie" wurde geschaffen, um den gewissermaßen handwerklichen Teil der Infiltrationstherapie lehr- und lernbar zu machen, weg von dem anekdotenhaften Ballast des „Ich hatte da mal einen Fall …", mit dem nicht selten Fortbildungskurse der Neuraltherapie zum Raritätenkabinett gerieten. Dieser Mangel an methodischer Klarheit hat einen systematischen Umgang mit der einfachen Grundidee des Verfahrens lange verhindert. Heute hat die therapeutische Lokalanästhesie (TLA) ihren festen Platz in der schmerztherapeutischen Ausbildung, neuerdings auch verankert in den aktuellen Weiterbildungsordnungen der Fachdisziplinen. Sie ist nicht mehr wegzudenken aus dem Behandlungsalltag in Klinik und Praxis. Sie ist wesentliches Element schmerztherapeutischer Behandlungsstrategien im Bemühen um das Beherrschen akuter Schmerzzustände und der chronischen Schmerzkrankheit. Darüber hinaus ist sie ein unverzichtbarer Bestandteil in der Therapie der so häufigen funktionellen Störungen des Bewegungssystems ebenso wie der inneren Organe.

1.2
Neuraltherapie nach Huneke

Die ursprüngliche Neuraltherapie nach Huneke ist die Infiltrationstherapie mit *Procain*. Ihr erklärtes Ziel ist die Beseitigung von Schmerzen und die Wiederherstellung gestörter vegetativer Funktionen. Dies geschieht durch die Applikation des Neuraltherapeutikums entweder direkt an die Strukturen, von denen die Dysregulation ausgelöst wurde, oder an die efferenten sympathischen Ganglienzellen, den neuralen Vermittlern der krankheitsbestimmenden Gewebereaktion.

Die Neuraltherapie nach Huneke umfaßt

- *die Segmenttherapie,* zu der auch die einfache DAWOS- (Da-wo's-weh-tut-) bzw. Locus-dolendi-Infiltration gehört. Jeder Infiltrationspunkt ist funktionell- und topographisch-anatomisch betrachtet ein definierter Teil eines Segmentes. Dadurch wird auch die singuläre topische Infiltration z. B. an einen muskulären Maximalpunkt immer auch zu einer Behandlung in dem bzw. über das zugeordnete Segment mit dem zugehörigen Spinalnerv.

- *die Behandlung über das Störfeld:* Hierbei werden inter- und plurisegmentale nervale Verknüpfungen des Vegetativums und der Sensomotorik benutzt, um lokal oligo- oder asymptomatische Irritationszonen in ihrer pathogenetischen Bedeutung für den Gesamtorganismus auszuschalten.

Die Segmenttherapie kann als die Methode der Wahl zur Beseitigung lokal begrenzter und unkomplizierter Krankheitserscheinungen bezeichnet werden. Ihr Beherrschen setzt profunde Anatomiekenntnisse, eine manuelle Untersuchungserfahrung und die Fähigkeit zur funktionellen Interpretation von Beschwerden und Befunden voraus. Sie steht damit neben anderen Verfahren der Reflextherapie (Chirotherapie, klassische Massagetechniken, Hautreizverfahren u. v. a.). All diesen Verfahren gemeinsam ist der therapeutische Eingriff in das Segment, das definitionsgemäß all die Gewebe und Organteile umfaßt, die von demselben Spinalnerv mit seinen afferenten wie efferenten somatischen und vegetativen Fasern versorgt werden.

Abgesehen von der Quaddeltherapie mit Procain, die zumindest partiell zu den Hautreizverfahren zählt, handelt es sich bei der Segmenttherapie mit einem Lokalanästhetikum um ein reizsubtrahierendes Verfahren. Im Gegensatz dazu sind die meisten anderen Reflextherapieformen als reizadditiv einzustufen. Trotz der unterschiedlichen Mechanismen, durch die eine therapeutische Wirkung erreicht werden soll, ist es in jedem Fall Ziel des Eingriffs, durch Einfluß auf afferente Impulsmuster aus der Peripherie segmental und zentral körpereigene Heilvorgänge zu induzieren bzw. zu ermöglichen. Das anatomische Korrelat ist das reizaufnehmende, -leitende und -verarbeitende Nervensystem mit seinen Rezeptoren, Leitungsbahnen und Ganglien, wobei dem Vegetativum eine führende Rolle zugeschrieben wird.

Die Therapie über das Störfeld wird noch überwiegend als unbegreifliches Phänomen angesehen. Unter physiologischen Aspekten betrachtet wird hierbei jedoch lediglich das gleiche Prinzip, das der Segmenttherapie zugrunde liegt, logisch-konsequent auf eine segmentüberschreitende Ebene übertragen. Durch die topische Applikation des Lokalanästhetikums in/an einen pathologisch veränderten Gewebebezirk mit Störfeldcharakter wird dessen weitreichendes Irritationspotential vorübergehend inaktiviert, so daß alle reflektorischen Globalreaktionen des Organismus im Sekundenphänomen quasi erlöschen. Auch hier findet sich also wieder das grundsätzliche Prinzip der Reizsubtraktion. Allerdings wird die Antwort auf den therapeutischen Eingriff diesmal nicht (oder nicht nur) in dem Segment erwartet, in dem sich das „Störfeld" befindet, sondern inter- und plurisegmental sowie übergeordnet zentralnervös, wesentlich gesteuert über das vegetative Nervensystem.

Ein Sekundenphänomen nach Huneke liegt definitionsgemäß dann vor, wenn alle von einem Störfeld ausgelösten Symptome nach Procaininjektion an die verdächtige Struktur (Narbe, beherdeter Zahn, Tonsille, Prostata o.a.)

- schlagartig „in der Sekunde der Injektion" verschwinden,
- über Stunden (8–20 h je nach Art des Störfeldes) ausbleiben und
- bei Wiederholungsinjektion gleichermaßen reagieren.

Diese von Huneke erhobenen Forderungen sind im Hinblick auf einen Morbiditätswandel in den letzten Jahrzehnten zu relativieren. Offenbar bedingt durch eine zunehmende multifaktorielle Belastung der reizverarbeitenden Systeme und der bindegewebigen Grundsubstanz, die als relevantes Substrat der Heilreaktionen angesehen wird, sind heute eher verzögerte Heilverläufe, z.T. erst nach wiederholter Infiltration des Herdes, zu verzeichnen. Jede positive Reaktion des Organismus nach Injektion ist daher als modifizierte Antwort im Sinne des Sekundenphänomens zu werten, selbst wenn sie mit zeitlicher Latenz, in abgeschwächter Form und von kürzerer Dauer „nur" als protrahierte Besserung erscheint.

Ein solcherart entlarvtes Störfeld muß konsequent behandelt werden. In Frage kommen entweder die wiederholte neuraltherapeutische Umflutung mit z.B. Procain oder Lidocain bis zum anhaltenden Verschwinden der Symptome oder eine operative Entfernung des Herdes, z.B. einer Narbe oder eines Zahnes, da, wo dies möglich ist.

Nur das in der klassischen Neuraltherapie verwendete Procain besitzt anscheinend weitere, über die Lokalanästhesie hinausgehende Eigenschaften, die sowohl am Injektionsort selbst als auch nach Resorption systemisch wirksam werden können (Hahn-Godeffroy 1993). Dies ist immer zu berücksichtigen, wenn Aussagen über die Effektivität einer lokalen Infiltrationstherapie verglichen werden sollen, die mit verschiedenen Lokalanästhetika vorgenommen wurden. Die postulierten Wirkungen der Procainspaltprodukte, die bereits innerhalb kürzester Zeit unter Einwirkung der Gewebeesterasen entstehen, ergänzen u.U. die neuralen sympatholytischen Effekte des ungespaltenen Moleküls durch einen zusätzlichen pharmakologischen Angriff im Bereich der Endstrombahn, wodurch möglicher-

weise der Erfolg einer Herdbehandlung verbessert werden kann (s. Kap. 4 „Pharmakologie und Toxikologie der Lokalanästhetika").

1.3
Therapeutische Lokalanästhesie

Anders als die weithin immer noch kontrovers diskutierte Neuraltherapie nach Huneke ist die Infiltrationstherapie mit Lokalanästhetika in Form der therapeutischen Lokalanästhesie (TLA) inzwischen ein verbreitetes Verfahren in der Schmerztherapie vieler Fachgebiete. Gefördert wurde die Akzeptanz der TLA in der sog. klassischen Schulmedizin durch eine konsequente Reduktion der Indikationen auf klinisch definierte Schmerzsyndrome, vorzugsweise des Bewegungssystems, und den Verzicht auf zwar empirisch begründete, jedoch bisher nur unzureichend wissenschaftlich belegte Anwendungsgebiete (Herd- oder Fokalgeschehen).

Wegbereitend hat dabei die aktuelle Entwicklung in der manuellen Medizin eine wichtige Rolle gespielt. Die jüngsten Erkenntnisse über deren neurophysiologische Grundlagen (Wolff 1996) haben auch das Verständnis für die Wirkungsweise der TLA als einer verwandten Methode der Reflextherapie entscheidend gefördert. In dem Maße, in dem z.B. durch Weichteiltechniken die Möglichkeiten der früher gelenkmechanisch geprägten manuellen Medizin erweitert wurden, entwickelte sich parallel die Infiltrationstherapie mit Lokalanästhetika zum ergänzenden bzw. alternativen Verfahren zunächst im Bereich der konservativen Orthopädie. Eine funktionelle Betrachtung von Schmerzsyndromen des Bewegungssystems, deren Rückführung auf das Prinzip der Nozireaktion mit ihren möglichen pathologischen Entgleisungen bis hin zur Chronifizierung sowie ein über die Strukturdiagnose („Röntgenbild") hinausgehendes diagnostisches Procedere verbinden TLA und manuelle Medizin in dem Bemühen, die pathogenetisch führende Struktur des aktuellen Krankheitsgeschehens zu definieren. Die Behandlung durch Infiltration oder manualmedizinischen Eingriff zielt gleichermaßen auf die Ausschaltung der nozizeptiven Quelle und damit auf die Beseitigung der symptombestimmenden Nozireaktion.

Ihre Führungsrolle bei der praktischen Umsetzung der TLA verdankt die konservative Orthopädie ganz wesentlich den Bemühungen des Wiener Orthopäden Tilscher, der zusammen mit dem Grazer Rehabilitationsmediziner Eder wegbereitend ein didaktisches Konzept entwickelt hat, das die neurophysiologischen und diagnostischen Prinzipien der manuellen Medizin benutzt, um die TLA lern- und reproduzierbar präsentieren zu können. Greif- und begreifbare Anatomie und Physiologie im Sinne der manualmedizinischen Untersuchung erleichtern unbestritten den Einstieg in die komplexen Zusammenhänge, die jeder Form von Reflextherapie zugrunde liegen.

Die TLA ist vorzugsweise ein Verfahren in der Schmerztherapie. Ihr Einsatz erfolgt logisch und konsequent nach dem Prinzip „Wo Befund, da Behandlung":

- Befund an der Haut: Quaddeltherapie,
- Befund an der Muskulatur und an bindegewebigen Strukturen: topische Infiltration,
- Befund am/im Gelenk: intraartikuläre Injektion,
- Befund an der nervalen Struktur: Nerven- oder Wurzelblockade,
- vegetative Begleitsymptome: Ganglienblockade.

Hierin entspricht sie grundsätzlich der Segmenttherapie nach Huneke.

1.4
Pflicht und Kür

Der systematisch geübte, somit routiniert beherrschte Einsatz der TLA an den handfesten Strukturen des Bewegungssystems schult die therapeutische Kreativität des meist noch in monokausalem Ursache-Wirkung-Denken erzogenen Behandlers. Das Wachsen der Erkenntnis, daß Syndrome mehr sind als die Summe konventionell erhobener Befunde, und ein daraus resultierendes Bedürfnis nach weiterführenden Behandlungsweisen sind dann nur noch eine Funktion der Zeit und der gesammelten Erfahrung, insbesondere der Erfahrung aus den Therapieversagern einer lege artis durchgeführten lokalen oder segmentalen Infiltrationstherapie.

Die TLA ist daher vergleichbar dem zunächst übenden Feilen und Bohren des Lehrlings, in fortgeschrittener Form dem soliden Handwerk des Gesellen. Erst darauf basiert die Meisterschaft der kreativen und nicht zuletzt auch intuitiven Anwendung von Lokalanästhetika zu therapeutischen Zwecken, wie sie im Sinne von Huneke propagiert wird. Am Anfang steht auch bei der Infiltrationstherapie das Einfache. Dies mag ein Grund dafür sein, daß der frustrane Versuch dieses genialen Praktikers, die Lehre seiner Methode unter dem Zeichen des Sekundenphänomens in der Schulmedizin zu etablieren, am Unverständnis der klinischen Medizin seiner Zeit und bis heute scheitern mußte. Die Transparenz und Systematik der sich bewußt beschränkenden TLA dagegen erlaubt einen unkomplizierten Einstieg in die faszinierende Welt der Reflextherapie. Erste einfache und reproduzierbare Behandlungserfolge schaffen eine Therapiesicherheit, aus der heraus sich das letztliche Ziel einer ganzheitlichen Behandlung unter Einbeziehung auch komplizierterer pathophysiologischer Aspekte anstreben läßt. Die Voraussetzung für einen erfolgreichen Einsatz der Infiltrationstherapie mit Lokalanästhetika ist die Bereitschaft zum interdisziplinären Denken und Handeln in Diagnostik und Therapie auf der Grundlage eines biokybernetisch orientierten Medizinverständnisses.

Neuraltherapie und TLA schließen einander keinesfalls aus. Beide Methoden gründen sich auf bekannte neurophysiologische Vorgänge, benutzen identische Techniken und verwenden in der Regel dasselbe Pharmakon. Der Subtilität neuraltherapeutischer Beobachtungen, die ursprünglich mit Procain gemacht wurden, und die über eine reine Schmerztherapie hinauszugehen scheinen, steht die Greifbarkeit der TLA und deren Kompatibilität mit der aktuellen, allgemein akzeptierten Theorie von Schmerzsyndromen gegenüber. Erst das praktisch umgesetzte Wissen um die theoretischen Grundlagen und das handwerkliche Beherrschen der Techniken der Infiltrationstherapie im Sinne der TLA läßt die Kunst erwachsen, die das Verständnis und den Blick für Herdgeschehen und Sekundenphänomen weckt.

KAPITEL 2

Physiologie der Nozifension

Die Kenntnis der deskriptiven Anatomie und der Grundlagen der Physiologie des Nervensystems ist die unabdingbare Voraussetzung für das Begreifen der komplexen Vorgänge, die sich bei der dynamischen Auseinandersetzung des menschlichen Organismus mit seiner Umwelt abspielen. Aber erst das Einbeziehen kybernetischer Betrachtungsweisen in die funktionelle Anatomie und in die Neurophysiologie der Nozifension ermöglicht eine Umsetzung diagnostischer Erkenntnisse in therapeutisch effektive Handlungsweisen.

2.1
Reiz bedingt Reizantwort

Eine der elementaren Eigenschaften lebender Organismen ist die Fähigkeit zur Adaptation. Sie sichert das Überleben in einer sich ständig wandelnden Umwelt. Die unmittelbare Wahrnehmung und adäquate Beantwortung von Milieuänderungen, d. h. Umweltreizen im weitesten Sinne, ist die vitale und kontinuierliche Funktion reizaufnehmender und -beantwortender Systeme.

Unabhängig von der Organisationsform – ob beim Einzeller oder beim Säugetier – ist die grenzbildende Zellmembran das strukturelle Element für den Informationsaustausch mit einer inkonstanten Umgebung. Sie beherbergt in Form von Funktionsproteinen die Werkzeuge

- der elektrischen Steuerung (Ionenkanäle, elektrische Leitfähigkeit: Sofortadaptation),
- des Immunsystems (Glykoproteine: Erkennen von Selbst/Nichtselbst),
- des Hormonsystems (Hormonrezeptoren: übergeordnete systemorientierte Stoffwechselregulation) und
- der genetischen Anpassung („second messenger", Genexpression: individuelle, ggf. evolutionäre, chromosomale Fixierung wiederkehrender relevanter Informationen).

Im Rahmen der Evolution hat die elektrische Übertragung als schnellste Art der systemischen Informa-tionsübermittlung die Entwicklung spezieller Strukturen in Form des Nervensystems induziert. Hiermit verfügen auch höhere Organismen trotz großer Masse und langer Wege über eine Möglichkeit der raschen Reizaufnahme, -leitung und -beantwortung. Demgegenüber stehen die verzögert einsetzenden Adaptationsprozesse, die entweder über flüchtige Moleküle in Form von Hormonen und Neuropeptiden humorale Fließvorgänge des Organismus situationsgerecht modulieren oder den Umgang mit dauerhaften bzw. wiederkehrenden Milieuveränderungen von relevanter Bedeutung im Sinne des Lernens langfristig im Genom verankern.

Aus dieser Ordnung läßt sich die Priorität des Nervensystems für das vital notwendige frühzeitige Erfassen und rasche Beantworten jeder Irritation des individuellen Gesamtmilieus ableiten. Hierzu zählen physikochemische In- und Umweltfaktoren ebenso wie mikrobiologische Konfrontationen oder biopsychosoziale Einflüsse. Die integrale Summe aller dieser Modalitäten verändert sich in jedem Moment und unterliegt einer breiten Streuung. Ebenso variabel ist die intraindividuelle Maximalkapazität zur Adaptation an eine aktuelle Situation und damit auch die jeweilige Reizantwort.

2.1.1
Das nozifensive System

Prinzipiell kann jede Reizmodalität, unabhängig von ihrer absoluten Qualität, für sich allein oder in Addition mit anderen je nach Situation und individueller Konstitution Schäden setzen (nocere). Die dynamische Bewertung und überlebensorientierte Beantwortung der jeweiligen aktuell wirksamen Reizsumme ist die Aufgabe des nozifensiven Systems. Überschreitet die Reizsumme die physiologische Kompensationskapazität des Individuums, so kommt es zu pathophysiologischen Erscheinungen, zu Symptomen. Eines der herausragenden, da nachdrücklich bewußt werdenden Symptome ist der Schmerz als durchaus nicht obligater Begleiter der stets vorhandenen funktionellen Störung betroffener Organsysteme.

Die Subsysteme des nozifensiven Systems

Nozizeption bedeutet die ubiquitäre und kontinuierliche kritische Überwachung des Gesamtorganismus bezüglich gewebeschädigender Prozesse. Relevante, d.h. die aktuelle nozizeptive Reizschwelle überschreitende Veränderungen werden durch einen zentripetal gerichteten unmittelbaren und kohärenten Informationsfluß von den *Nozizeptoren* über afferente Bahnsysteme an spinale, medulläre, mesenzephale und kortikale Zentren weitergeleitet.

Nozireaktion beinhaltet die Summe aller Prozesse, welche den Erhalt bzw. die Wiederherstellung von Strukturen und Formen zum Ziel haben, um die Lebensfähigkeit des Individuums zu wahren. Dabei kann auch die Defektheilung im Sinne der Narbe ein mögliches Optimum darstellen. Das histologische Korrelat der Nozireaktion ist die Entzündung in allen ihren Abstufungen: von der minimalen Vasoreaktion mit Exsudation z.B. bei geringer Insolation bis hin zur leukozytär-eitrigen Gangrän zwecks Demarkation einer progredienten bakteriellen Infektion und einer abschließenden mesenchymalen Narbenbildung.

Die Reaktionsschwelle und das Ausmaß der zunächst nur lokalen Reaktion werden modifiziert durch sog. Entzündungsmediatoren wie Bradykinin, Histamin, 5-Hydroxytryptamin, Prostaglandine, Leukotriene oder Substanz P (SP), die wesentlich an der zentralen Ausgestaltung des Erlebnisses „Nozizeption" und dessen individuell variierender Wahrnehmung als „Schmerz" beteiligt sind. Ihr lokales Einwirken führt u.a. zu einer Absenkung der nozizeptiven Schwelle mit der Folge eines gesteigerten afferenten Inputs in allen reizverarbeitenden Strukturen. Noch zu wenig wird im therapeutischen Alltag

in diesem Zusammenhang das Phänomen der neurogenen Entzündung berücksichtigt (Zimmermann 1984; s. Abb. 2.1 und 2.2).

Antinozizeption umfaßt alle neuralen (auch: mentalen!) und humoralen (z.B. Endorphine) Reaktionen, die notwendig sind, um das reflektorisch angestoßene Grundprogramm der Nozireaktion aktuell-situationsgerecht zu modulieren. Im Extremfall reicht dies bis zur völligen Unterdrückung der Wahrnehmung selbst schwerster Gewebezerstörungen, um lebensrettende Aktivitäten zu ermöglichen. Beispiel: die erfolgreiche Selbstbefreiung aus einem brennenden Autowrack trotz des traumatischen Verlustes einer Extremität, der initial „unter Schock" schmerzlos übergangen wird. Das antinozizeptive System untersteht als Subsystem dem höherrangigen System der Selbsterhaltung.

Nozifension bezeichnet demnach den gesamten Vorgang des Erkennens und der situationsadäquaten Abwehr von potentiell oder real schädigenden Irritationen. Das nozifensive System mit den Subsystemen der Nozizeption, der Nozireaktion und der Antinozizeption bedient sich dabei ebenso wie die beiden anderen arterhaltenden Grundsysteme „Nahrungssuche/-aufnahme/Stoffwechsel/Energie" und „Fortpflanzung/Gruppenbildung/Sozialisation" aller afferenten und efferenten Möglichkeiten des zentralen wie des peripheren und des vegetativen Nervensystems inklusive aller neurohumoralen und immunologischen Prozesse. Diese umfangreiche Vernetzung erklärt das weitgehende Fehlen spezifischer, ausschließlich der Nozifension anatomisch zuordnungsfähiger Strukturen im Nervensystem.

Systemspezifisch sind lediglich:
- die Nozizeptoren als Antennen für die zu kontrollierende unspezifische Reizqualität „Gewebescha-

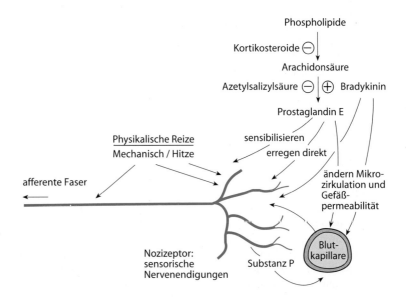

Abb. 2.1. Neurogene Entzündung.
(Nach Zimmermann 1984)

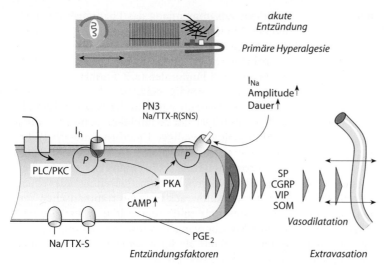

Abb. 2.2. Elektrische und molekularbiologische Prozesse im Bereich der Nozizeptormembran. Die elektrisch kodierte Information über das Einwirken einer Noxe (Aktionspotentialmuster) induziert im Zellkern der Spinalganglienzelle die Synthese der vasoaktiven Substanzen SP, CGRP etc., die zentrifugal transportiert und am peripheren Ende der afferenten Faser freigesetzt werden. Die Sekretion von Entzündungs- mediatoren (u.a. PGE$_2$) bewirkt einen Anstieg des intrazellulären cAMP, das als Messenger via Phosphorylierung von Membranstrukturen die Sensitivität membranaler Ionenkanäle steigert. Die Folge ist eine reizinadäquate Zunahme der AP-Frequenz, die klinisch als Hyperalgesie imponiert. (Mod. nach Zieglgänsberger 1999, unveröffentlichte Grafik)

den" mit den zentripetal leitenden A$_\delta$- und C-Afferenzen sowie

- die Effektorebene in Form der Entzündung, deren möglichst störungsfreie Umsetzung unter Inanspruchnahme lokaler, regionaler und, falls nötig, globaler Systemreaktionen (motorisch, energetisch, vegetativ, immunologisch) weitgehende Priorität besitzt.

Der Verständniszugang zu den entsprechenden klinischen Bildern, die in ihrer objektivierbaren Ausprägung so individuell sind wie das persönliche Krankheitserleben der Patienten, ist nur auf der Basis profunder neurophysiologischer Kenntnisse des nozifensiven Systems möglich. Die diagnostischen und therapeutischen Konsequenzen hieraus finden ihre Entsprechung in der Forderung nach einer interdisziplinären Schmerztherapie auf einer multimodalen Basis.

2.2
Schmerz

Der Schmerz gehört als „arterhaltender Wert" (Nietzsche) zu den elementaren Grunderfahrungen des Menschen. Er kann definiert werden als die bewußte Wahrnehmung einer Überforderung von adaptativen Mechanismen infolge der aktuell einwirkenden Kumulation von potentiell oder real schädlichen Irritationen.

Ob und ab wann Nozizeption zum Schmerz wird, hängt von einer Vielzahl von Variablen ab. Persönliche Konstitution, endogene Schmerzbewältigungsmechanismen, psychische Grundverfassung, Funktionsfähigkeit des afferenten Systems (beeinträchtigt z.B. durch Polyneuropathie, multiple Sklerose, Syringomyelie etc.), zirkadiane Biorhythmen u.a. beeinflussen das Maß der Erträglichkeit von Reizen insgesamt. Dies erklärt z.B., warum dem alternden oder kranken Menschen Kinderlärm „auf die Nerven geht", während der gleiche Lärm von gesunden, jungen Individuen als Ausdruck vitaler Fröhlichkeit erlebt wird.

Schmerz ist demnach lediglich der Teil des weiten Spektrums von insgesamt erlebter Nozizeption, der aus vitalen Gründen Bewußtseinsrelevanz erlangt. Er stellt nur die Spitze einer Felseninsel dar, deren sichtbare Masse abhängt von „der Höhe des Wasserspiegels über Grund", d.h. von der reflektorisch nutzbaren aktuellen Kompensationskapazität. Als Phänomen besitzt er absolute Individualität und entzieht sich der Objektivierbarkeit.

Jede nozizeptive Afferenz induziert zunächst unmittelbar efferente

- motorische und
- vegetative sowie
- affektive

Reaktionen des reizverarbeitenden Systems.

Sobald die Nozizeption die Schwelle zum Bewußtsein überschreitet und dadurch die Qualität „Schmerz" erhält, tritt zu den oben genannten Reaktionen die

- kognitive und
- evaluative Verarbeitung hinzu.

Auf dieser Ebene verläßt das nozireaktive Geschehen die nicht bewußte Reflektorik.

Gekoppelt an das prägende Phänomen der Erfahrung motiviert Schmerz komplexe, kortikal gesteuerte Reaktionen, deren Ziel das Vermeiden (Flucht, Prophylaxe) oder Beseitigen (Aggression/Angriff, Selbstheilung) einer Schädlichkeit ist.

Sein Nutzen als Warnsignal bezüglich einer Störung, welche die physische oder psychische Integrität verletzt, verleiht dem akuten Schmerz einen biologischen Sinn. Der chronische Schmerz, der, zum Selbstzweck entartet, die Grundlage dessen bildet, was heute als Schmerzkrankheit bezeichnet wird, scheint dagegen sinnlos.

Unter soziologischen Aspekten kann jedoch auch der chronische Schmerz u. U. eine arterhaltende Bedeutung besitzen, die über den existentiellen Erhalt des Individuums hinausgeht. Das Erleben eines nicht mehr beherrschbaren Schmerzes als Signal der Überforderung von körpereigenen Kompensationsmechanismen kann als Zeichen der verlöschenden Sozialfunktion im Sinne eines notwendigen produktiven Beitrages der Einzelperson zum Gruppenleben verstanden werden. Unter den archaischen Lebensbedingungen früherer Wandervölker verlangte ein solcher Zustand von dem Betroffenen, seine Individualität dem Gemeinwohl zu opfern und sich von seiner Sippe zu trennen, um deren Überlebenschancen nicht durch seine Immobilität zu beeinträchtigen. Welchen Einfluß das Wissen um die Endgültigkeit des Signals „chronischer, nicht mehr beherrschbarer Schmerz" auf die nozizeptive Schwelle/Schmerzschwelle gehabt haben muß, läßt sich nur erahnen.

Mit der zunehmenden Sozialkultur wachsender, später seßhafter Gemeinwesen enthebt dagegen ein chronischer Schmerz u. U. den Leidenden von seiner Beitragspflicht zum Gemeinwohl und stellt ihn unter den Schutz der Gruppe. Mit einer traditionell erfahrenen Sicherheits- und Versorgungsgarantie für „schlechte Zeiten" motiviert eine funktionierende Gemeinschaft ihre Mitglieder zur Mitarbeit, belohnt solidarisches Verhalten und sichert dadurch ihren Bestand. Die rezente zunehmende Anonymisierung der sozialen Leistungsträger und ein falsch verstandenes, politisch induziertes Sozialprinzip à la Gießkanne haben den Schmerzkranken weitgehend von seiner Verpflichtung entbunden, sozial verantwortlich und unmittelbar seine Ansprüche an die Gesellschaft einzufordern. Die wachsende Zahl chronisch Schmerzkranker in der heutigen Gesellschaft hat sicherlich vielfältige Gründe. Einer davon mag in der Tatsache begründet sein, daß das allgemein akzeptierte Maß der Zumutbarkeit von Nozizeption, d. h. die bewußte Schmerzschwelle, aufgrund fehlender sozialer Kontrolle und mangelnder Sanktionen aus erfolgtem Mißbrauch sowie wegen des eher leicht gewordenen Zugangs zum schützenden Hafen des Sozialsicherungssystems im Vergleich zu früheren Jahrhunderten erheblich reduziert worden ist.

Jeder chronische Schmerz hat seine eigene Geschichte und sein unverwechselbares Gesicht. Am Anfang steht regelhaft ein akutes Schmerzgeschehen, das einer der im folgenden aufgeführten Schmerzarten zugeordnet werden kann. Mischformen sind möglich, aber eher selten (Abb. 2.3).

2.2.1
Schmerzarten

Bereits durch gezieltes Befragen des Patienten im Rahmen der Schmerzanamnese können wichtige Details gewonnen werden, die eine Zuordnung des beklagten Zustandes zu bestimmten Strukturen des nozizeptiven Systems möglich machen. Angaben über Schmerzcharakter, zeitlichen Verlauf, Auslösemechanismen, verschlimmernde bzw. lindernde Faktoren, Begleitumstände etc. erlauben das Einordnen des Schmerzes in eine der unten aufgeführten Kategorien, wodurch maßgeblich die Behandlungsstrategie beeinflußt wird.

Rezeptorschmerz

Die spezifisch aufnehmenden Sensoren der multimodalen Reizqualität „Gewebeschaden" werden als Nozizeptoren bezeichnet. Als hochschwellig reagierende Rezeptoren deckeln sie gewissermaßen den biologisch genutzten Raum, in dem sich physiologische „Irritationen" abspielen. Deren Intensität und Modalität wird von rasch reagierenden niederschwelligen Propriozeptoren registriert. Auf diesem Reizniveau erfolgen z. B. die rückgekoppelte Steuerung des Bewegungssystems und vegetative Regulationsvorgänge. Potentiell oder real schädliche Änderungen des lokalen Milieus durch chemische, physikalische oder mikrobiologische (infektiöse) Irritanzien erregen dann ab einer individuell durchaus unterschiedlichen Reizschwelle die Nozizeptoren, die als freie Nervenendigungen in fast allen Organen reichlich vorhanden sind.

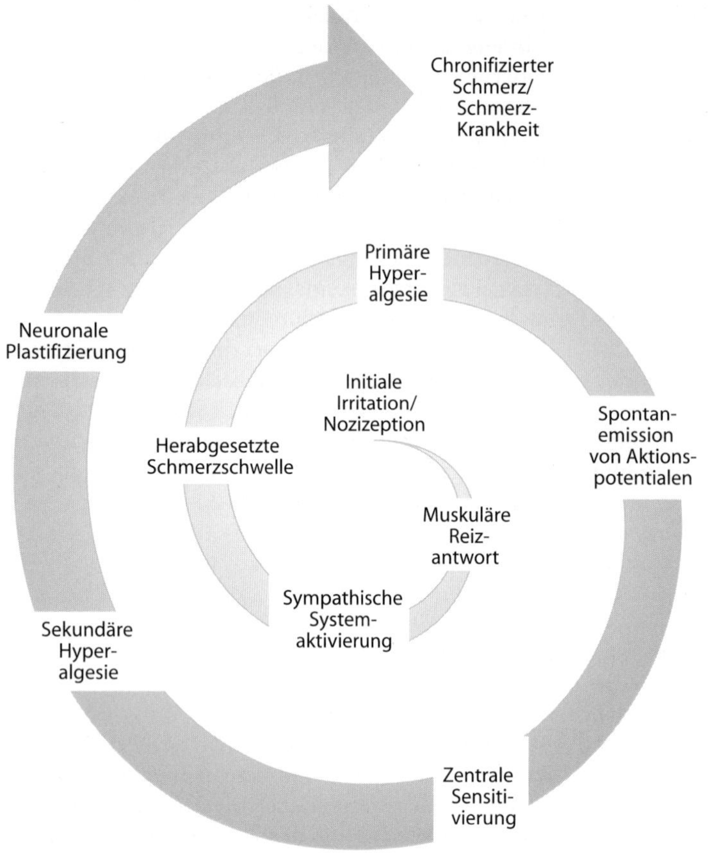

Abb. 2.3. Schmerzspirale. Mechanismen der Schmerzchronifizierung

Chronifizierter
Schmerz/
Schmerz-
Krankheit

Neuronale
Plastifizierung

Primäre
Hyper-
algesie

Initiale
Irritation/
Nozizeption

Herabgesetzte
Schmerzschwelle

Spontan-
emission
von Aktions-
potentialen

Muskuläre
Reiz-
antwort

Sympathische
System-
aktivierung

Sekundäre
Hyper-
algesie

Zentrale
Sensiti-
vierung

Die Reizintensität wird proportional zur Höhe des Rezeptorpotentials in eine Aktionspotentialfrequenz kodiert. Dieses Aktionspotentialmuster wird über wenig myelinisierte A_δ-Fasern (scharf umrissener, eher oberflächlicher Schmerz) oder über nichtmyelinisierte C-Fasern (diffuser dumpfer Schmerz aus der Tiefe) mit einer Leitungsgeschwindigkeit von ca. 10–15 m/s bzw. 1–2 m/s über den afferenten Schenkel des Spinalnervs nach zentral geleitet.

- Der *kutane* Nozizeptorschmerz wird bevorzugt durch mechanische und thermische Reize ausgelöst. Er erfährt als Warnsignal bezüglich von außen kommender Reize, die die körperliche Unversehrtheit bedrohen, eine exakte topographische Zuordnung im Bereich des sensorischen Kortex. Entsprechend umfangreich ist die kortikale Repräsentation der kutanen rezeptiven Felder, die für eine gerichtete Abwehr notwendig ist.
- Nozizeptorschmerzen des *Bewegungssystems* werden durch Überbeanspruchung von Gelenken, kapsulären Strukturen und Sehnen sowie durch Muskelarbeit unter ischämischen Bedingungen ausgelöst. Dieser Rezeptorschmerz wird als tief sitzend, dumpf und eher diffus empfunden.

- Von ähnlichem Charakter ist der Rezeptorschmerz aus *viszeralen Organen,* der durch spasmische Kontraktionen der Hohlorgane oder durch ischämische Kontraktionen des Herzmuskels entsteht. Häufige Begleitsymptome bei diesem Schmerz sind kalte Schweißausbrüche, hypotone Kreislaufstörungen, z.T. auch Todesangst (Herzinfarkt).

> Die Gesamtzahl der Nozizeptoren macht fast die Hälfte aller Rezeptoren des somatosensorischen Systems aus. Dies unterstreicht die vitale Bedeutung des nozizeptiven Systems.

Übertragener Schmerz („referred pain")

Seit Head (1889) ist bekannt, daß gewebeschädigende Irritationen im Bereich von Eingeweiden zu typischen Schmerzmustern auf der Körperoberfläche führen. Diese als Head-Zonen bezeichneten Hautareale sind bedingt durch die Übertragung von Sensationen aus den zentralnervös nur unscharf repräsentierten inneren Organen auf die nozizeptiv ungleich dichter innervierten und segmental topographisch exakt zugeordneten Zonen der Haut. Es handelt sich dabei offensichtlich um eine zentrale Fehlverrechnung des nozizeptiven Inputs in den multirezeptiven Interneuronen des Hinterhorns auf das Konto der erfahrungsgemäß „gefährlicheren" Information aus der Haut, die als flächenhaftes Sinnesorgan die Außenwelt kontrolliert. Da die Viszera ihre Afferenzen plurisegmental entsenden, betreffen die Übertragungszonen immer mehrere Dermatome (Abb. 2.4).

Die von Head für innere Organe beschriebenen Gesetzmäßigkeiten lassen sich aber ohne weiteres auch auf die dysfunktionellen Störungen des Bewegungssystems übertragen. Auch hier findet sich das Phänomen des übertragenen Schmerzes mit den Zeichen der Hyperalgesie und begleitender, vegetativ verursachter Veränderungen des subkutanen Gewebes (Kibler-Falte). Auslösend sind nozizeptiv wirksame Irritationen von Muskeln, Sehnen, Bändern, Kapseln oder intraartikulären Strukturen. Dies gilt sowohl für das Bewegungssegment der Wirbelsäule (Vertebron) wie für das periphere Gelenk (Arthron), bei dem allerdings die segmentale Zuordnung erschwert erscheint. Die ursprüngliche Metamerie, die auch in der frühembryonalen Anlage der Extremitäten bestanden hat, wird im Rahmen der weiteren Ausgestaltung während der Embryogenese verwischt. Die pseudoradikulären Syndrome des Bewegungssystems, zu denen wesentlich die myofaszialen Triggersyndrome zählen, weisen ebenfalls die Zeichen des übertragenen Schmerzes auf.

> Ein Charakteristikum des übertragenen Schmerzes ist die kutane Hyperalgesie.

Neuralgischer und neuropathischer Schmerz

Vom übertragenen Schmerz kann durch die klinische Untersuchung eindeutig eine andere Schmerzform abgegrenzt werden, die durch die Irritation eines peripheren Nervs, einer Spinalnervenwurzel oder von zentralen afferenten Bahnsystemen ausgelöst wird. Dieser als Neuralgie bezeichnete Schmerz ist das Ergebnis einer ektopen Reizbildung, die unabhängig von peripheren Nozizeptoren in der Membran der geschädigten afferenten Leitungsbahn entsteht, die dadurch selbst nozizeptive Eigenschaften annimmt.

Die wohl bekanntesten mechanischen Ursachen neuralgischer bzw. neuropathischer Schmerzen sind der Bandscheibenprolaps mit Einengung des Spinalnervs im Foramen intervertebrale und die Bedrängung des N. medianus im Handwurzelkanal (Karpaltunnelsyndrom). Die höchste Inzidenz neuropathischer Schmerzen findet sich bei metabolisch-toxischen Syndromen in Form der Polyneuropathie

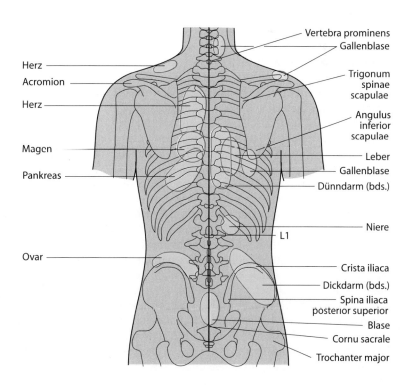

Abb. 2.4. Somatotopie viszeraler Schmerzzonen. (Aus Lanz u. Wachsmuth 1982, 2. Band, Teil 7)

(Diabetes, Alkoholabusus). Entzündlich ausgelöste und dauerhaft unterhaltene Schmerzen begleiten die virale Infektion des Spinalganglions bei der Gürtelrose und den autoaggressiven Befall afferenter Bahnsysteme bei der multiplen Sklerose.

Die immer noch häufig diagnostizierten „Neuralgien" des N. occipitalis und der Interkostalnerven entpuppen sich bei genauem Hinsehen regelhaft als übertragener Schmerz bei Irritation segmentzugehöriger Strukturen des Bewegungssystems und/oder korrespondierender Viszera (auch des Schädels!).

Der neuralgische Schmerz ist heftig, manchmal anfallsartig, meist dauerhaft und von grellem, scharf-reißend-bohrendem Charakter, oft mit „elektrisierender" Komponente (Prototyp: das Anbohren der Pulpa bei der Präparation eines kariösen Zahnes). Begleitet wird dieser Schmerz nicht selten von Par- und Dysästhesien, die sich als Kribbeln, Taubheitsgefühl oder Kältemißempfindung äußern und die im Verein mit dem eigentlichen Schmerz eine besonders unangenehme Empfindungsqualität produzieren. Da der Schmerz in der Regel weit entfernt von der Stelle der eigentlichen Läsion empfunden wird (Beispiel: Schmerz am lateralen Fußrand bei S1-Ischialgie infolge einer Kompression der betreffenden Wurzel durch einen Bandscheibenprolaps), bezeichnet man ihn auch als projizierten Schmerz.

Ein Halbseitenschmerz von neuralgischer Qualität ist die Folge einer Läsion des Thalamus oder anderer zentraler, an der Nozizeption beteiligter Regionen. Eine weitere Form des zentralen Schmerzes mit neuralgischem Charakter ist der Deafferenzierungsschmerz nach traumatischem Wurzelabriß eines Spinalnervs.

Neuralgische Schmerzen sind typischerweise kaum durch herkömmliche Verfahren der Schmerztherapie zu beeinflussen. Die beste Therapie ist die Prophylaxe der Etablierung und Chronifizierung, im Falle des Bandscheibenprolapses bei entsprechender Indikation die rechtzeitige Entlastung der komprimierten Wurzel durch schonende Operation. Ein nur annähernd zu schätzender Anteil postoperativer Schmerzsyndrome (sog. Postdiskotomie-/Postcholezystektomie-/Postthorakotomiesyndrom) dürfte eine neuropathische Komponente besitzen, die auf die Verletzung von nervalen Strukturen während des Eingriffs zurückzuführen ist. Bekannt ist der Phantomschmerz nach Amputation einer Extremität, der sich in vielen Fällen durch eine präoperative Regionalanästhesie des Operationsgebietes vermeiden läßt. Mit dieser zusätzlichen Maßnahme kann eine zentrale Speicherung des Operationstraumas verhindert werden, was durch die alleinige Intubationsnarkose nicht möglich ist, da der Vorgang der peripheren Nozizeption hiervon nicht beeinflußt wird.

Sympathisch unterhaltener Schmerz (Sympathalgie)

Ein Schmerz, dessen Lokalisation weder dem Ausbreitungsgebiet eines peripheren Nervs noch einer Segmentordnung folgt, ist verdächtig auf eine Beteiligung des sympathischen Systems. In typischen Fällen ist der Schmerz quadrantenorientiert. Er wird als brennend beschrieben. Begleitend können Beschwerden im Sinne einer Durchblutungsstörung bestehen, die meist als Hitze, seltener als Kälte in der betroffenen Region erlebt wird. Weitere mögliche Symptome sind: Hyperalgesie und Allodynie, Hyperhidrosis, Tremor, Pseudoparesen, Ödeme und trophische Störungen, die besonders im Bereich der Haut und ihrer Anhangsgebilde ins Auge fallen, jedoch auch tiefe Gewebe wie Muskulatur oder Knochen betreffen können. Der Schmerz ist typischerweise ein tief empfundener diffuser Ruheschmerz .

Als Ursache wird eine unter physiologischen Bedingungen nicht vorkommende Ankopplung postganglionärer sympathischer Neurone an nozizeptive afferente Fasern diskutiert, die zu einer Perpetuation der spinalen Nozireaktion mit quasi kreisender Erregung über die Interneurone des Hinterhorns via Seitenhorn zurück in die sympathische Efferenz führt. Die weitere Folge ist eine zentrale Sensibilisierung, die u. U. die Reizung niederschwelliger Propriozeptoren zur Nozizeption verzerrt, so daß normale Berührungsreize etc. schmerzhaft wahrgenommen werden (Allodynie). Auslösend scheinen periphere traumatische Nervenläsionen wirksam werden zu können.

2.3
Das Sudeck-Syndrom – Pars pro toto?

Das von Sudeck beschriebene und nach ihm benannte Syndrom basiert auf einer Abfolge von komplexen Dysregulationen unter führender Beteiligung des sympathischen Nervensystems. Das eher seltene Vollbild dieser eindrucksvollen Störung, z. B. nach einer Radiusfraktur, ist auch dem nicht chirurgisch tätigen Arzt als Sudeck-Atrophie oder (nach neuer Nomenklatur) als sympathische Reflexdystrophie (SRD) bekannt. Als Therapie der Wahl gilt die wiederholte Umflutung des Ganglion stellatum mit einem Lokalanästhetikum. Dessen rechtzeitiger Einsatz verhindert zuverlässig die Entwicklung der gefürchteten trophischen Störungen, die alle Gewebe der betroffenen Region erfassen können. Der therapeutische Nutzen der Stellatumblockade durch ein Lokalanästhetikum ist evident und wird allgemein anerkannt.

Die SRD ist das klassische klinische Beispiel für eine Entgleisung des biologischen Prinzips „Reiz bedingt Reizantwort". Normalerweise induzieren somato- und viszerosensible Afferenzen mit der Information über Art und Umfang einer peripheren Irritation die adäquate Reaktion des Organismus (Nozireaktion). Diese ist auf das ökonomische Beseitigen der Irritationsfolgen gerichtet. Efferente Vermittler der Reaktion sind die Somatomotorik (z. B. reflektorische Ruhigstellung des betroffenen Areals) und – von entscheidender Wichtigkeit – das sympathische System, das primär über eine lokale Gefäßantwort Einfluß nimmt.

Einer initialen Vasokonstriktion z. B. zur Begrenzung von möglichen Blutverlusten folgt in einer zweiten Phase die adaptierte Gefäßdilatation, um den nun beginnenden Reparaturvorgängen die logistische Basis zu verschaffen: einerseits die Exsudation zum Verdünnen und Abtransportieren von löslichen Noxen sowie zum Bereitstellen von Energieträgern, Bausteinen, Wachstumsfaktoren etc. und andererseits die leukozytäre Infiltration mit den Aufgaben des Abbaus von korpuskulären Elementen, der Demarkation des ge- bzw. zerstörten Gewebes vom gesunden und der Reparatur durch die mesenchymale Narbenbildung. Nach Abschluß dieser dynamischen Vorgänge, deren Ablauf in erster Linie wiederum nerval-afferent im Sinne der Rückkopplung registriert, kontrolliert und efferent korrigiert wird, normalisieren sich somatische und vegetative Efferenzen unter Rückkehr der physiologischen Funktionen von Bewegungssystem und Vasomotorik.

Anders bei der SRD: Die reflektorische Antwort auf die initiale Irritation ist weder adäquat noch der Dynamik eines normalen Heilverlaufs angepaßt. Es finden sich klinische Zeichen der motorischen, autonomen und sensibel-afferenten Überreaktion mit muskulärer Dysfunktion bis zur Pseudoplegie, gesteigertem Vasomotorentonus im Bereich des arteriellen und venösen Schenkels der Endstrombahn sowie einer übersteigerten Nozi- und verzerrten Propriozeption mit dem Resultat des diffusen Schmerzes. Charakteristisch ist die Persistenz der Symptomatik über Wochen bis Monate und die häufige Tendenz zur Chronifizierung bei unzureichender Therapie.

Als mögliche Ursache für die Entstehung einer SRD, die u. U. schon nach Banaltraumen, gelegentlich auch erst mit einer erheblichen zeitlichen Latenz, auftreten kann, wird eine vorbestehende Sensibilisierung des nozizeptiven und/oder des sympathischen Systems diskutiert. Wie die Klinik der SRD lehrt, besteht eine erhebliche Varianz in der Ausprägung der Symptomatik. Während das Vollbild diagnostisch keine Schwierigkeiten bereitet, entgehen mit hoher Wahrscheinlichkeit eine Vielzahl der inkompletten oder nur rudimentären Syndrome einer adäquaten Therapie. Die diagnostische Grauzone zum scheinbar Gesunden ist deshalb nur zu schätzen. Die resultierenden langfristigen Auswirkungen auf die Reaktionslage des Gesamtorganismus im Rahmen der oben beschriebenen Nozireaktion, die unter der Wahrnehmungsschwelle, d. h. schmerzlos, abläuft, bereiten dann u. U. das Terrain für mögliche konsekutive Erkrankungen.

> Ein Analogschluß zur Existenz sog. Herderkrankungen im Sinne der Neuraltherapie nach Huneke als Ausdruck von subklinisch persistierenden Formen der SRD liegt nahe.

Das organische Substrat, in dem sich diese Vorgänge abspielen, ist das sog. weiche Bindegewebe. In diesem Milieu treffen sich die Vorstellungswelten einer Humoralpathologie, deren Wurzeln im Mittelalter liegen, mit der Organpathologie, der Virchow'schen Zellularpathologie und der neuraltherapeutischen Empirie von Huneke. Jede dieser Theorien über die Entstehung von Krankheiten hat auf ihre eigene Weise zum Verständnis ätiopathogenetischer Abläufe beigetragen, keine von ihnen hat sich als allgemeingültig durchsetzen können. Ihre Synthese gipfelt in den Erkenntnissen Pischingers, Heines u. a.

> Das Wechselspiel von Reiz und Reizantwort findet statt auf der Bühne des bindegewebigen Grundsystems unter der Regie des nozifensiven Systems.

2.3.1
Das bindegewebige Grundsystem

In der klassischen Lehre von den Geweben kommt dem Bindegewebe im Vergleich zu den „edleren" Geweben eher eine Aschenputtelrolle zu. Als Produzent von stützenden und verbindenden Strukturen (Knochen, Knorpel, Sehnen, Faszien etc.) und als Träger des pathophysiologischen Prozesses der Narbenbildung werden ihm gemeinhin Funktionen der Statik, des Platzhaltens oder des minderwertigen Ersatzes zugeschrieben. Durch die Arbeiten von Pischinger et al., die in eine Zeit fielen, als die Bedeutung der Kybernetik im Bereich der Biologie und damit auch in der Medizin erst erahnt wurde, kommt diesem nach wie vor immer noch weit unterschätzten Gewebe eine neue und fast revolutionäre dynamische Bedeutung zu.

Bezogen auf die Körpermasse stellt das Bindegewebe in seiner Gesamtheit das größte „Organ" dar. Als kohärentes Netzwerk verbindet es alle übrigen Organstrukturen zu einer funktionellen Einheit, dem „System Mensch". Das mengenmäßig überwiegende lockere, retikuläre Bindegewebe besteht histologisch betrachtet aus einem flexiblen dreidimensionalen Gitterwerk der Retikulozyten, Fibrozyten und Fibroblasten. Dazwischen liegen als mobile Elemente die freien Zellen in Form von Histiozyten, Monozyten, Granulozyten, Lymphozyten und Mastzellen. Die lichtmikroskopisch strukturlose und deswegen bei der Deskription von histologischen Befunden meist nur beiläufig erwähnte kolloidale Grundsubstanz bildet zusammen mit den aus den fixen Zellen exprimierten Bindegewebsfasern die Interzellularsubstanz.

> Das bindegewebige Grundsystem ist die aktive Transitstrecke für alle Stoffwechsel- und Kommunikationsprozesse.

An keiner Stelle des Organismus existiert ein unmittelbarer Kontakt zwischen Gewebezellen und ver- bzw. entsorgenden Gefäßen oder nervalen Strukturen. Stets ist eine gewisse Strecke des Grundsystems dazwischengeschaltet. Eingebettet in dieses ubiquitäre Netz aus Zellen und Fasern und umgeben von der Grundsubstanz befindet sich die kapillare Endstrombahn inklusive der Lymphgefäße. Hier beginnen die afferenten nozi- und propriozeptiven Systeme, und hier enden auch die Efferenzen des motorischen und vegetativen Systems. Die kolloidale Matrix vermittelt den Transport aller wasserlöslichen oder durch Eiweißbindung wasserlöslich gewordenen Stoffe: Wasser, Ionen, Sauerstoff, Substrate, Hormone, Neuropeptide, Neurotransmitter etc. (Abb. 2.5).

Bezogen auf die o. a. kurze Darstellung der an die Zellmembran gebundenen Werkzeuge der Kommunikation ergibt sich das folgende Bild eines transmembranalen, Systeme verbindenden Komplexes:

- Ionenkanäle kontrollieren Ionengradienten und erhalten das elektrische Potential über der Zellmembran, dessen Höhe von der extrazellulären Ionenverteilung abhängt. Spezielle Bedeutung hat dies für die Membranen von reizaufnehmenden und -leitenden Strukturen.
- Neurotransmitter gelangen aus den Vesikeln der Nervenendigungen in den synaptischen Spalt, der ein Kompartiment des Interzellularraumes darstellt, und induzieren hier postsynaptische elektrische Aktivitäten in Form von Aktionspotentialen.
- Hormonmoleküle gelangen via Kreislauf in die Interzellularsubstanz und binden an spezifischen Hormonrezeptoren der Membran.
- Zirkulierende und lokal sezernierte (Neuro)peptide modulieren nach Kopplung an spezifischen Rezeptoren intrazelluläre Second-messenger-

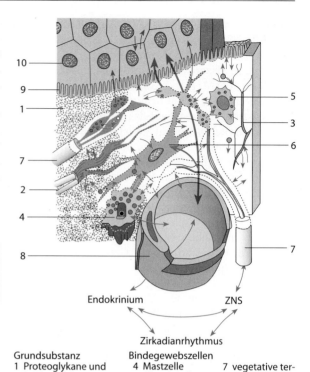

Grundsubstanz
1 Proteoglykane und Strukturglykoproteine
2 Kollagen
3 Elastin

Bindegewebszellen
4 Mastzelle
5 Abwehrzellen
6 Fibrozyt

7 vegetative terminale Axone
8 Kapillare
9 Basalmembran
10 Organparenchymzellen

Abb. 2.5. Das bindegewebige Grundsystem. Historische Darstellung nach Heine. (Aus Pellegrini et al. 1996)

Mechanismen mit Auswirkung auf die Genexpression im Zellkern.

- Glykoproteine der Zellmembran tauchen als baumartig verzweigte Strukturen in die Grundsubstanz ein und kommunizieren mit immunologisch kompetenten Zellen und/oder Antigenen/ Antikörpern.
- Exprimierte Entzündungsmediatoren induzieren die Kaskade der Entzündung, die definiert ist als die „adäquate Reaktion des Organismus auf einen inadäquaten Reiz".

Hieraus läßt sich schlüssig ableiten, daß jede Änderung des inneren Milieus sowie alle von außen in das System „Mensch" eingebrachten Irritanzien (Wärme, Druck, Strahlung, Bakterien etc.) letztendlich einen Störeinfluß auf die Regelstrecke des Grundsystems darstellen. Die Pathogenese der weitaus meisten Erkrankungen hat hier ihren Ursprung. Dies wird um so leichter nachvollziehbar, wenn man den Entzündungsbegriff der klassischen Pathoanatomie ablöst von der Ausschließlichkeit der quasi makroskopischen Zeichen Rubor, Calor, Tumor, Dolor und Functio laesa und ihn einbringt in das subtile biokybernetische Konzept der Nozifension, dessen efferenter Schenkel ohne die Mechanismen der Entzündung nicht denkbar ist.

> Zur Erinnerung: Spezifische Bestandteile des nozifensiven Systems sind
> - die Nozizeptoren als Antennen für die Reizqualität „Gewebeschaden",
> - die nozizeptiven Afferenzen (A$_\delta$- und C-Fasern) und
> - die Effektorebene in Form der Entzündung.

2.3.2
Das rezeptive Feld

Das rezeptive Feld ist nicht gleichzusetzen mit dem rezeptiven Areal eines einzelnen Nozi- oder Propriozeptors und dessen zentripetaler Faser. Ein rezeptives Feld umfaßt vielmehr dasjenige dreidimensionale Gewebeareal, das von einem einzelnen Hinterhornneuron afferent kontrolliert wird. Es definiert gewissermaßen ein neuronales Informationsquantum des bindegewebigen Grundsystems. Auf ein einzelnes Hinterhornneuron konvergieren die Fasern einer Vielzahl von Rezeptoren. Durch Hemmungs- bzw. Bahnungsprozesse, die durch lokale und/oder zentrale Beeinflussung angestoßen werden, kann die Größe des rezeptiven Feldes erheblich variieren. Mit steigender Erregbarkeit des Hinterhornneurons vergrößert sich dessen rezeptives Feld, das dann mit solchen in der Nachbarschaft überlappt. Hierdurch kann eine weitere Bahnung der von diesem Neuron verarbeiteten Impulse erfolgen. Der gleiche Reiz (Qualität und Intensität) induziert in einer solcherart sensibilisierten Einheit ein exponentiell wachsendes neuronales Gewitter. Eine entscheidende Rolle scheinen dabei sog. schlafende Nozisensoren zu spielen. Das weiter unten zitierte Beispiel des fallenden Wassertropfens ist hier anzusiedeln.

> Rezeptive Felder befinden sich in allen Geweben und Organen, die sensibel-afferent innerviert sind. Eine Führungsrolle in der zu postulierenden Hierarchie rezeptiver Felder scheint den Akupunkturpunkten, myofaszialen Triggerpunkten, Vogler-Periostpunkten und anderen Schlüsselpunkten zuzukommen. Über jede dieser Strukturen ist ein therapeutischer Zugang zu einem der Systeme der komplexen Informationsverarbeitung möglich: Meridian, Muskelfunktionskette oder Segment.

2.4
Schmerzgedächtnis

Es ist eine phylogenetische Platitüde, daß die repetitive Einwirkung von Reizen Lernvorgänge bis hin zur evolutionär bedeutsamen Änderung des Genoms induziert. Nur so ist der Sinn von wiederholtem Vokabellernen nachzuvollziehen, nur so sind zunächst ungewohnte Bewegungsabläufe im Sport zu meistern. Auch Sozialverhalten muß gelernt werden und braucht pädagogisch eindrückliche Vorbilder. Nachhaltige, in ihrer Bedeutung mehrere Generationen überdauernde Milieuveränderungen erfordern eine Anpassung von chromosomal fixierten Strukturen und Funktionen.

Der biologische Vorteil gespeicherten Wissens oder gelernten Verhaltens hat u.a. wesentliche ökonomische und dynamische Aspekte: Zentral abrufbare Inhalte und Reaktionsmuster erleichtern und/ oder beschleunigen die notwendige Auseinandersetzung mit wiederkehrenden Lebenssituationen bei reduziertem energetischem Aufwand.

Gleiches gilt für die Nozireaktion und den Schmerz. Die Prägung durch das unlustbesetzte Erleben und das Erinnern einer an Schmerz gekoppelten Situation veranlaßt die Speicherung von präventiven Mechanismen, die entweder im vorausschauenden Vermeiden oder im entschlossenen aggressiven Zuvorkommen des drohenden Schadens gipfeln. Vorausschauen und Entschließen sind integrale Leistungen des Großhirns, das die bewußt formulierte Motivation als Handlungsplan an untergeordnete Zentren delegiert. Diese sind für eine zielgerichtete Umsetzung verantwortlich, die unter Zuhilfenahme von gespeicherten Reaktionsprogrammen auf der Reflexebene realisiert wird. Die rückgekoppelte Information über den Ablauf des Geschehens wird kortikal überwacht und situationsgerecht korrigierend beantwortet. Auch hierbei werden vorzugsweise gelernte Programme verwendet. Ein eindrucksvolles Beispiel für „trainierte Nozizeption" ist der Kampfsportler, dessen blitzschnell der Aktion des Gegners antwortende Motorik nur durch die ständige Wiederholung ähnlicher Bewegungsabläufe zu realisieren ist.

> **Durch Schaden wird man klug – Lernen hilft, Schaden zu vermeiden!**

Daß auch das nozifensive System den Prozessen des Lernens unterworfen ist, war zwar schon länger empirisch bekannt und teilweise erforscht (z.B. Antinozizeption, Endorphine, Toleranz, Gewöhnung). Die molekularbiologischen Grundlagen der neuronalen

Plastizität des nozifensiven Systems als Basis des Schmerzgedächtnisses sind jedoch erst seit wenigen Jahren Gegenstand der aktuellen Forschung.

Wie Zieglgänsberger u. Tölle (1993) nachweisen konnten, aktivieren bereits relativ kurzzeitig einwirkende oder auch repetitive nozizeptive Reize die genetische Maschinerie von Neuronen des gesamten nozizeptiven Systems. Beginnend in den bis vor kurzem noch als lediglich nutritiv wirksam angesehenen Kernen der Spinalganglienzellen über die multirezeptiven Schaltneurone des Hinterhorns bis zu den Zellkernen zerebraler Kerngebiete kommt es zu einer Induktion von Transkriptionsprozessen durch Einschalten von Abschnitten des genetischen Materials (Abb. 2.6).

Die reizabhängige synaptische Aktivierung durch L-Glutamat und Substanz P, den wichtigsten Neurotransmittern des nozizeptiven Systems, bewirkt eine vermehrte Bildung von intrazellulären Botenstoffen, den sog. „second messengers", die ihrerseits über die Aktivierung von „immediate early gens" (IEG) die Transkriptionsrate für Rezeptorproteine, Ionenkanaluntereinheiten und Neurotransmittermoleküle steigern. Bei andauernder Irritation durch nozizeptive Reize wird die gesamte Reaktionslage der beteiligten Neurone auf einem gesteigerten Erwartungsniveau fixiert mit dem biologisch durchaus sinnvollen Zweck, die Mechanismen der Nozifension einer anhaltend veränderten Reizsituation anzupassen. Die Nervenzellen adaptieren funktionell und durch strukturellen Umbau ihrer „Werkzeuge" an das neue Reizmilieu. Sie haben gelernt (Abb. 2.7).

Unter bestimmten Bedingungen, die tierexperimentell reproduzierbar hergestellt werden konnten, verändert sich die Reaktionslage der Nervenzellmembran dergestalt, daß das Neuron auch nach Sistieren des ursprünglich einwirkenden Reizes weiterhin spontan Aktionspotentiale generiert und dadurch per se die Mechanismen der Nozireaktion in einem Circulus vitiosus unterhält. Auf dieser Grundlage entstehen chronische Schmerz- und dysfunktionelle Syndrome, die sich bei entsprechender Disposition des reizverarbeitenden Systems im Anschluß an ein Akutereignis etablieren können. Das nun genetisch fixierte Schmerzgedächtnis verhindert ein spontanes, d.h. autoregulatives Abklingen der Symptomatik. Nur durch repetitive, länger einwirkende und ausreichend oft therapeutisch induzierte „Schmerzpausen" kann der gespeicherte Inhalt des Schmerzgedächtnisses wieder gelöscht werden.

Die beste Maßnahme zur Prophylaxe einer solchen Entwicklung ist die frühzeitige und konsequente Unterbrechung der Nozireaktion durch eine, wenn nötig, bereits initial multimodale antinozizeptive Therapie. Geeignet hierfür ist jede Kombination von Behandlungsmaßnahmen, die in der Lage ist,
a) die Generation und die zentripetale Weiterleitung von Schmerzimpulsen zu unterbinden oder
b) die volle Ausgestaltung der Nozireaktion zu verhindern.

Vor den medikamentösen Prinzipien der Analgesie, der Antiphlogese sowie der Psychotropie, den physikalischen und rehabilitativen Maßnahmen und der Therapie durch „das Wort" ist die Applikation von Lokalanästhetika sowohl bei den akuten wie bei den chronischen Störungen mit oder ohne das Begleitphänomen Schmerz die effektivste Maßnahme, um in die elektrischen Prozesse an der Wurzel der Nozireaktion einzugreifen.

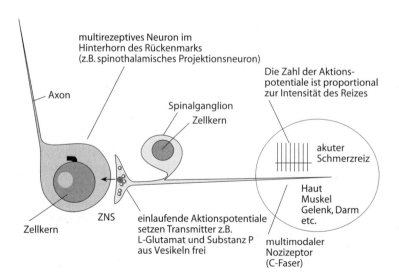

Abb. 2.6. Kodierung, Transport und Transformation der Information über einen nozizeptiv wirksamen Reiz (Schmerzreiz) im Verlauf des nozi-afferenten Schenkels. (Mod. nach Zieglgänsberger 1999, unveröffentlichte Grafik)

Abb. 2.7. Induktion von zellulären Synthesevorgängen durch die Freisetzung von Substanz P (SP) und L-Glutamat. Membranständige Rezeptoren (NMDA-, mGlu- und NK1-Rezeptoren) setzen Phosphorylierungsprozesse in Gang, in deren Folge der intrazelluläre Calciumgehalt ansteigt. Im Zellkern beginnt daraufhin eine Aktivierung von sog. „immediate early genes", die für Transkriptionsfaktoren kodieren. Als Folge resultiert eine Produktion von zellspezifischen Proteinen. (Mod. nach Zieglgänsberger 1999, unveröffentlichte Grafik)

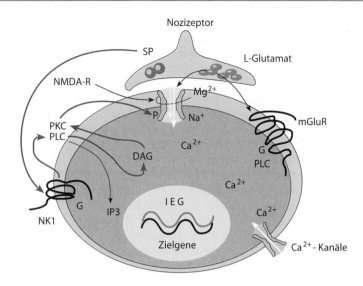

2.5
Schmerz und Psyche

Da der Schmerz stets den ganzen Patienten erfaßt, und folglich alle Regulationssysteme des Organismus im Rahmen der Nozifension beteiligt sind, kann es nicht verwundern, daß affektive und psychische Begleiterscheinungen vom Schmerzpatienten als Symptome präsentiert werden können. Aber auch bei therapieresistenten Schmerzsyndromen, die nicht selten voreilig als psychogen klassifiziert und entsprechend fehlbehandelt werden, ist zunächst einmal davon auszugehen, daß „das Häufige häufig, das Seltene selten" anzutreffen ist.

Regelhaft kommt es im Rahmen nozireaktiver Prozesse mit Schmerzcharakter auch zu einer Beteiligung des limbischen Systems und des Thalamus, wo die affektiv-emotionale Komponente des Schmerzes gestaltet wird. Abhängig von der individuellen Situation bezüglich der Lebenszufriedenheit gelingt es dem Patienten zumindest in der frühen Phase der Schmerzbewältigung mehr oder weniger gut, den Schmerz in den Alltag zu integrieren. Mit zunehmender Dauer und sinkender Aussicht auf eine endgültige Schmerzbeseitigung oder aber bei anhaltend unerträglicher Schmerzintensität kommt es zu einer progredienten Überforderung des nozifensiven Systems mit Bahnungsvorgängen, spontanen Entladungen in reizverarbeitenden Zentren und Vorgängen der funktionellen sowie der strukturellen Plastizität in den beteiligten Neuronen, die sich auch auf den Stoffwechsel der Neurotransmitter erstrecken.

Zentrale serotonerge und noradrenerge Systeme sind sowohl an der Antinozizeption als auch an der Regulation der psychischen Befindlichkeit beteiligt.

Die Erschöpfung dieser Systeme erklärt die im Gefolge chronischer Schmerzsyndrome zu beobachtende depressive Entwicklung, die bei prämorbid psychisch unauffälligen Personen nur als sekundär interpretiert werden kann. *Das ist häufig.* Eine automatische Zuordnung dieser Patienten in die Kategorie „psychogener Schmerz" verwechselt Ursache und Wirkung und verhindert dadurch eine adäquate Therapie.

Eine spezielle Kategorie stellt die mit einer Inzidenz von etwa 4 % relativ große Gruppe von Patienten mit einem Fibromyalgiesyndrom dar, die eine allgemein herabgesetzte Schmerzschwelle aufweisen. Hier konnte z. B. ein erniedrigter Serotoninspiegel im Liquor nachgewiesen werden. Dazu passend besteht neben einer diffusen vegetativen Symptomatik, die regelmäßig von Schlafstörungen begleitet ist, auch häufig eine depressive Gestimmtheit. Ein ausschließlicher Therapieversuch mit trizyklischen Antidepressiva (Amitriptylin) verbessert u. U. deutlich sowohl die Schmerzsymptomatik als auch Schlafstörung und Depression.

Nach Meinung des Autors stellen diese Patienten eine Übergangsgruppe zu den psychiatrischen Erkrankungen dar, bei denen eine Pathologie des zerebralen Neurotransmittergeschehens vorliegt. Bei der Fibromyalgie scheint sich eine angeborene (?), mehr oder weniger lange kompensierbare Störung des Neurotransmitterstoffwechsels auf dem Boden einer Situation mit aktuell nicht mehr beherrschbarer Nozifension zu manifestieren. Für diese Annahme sprechen das häufig abrupte erste Auftreten im mittleren Lebensalter („Wechseljahre") und das nur allmähliche Ansprechen auf eine kombinierte Therapie, die nicht ohne Antidepressiva auskommt. Bei den Patienten ist nicht selten eine Anamnese zu erheben, die geprägt ist von einem langfristig und ohne Beschwerden eher gesuchten als ertragenen allgemeinen „Zuviel" an Irritationen im Privatbereich, im Beruf und in der Freizeit. Die dann als plötzlich aufgezwungen erlebte dauerhafte Leistungsminderung durch den Zustand des „Alles tut weh" stößt auf größtes Unverständnis. Die notwendige Langzeittherapie kann allenfalls darauf abzielen, unter Vermeiden von Zusatzbelastungen den Alltag erträglich zu gestalten. Eine endgültige Restitutio ad integrum ist regelhaft nicht möglich. „Das Faß ist leer". Bei diesen Patienten scheinen sich Schmerzerleben, vegetative Störungen und psychische Veränderungen parallel zu entwickeln.

Echte psychiatrische Erkrankungen, bei denen Schmerzäußerungen lediglich ein auswechselbares Symptom unter vielen darstellen, sind weniger alltäglich. Hierunter finden sich z. B. die Konversionsneurose und die primäre Depression. Bei Patienten mit einer endogenen Depression sind Schmerzen mit Bevorzugung der oberen Körperhälfte, besonders des Kopfes, fast obligat. Dieser Schmerz läßt sich keiner der o. a. Kategorien zuordnen, beinhaltet v. a. keine Rezeptorkomponente und reagiert nicht auf übliche Maßnahmen der Schmerztherapie. Er kann als Ausdruck einer „verrückten" Ausgestaltung zentralnervöser Wahrnehmungsinhalte gelten. *Dieser Schmerz ist selten.*

Zu jeder Schmerzanalyse gehört daher unabdingbar die eindeutige Zuordnung bzw. Abgrenzung und Bewertung der koexistenten psychischen Symptome unter Berücksichtigung der prämorbiden Persönlichkeit. Das Ergebnis bestimmt die einzuschlagende Therapie und fließt in die Behandlungsprognose ein. Bezogen auf das Thema des Buches hat ein solches Vorgehen u. U. eine weittragende Bedeutung. Das rechtzeitige Erkennen und adäquate Behandeln z. B. einer nozizeptiv relevanten Herderkrankung kann den Patienten vor einer pseudopsychosomatischen Karriere in die weitere Chronizität seiner Krankheit bewahren.

2.6
Herd-Störfeld-Geschehen

Die Summe aller rezeptiven Felder des Organismus stellt gewissermaßen das dreidimensionale Abbild einer permanent oszillierenden Reizsituation dar mit einer flimmernden Trennunschärfe der Mosaiksteinchen gegeneinander. Ein Zoomeffekt (Bahnung) ermöglicht die Fokussierung auf selbst kleinste Areale – ein komplexes Filtersystem, zu dem auch das antinozeptive System gehört, verschleiert oder unterdrückt dagegen die Information.

Jede nozizeptiv relevante Information wird zwingend nozireaktiv verarbeitet, wobei der Schmerz bei weitem nicht immer als Symptom dominiert. Tierexperimentelle Untersuchungen (Tölle et al. 1996) haben gezeigt, daß die Auswirkungen einer künstlich induzierten minimalen Gelenkentzündung, von der das Versuchstier nicht meßbar beeinträchtigt wurde, sehr bald nach der zu erwartenden ipsisegmentalen Reaktion auch kontralateral beantwortet wurde. Es fand sich eine Zunahme der Erregbarkeit von Hinterhornneuronen, die über das ursprünglich zugeordnete Repräsentationsareal und dessen rezeptive Felder deutlich hinausging und die sich zuletzt auch in erheblichen Veränderungen des Stoffwechsels in zentralen Strukturen des Gehirns manifestierte, die über die Dauer der Entzündung hinausreichten.

In diesem Zusammenhang drängt sich sofort die Frage nach der Bedeutung von den meist nicht beachteten, da klinisch asymptomatischen, chronischen Entzündungsherden wie der

- chronischen Sinusitis,
- chronischen Tonsillitis,
- chronischen apikalen Peridontitis eines ansonsten „vitalen" Zahnes,
- chronischen Prostatitis

und weiterer zahlloser, im Rahmen der Nozifension langfristig tolerierter Herde auf, die bei jedem Menschen auch im Zustand offensichtlicher „Gesundheit" in irgendeiner Form vorliegen dürften. Die zweifellos vorhandenen und nozifensiv wirksamen Informationen aus diesen „Herden" können offenbar mit individuell unterschiedlicher Toleranz bis zu einem kritischen Niveau kompensiert werden.

Daraus folgt:
- Gesundheit liegt solange vor, wie die Gesamtkapazität der Reizverarbeitung größer bleibt, als es für die Kompensation der Reizsumme erforderlich ist. Es besteht Beschwerdefreiheit.
- Krankheit erscheint dann, wenn die Reizsumme die Gesamtkapazität der Reizverarbeitung überfordert. Symptome markieren die Schwachstellen des Systems.

Vor diesem Hintergrund gewinnen die in der Neuraltherapie benutzten Begriffe des Erst- und Zweitschlags (Speransky 1950) pathoneurophysiologische Transparenz. Diese bereits vor über 40 Jahren geprägten Begriffe beschreiben bereits ohne Kenntnis der molekularbiologischen Grundlagen des Schmerzgedächtnisses dessen Existenz. Die anscheinend unbegreifliche Therapieresistenz z. B. eines akuten Banaltraumas des Kniegelenks, das den sog. Zweitschlag darstellt, findet dann vielleicht ihre Erklärung in

- einem zurückliegenden defekt verheilten Meniskusschaden (lokaler Erstschlag),
- einer segmental relevanten Vorbelastung durch einen degenerativen Prozeß der Etagen L3/4, deren ventrale Spinalnervenäste u.a. für die Innervation des Kniegelenks verantwortlich sind (segmentaler Erstschlag),
- einer homolateralen chronischen Tonsillitis (hemisphärischer Erstschlag),
- einer Erschöpfungsdepression infolge Mobbings am Arbeitsplatz (globaler Erstschlag) oder
- einer beliebigen Kombination aus mehreren dieser Ebenen.

In jedem Fall kann eine Behandlung der chronisch gewordenen Nozireaktion (Schmerz und/oder Funktionsstörung) nur dann erfolgreich sein, wenn sie alle pathogenetischen Modalitäten berücksichtigt und mit einer entsprechend multimodalen Strategie einen Zustand der ausreichenden Kompensationsreserve anstrebt. Dann kann sich der Therapeut zurücklehnen und den Rest wieder den „Selbstheilungskräften" der Nozifension überlassen. Der Patient ist rehabilitiert.

Der hohe Stellenwert der therapeutischen Lokalanästhesie/Neuraltherapie in einem solchen Konzept ist evident. Sie stellt immer dann eine Methode der ersten Wahl dar, wenn es darum geht, durch Reizsubtraktion sowohl bei akuten als auch bei chronischen Krankheitszuständen mit und ohne Schmerz das nozifensive System zu entlasten. Da alle Prozesse der Nozifension in einem vernetzten System ablaufen, erscheint damit auch das Sekundenphänomen, *„bei dem alle Symptome im Moment der Injektion verschwinden und über die eigentliche Wirkdauer des Lokalanästhetikums hinaus sistieren"* in einem neurophysiologisch erklärbaren Licht.

Nachdrücklich soll jedoch an dieser Stelle noch einmal vor einer neuraltherapeutischen Nabelschau – „Neuraltherapie heilt alles" – gewarnt werden, die ebenso wie z.B. eine ausschließlich psychosomatische Betrachtung des chronischen Schmerzgeschehens nur Gefechte, doch keine Schlachten gewinnen kann.

KAPITEL 3

Elektrische Phänomene an der Zellmembran

Der einzige Buchstabe im Alphabet der neuralen Informationsübermittlung ist das Aktionspotential. Die Informationsquantität wird grundsätzlich durch die Aktionspotentialfrequenz kodiert. Über die Qualität der Information entscheidet die Art des angesprochenen Rezeptors und die Biochemie des/der freigesetzten Neurotransmitter(s). Dies trifft für alle Systeme des Nervensystems zu. In das nozifensive System ist eine Vielzahl von teils hemmenden, teils erregenden Transmittersubstanzen und Modulatoren eingebunden, welche die Eingangsinformation verändern. *Der* spezifische Botenstoff der Nozizeption konnte bisher nicht identifiziert werden. Dies wird verständlich, wenn man berücksichtigt, daß in die Verarbeitung von nozizeptiven Impulsen aus den peripheren Rezeptoren nahezu alle Zentren der Reizverarbeitung auf peripherer, spinaler und zerebraler Ebene beteiligt sind.

> Die Quelle für das Phänomen „Schmerz" sind die Aktionspotentiale aus peripheren Nozizeptoren. Der adäquate Reiz ist der Gewebeschaden.

3.1 Membranpotential

Die Abgrenzung der Zelle als kleinster selbständig lebensfähiger Einheit gegenüber der Umgebung ist eine der wesentlichen Aufgaben der Zellmembran. Durch ihren Aufbau aus Glycerolphosphatiden, Cholesterin u. a. Lipiden, die in Form eines bimolekularen Films aneinandergelagert sind, ist sie ideal geeignet, die in ihrer Grundzusammensetzung völlig unterschiedlichen wäßrigen Phasen des Extrazellularraumes und des Zytoplasmas gegeneinander abzugrenzen (Abb. 3.1).

Neben ihrer separierenden und systemerhaltenden Sicherungsfunktion hat die Zellmembran als Träger vielfältiger Kommunikatonssysteme (s. oben) besondere Themenrelevanz. Von speziellem Interesse sind dabei die elektrischen Vorgänge. Jede Zelle lebender Organismen trägt an ihrer Oberfläche ein elektrisches Membranpotential, das je nach Gewebezugehörigkeit in seiner Höhe differiert. Das Membranpotential ist die Resultante aus dynamischen Ionenungleichgewichten zwischen dem Zellinneren und dem Extrazellularraum. Seine Konstanz wird durch Ionenkanäle, u. a. den im folgenden näher betrachteten Natriumkanal, und die Aktivität von Ionenpumpen (z. B. Na/K-Pumpe) kontrolliert und auf-

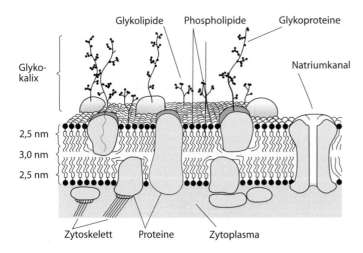

Abb. 3.1. Aufbau einer Plasmamembran nach dem Fluid-Mosaic-Modell. Die Dicke der Membran beträgt 8 nm. Links ist durch *Punktierung* das elektronenmikroskopische Äquivalent nach der Fixierung dargestellt: 3 Schichten, von denen die beiden äußeren (2,5 nm dick) durch die Einlagerung von Osmium geschwärzt sind. Die Phospholipidschichten sind durch Cholesterinmoleküle versteift. Eingelagert sind in die Phospholipdlamellen Proteine (integrierte, periphere Proteine). Hierzu gehört auch der eingezeichnete Natriumkanal (rechts). (Mod. nach Schiebler et al. 1995)

rechterhalten. Die extrazelluläre Natriumionenkonzentration ist etwa 20fach höher als im Zellinneren, während hier die Kaliumionenkonzentration überwiegt. Etwa 30 % des Energiestoffwechsels der Zelle werden für die Erhaltung des Membranpotentials benötigt. Die durchschnittliche Höhe des Membranpotentials einer Nervenzelle beträgt – 80 mV.

3.2
Natriumkanal

Der Natriumkanal ist wie andere Ionenkanäle ein transmembranales Funktionsprotein (Abb. 3.2). Er besteht aus 4 segmentierten Untereinheiten, die ein faßförmiges Gebilde darstellen. Die variable dreidimensionale Tertiärstruktur dieses Eiweißmoleküls mit seinen elektrischen Ladungen ändert sich mit der Potentialhöhe der umgebenden Membran. Schwankungen des Umgebungspotentials haben eine Konformationsänderung des Moleküls zur Folge. Zwei als Tore des Kanals fungierende Schleifen in der Peptidkette werden bei der Depolarisation so verändert, daß der zentrale Porus freigegeben wird. Extrazelluläre Natriumionen können dem Konzentrationsgradienten folgend in das Zellinnere einströmen. Hierdurch ändert sich die elektrische Ladung der Membranflächen gegensinnig zum Ruhepotential. Bei einer Potentialumkehr auf ca. + 30 mV schließt sich das Inaktivationstor im Kanal, wodurch der Natriumeinstrom beendet wird.

In Abhängigkeit von der Potentialhöhe über der Membran sind folgende Funktionszustände des Natriumkanals möglich:

● *geschlossen aktivierbar*: Aktivationstor geschlossen/Inaktivationstor geöffnet; kein Einstrom, rasche Aktivation möglich (unterschwellige Depolarisation);

● *geöffnet*: beide Tore offen; rascher Natriumeinstrom (rasche Depolarisation);

● *geschlossen inaktiviert*: beide Tore geschlossen; keine Aktivierung möglich (Repolarisation).

> Die ungestörte Funktion des Natriumkanals ist die Voraussetzung für eine Generation von Aktionspotentialen und den Informationsfluß im Nervensystem.

Die Anzahl der geschlossen aktivierbaren, d.h. depolarisationsbereiten Natriumkanäle ist abhängig von der lokalen Reizsituation. Unterschwellige Reize verschieben das Membranpotential in Richtung Depolarisation, ohne zunächst selbst ein Aktionspotential auszulösen, d.h. daß repetitiv einwirkende Reize oder zeitgleich einwirkende schwache Reize die Anzahl aktivierbarer Natriumkanäle erhöhen. Bei zunehmender Verschiebung des Membranpotentials infolge fortgesetzter Irritation des Milieus kommt es schließlich zu Serien von Aktionspotentialen. Dieser Vorgang ist Bestandteil der als Bahnung bezeichneten Prozesse, die eine wesentliche Rolle auch bei der Verarbeitung nozizeptiv wirksamer Impulse spielen. Erreicht die Reizfrequenz dann eine bestimmte Di-

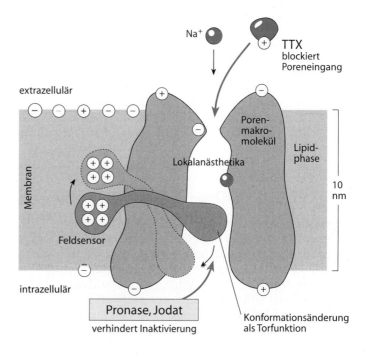

Abb. 3.2. Modellschema eines Na-Kanals der Membran. Die Größenverhältnisse der Membrankomponenten und der Ionen sind etwa maßstabgerecht. Neben den die Pore permeierenden Na-Ionen sind mit *Pfeilen* die Hemmstoffe Tetrodotoxin (TTX, blockiert Poreneingang) und Pronase bzw. Jodat (verhindert Inaktivierung) eingezeichnet. (Mod. nach Hille 1984 und nach Dudel in Schmidt u. Thews 1993. Aus Schmidt 1995)

mension, so kommt es zu Spontanentladungen des Hinterhornneurons, die weit über das Sistieren der Reizung hinaus anhalten. Diese Spontanaktivität wird permanent zentripetal geleitet und in rostralen Strukturen registriert. Sie bietet die Erklärung für das „Nachbild" eines akuten Schmerzes und ermöglicht den Verständniszugang zu den Prozessen, die zur Hyperalgesie und zur Chronifizierung von Schmerzen führen.

> Schwache Reize stimulieren – starke Reize dämpfen.

Als Beispiel für eine perfide Nutzung des reflextherapeutisch so wichtigen Phänomens „Bahnung" sei folgendes aufgeführt:

Das monotone Fallen eines Wassertropfens auf immer die gleiche Stelle eines bewegungslos fixierten Schädels stellt zunächst lediglich einen durchaus nicht unangenehmen Berührungsreiz dar, der aber mit der Zeit durch Bahnungsvorgänge im proprio- und nozizeptiven System bis zur Unerträglichkeit als Schmerz erlebt wird (beliebte mittelalterliche Foltermethode).

Der extrem dämpfende Effekt eines herabfallenden Blumentopfes auf eben dieselbe Scheitelhöhe bedarf keiner weiteren Erläuterung.

3.3
Ruhe- und Aktionspotential des Neurons

Das Aktionspotential ist die Transportform der elektrisch quantifizierten Information über eine schwellenüberschreitende Änderung des Ruhepotentials.

Die Generation und Weiterleitung von Aktionspotentialen ist eine spezifische Funktion, die nur die Strukturen des Nervensystems aufweisen (Ausnahme: Reizleitung im Herzen). Ausgehend von dem Ruhepotential der Nervenzellmembran (etwa – 80 mV) kommt es infolge von Irritationen der membranunmittelbaren Nachbarschaft bei Unterschreiten des kritischen Schwellenpotentials (bei ca. – 50 mV) zu einer plötzlichen Änderung der Ionenleitfähigkeiten in der Zellmembran. Ein plötzlicher Natriumeinstrom durch die zuvor geschlossenen Natriumkanäle führt zur kurzfristigen Umkehr des Membranpotentials. Diese Potentialänderung wird als Aktionspotential an die Nachbarschaft weitergegeben und so über die Membran der zugehörigen Nervenfaser unidirektional weitergeleitet bis zur nächsten Synapse. Dort erfolgt die Transformation der bis hierher elektrisch kodierten Information in Quanten des je-

weils systemtypischen Neurotransmitters, der in den synaptischen Spalt abgegeben wird. Die Bindung an spezifische Rezeptorproteine bewirkt anschließend eine elektrische Erregung in der postsynaptischen Membran des benachbarten Neurons. Hier wird die biochemisch kodierte Information wiederum in Aktionspotentiale retransformiert.

Die Generation von Aktionspotentialen folgt der Alles-oder-nichts-Regel, d. h. sobald die kritische Depolarisationsschwelle erreicht ist, feuert das Neuron ein Aktionspotential (Abb. 3.3). Die Repolarisation der Membran erfolgt nach einem verzögert einsetzenden Kaliumausstrom durch den energieverbrauchenden ATP-abhängigen Prozeß der Na/K-Pumpe. Während dieser Zeit (ca. 1 – 10 ms) ist der spannungsabhängige Natriumkanal refraktär und kann von der explosionsartig ablaufenden Depolarisation der Umgebung nicht wieder erfaßt werden.

Der Depolarisationssprung, der notwendig ist, um ein Aktionspotential auszulösen, d. h. die Depolarisa-

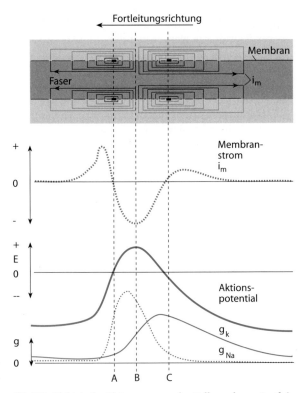

Abb. 3.3. Elektrische Phänomene an der Zellmembran; Fortleitung des Aktionspotentials. *Unten:* Zeitverlauf oder örtliche Änderung längs der Faser des Aktionspotentials, darunter die Membranleitfähigkeiten g(Na) und g(K). Die *rote Kurve* darüber zeigt den Membranstrom i(m). *Oben* die Stromlinien durch die Zellmembran und innerhalb und außerhalb der Faser. Die *vertikalen Hilfslinien* zeigen den Zeitpunkt der maximalen Anstiegssteilheit *A,* der Spitze *B* und der maximalen Repolarisationsgeschwindigkeit *C* an. (Nach Noble 1966; aus Schmidt u. Thews 1985)

tionsschwelle, ist für Propriozeptoren und Nozizeptoren unterschiedlich. Während die verschiedenen niederschwelligen Propriozeptoren bereits auf geringe Schwankungen des Ruhepotentials reagieren, ist für die Erregung von Nozizeptoren eine deutlich stärkere Irritation der lokalen Spannungsverhältnisse erforderlich. Dies entspricht ihrer Aufgabe als Schadensmelder bezüglich unphysiologisch hoher Reizquantitäten.

Das kritische Schwellenpotential ist jedoch nicht starr fixiert. Seine Höhe kann durch lokale Veränderungen etwa bei einer chronischen Irritation und/oder durch den Einfluß zentraler Regulationsebenen verstellt werden, so daß unter pathophysiologischen Bedingungen u. U. auch propriozeptive Reize nozizeptive Qualitäten annehmen können. Dies ist von weittragender Bedeutung bei der Entstehung chronischer Schmerzsyndrome, z. B. bei der Fibromyalgie, und spielt wahrscheinlich eine wesentliche Rolle bei der Ausgestaltung von Herdsyndromen im Sinne der Neuraltherapie.

> Nur eine situationsgerechte Übermittlung von Aktionspotentialen erlaubt dem reizverarbeitenden System eine adäquate physiologische Reaktion.
> - Falsche Nachricht – falsche Antwort.
> - Keine Nachricht – keine Antwort.

Welche Bedeutung die Behinderung der Funktion von Natriumkanälen hat, illustriert die Intoxikation mit dem Kampfgift des Kugelfisches, dem Tetrodotoxin (TTX), das eine große Affinität zu den extrazellulärwärts gerichteten Strukturen des Natriumkanalproteins aufweist: Mit steigender Konzentration kommt es zunehmend zu einer Blockierung von Natriumkanälen bis zur völligen Unerregbarkeit neuronaler Strukturen, die eine völlige Lähmung des Gegners bzw. den Exitus des Beutetieres zur Folge hat.

> Der Mechanismus der Natriumkanalblockade eröffnet eine bedeutsame therapeutische Dimension. Er ist die Grundlage für die Anwendung von Lokalanästhetika.

KAPITEL 4

Pharmakologie und Toxikologie der Lokalanästhetika

4.1
Lokalanästhetisch wirksame Substanzen

Außer dem bereits erwähnten Tetrodotoxin gibt es eine Reihe anderer Substanzen, sog. *„channel modifier"*, die funktionsverändernd auf den Natriumkanal einwirken können. Eine physiologische Rolle kommt z.B. den Calciumionen zu, die mit steigender Konzentration die Öffnungsbereitschaft des Natriumkanals reduzieren. Lokaler Mangel an ionisiertem Calcium steigert hingegen die Erregbarkeit von Nervenzellen. Ein solcher Zustand imponiert klinisch als Tetanie. Diese Tatsache ist bei der Applikation von lidocainartigen Lokalanästhetika zu berücksichtigen, deren Wirkung im calciumarmen Milieu gesteigert ist.

Ein völlig anderer Mechanismus liegt der Leitungsblockade durch Veratrumalkaloide und DMSO (Dimethylsulfoxid) zugrunde. Durch eine über die initiale Depolarisationsphase hinausgehende und anhaltende Stabilisierung des geöffneten Natriumkanals kommt es infolge des ungehemmten Natriumeinstroms zur Dauerdepolarisation der Membran, wodurch ebenfalls die Generation von Aktionspotentialen unmöglich gemacht wird.

Die ursprünglich als Muskelrelaxans eingeführte synthetische Substanz Tolperison besitzt eine chemische Struktur, die derjenigen der weiter unten beschriebenen Lokalanästhetika (LA) außerordentlich gleicht. Sie blockiert wie diese den aktivierten Natriumkanal, speziell dessen Subtypen im nozizeptiven System, und verhindert den raschen, zum Aktionspotential führenden Natriumeinstrom insbesondere an den schwach oder wenig myelinisierten neuronalen Strukturen des nozizeptiven Systems auf peripherer wie zentraler Ebene. Die beobachteten klinischen Effekte legen den Schluß nahe, daß Tolperison neben der muskelrelaxierenden Wirkung auch antinozizeptive Qualitäten besitzt.

Aliphatische oder aromatische Alkohole und Polidocanol haben einen rezeptorunabhängigen lokalanästhetischen Wirkmechanismus, der möglicherweise durch eine direkte Wirkung auf die Fluidität der Membran mit Auswirkungen auf die Kanalfunktionen zu erklären ist.

4.2
Lokalanästhetika vom Procain-/Lidocaintyp

Weite klinische Verbreitung in der Anästhesie und in der Infiltrationstherapie haben die als LA im engeren Sinne zu bezeichnenden synthetischen Substanzen gefunden, die wegen ihrer physikochemischen Eigenschaften parenteral lokal appliziert werden können. Diese besitzen aufgrund ihres amphiphilen Charakters eine besonders hohe Affinität zu den Eiweißstrukturen des Natriumkanals, der Bestandteil der gleichfalls amphiphil aufgebauten Zellmembran ist. Wichtig ist in diesem Zusammenhang, daß die synthetischen LA anders als Tetrodotoxin nur von der Innenseite an ihre Bindungsstelle im Natriumkanal gelangen können. Dies ist nur bei geöffnetem Inaktivationstor möglich. Hieraus ergibt sich, daß die Wirksamkeit von LA im Zustand der unterschwelligen Depolarisation bei hoher Anzahl geschlossen aktivierbarer Kanäle am größten ist. Klinisch bedeutsam ist diese Feststellung für alle Zustände mit gesteigerter Schmerzempfindlichkeit, d.h. herabgesetzter Schmerzschwelle, wie z.B. bei der Fibromyalgie, chronischen Schmerzsyndromen oder erheblichen lokalen Irritationszuständen. Dies erklärt u.a. auch die ausreichende Wirksamkeit relativ geringer Mengen von niedrig konzentrierten LA-Lösungen im Rahmen der Schmerztherapie, die sich wesentlich von den üblichen Konzentrationen in der Anästhesie unterscheiden.

4.2.1
Chemie, Wirkmechanismus, Pharmakologie, Pharmakokinetik

Die klinisch verwendeten LA lassen sich aufgrund ihrer chemischen Grundstruktur in 2 Gruppen einteilen:
- esterstrukturierte LA vom Procaintyp, z.B. Impletol,
- säureamidstrukturierte LA vom Lidocaintyp, z.B. Xyloneural.

Die charakteristische amphiphile Grundstruktur, die sich bei allen verwendeten LA wiederfindet, umfaßt

- eine aromatische Ringstruktur, die das lipophile Ende bildet,
- den substituierten Aminostickstoff (tertiäres Amin) als hydrophiles Ende und
- ein verbindendes Kettenglied von unterschiedlicher Länge mit einer zentralen Ester- oder Säureamidbindung.

Die Länge der Zwischenkette und die Substituenten bestimmen Wirkintensität, Lipidlöslichkeit und Proteinbindungsfähigkeit des jeweiligen Moleküls. Diese Substanzeigenschaften sind wegen der methodenspezifischen Besonderheiten, welche die TLA/Neuraltherapie von der Anästhesie unterscheiden, von untergeordneter Bedeutung und sollen hier nicht weiter erörtert werden (s. Tabelle 4.1).

Die zentrale Verknüpfungsstelle der beiden äußeren Molekülanteile entscheidet wesentlich über den Metabolismus:

- Die Esterbindung des Procains (Abb. 4.1) und seiner Abkömmlinge wird rasch durch die ubiquitär vorkommende unspezifische Esterase gespalten. Dies erklärt die außerordentlich kurze Serumhalbwertszeit von weniger als 1 min, die geringe Systemtoxizität und die kurze Wirkdauer. Bei der Spaltung entstehen die Metaboliten *Paraaminobenzoesäure* und *Diäthylaminoäthanol*.
  Die von Procainanwendern beschriebenen roborierenden Effekte, die als Begleiterscheinung einer Neuraltherapie insbesondere bei gleichzeitigem Vorliegen von atherosklerotischen Gefäßerkrankungen beobachtet wurden, finden ihre Erklärung eher in der pharmakologischen Wirkung der Spaltprodukte, denen z. T. vasoaktive und rheologische Wirkungen zugeschrieben werden (Mesnil de Rochement 1960; Monuszko et al 1989). Diese könnten allerdings die allgemein positiv erlebten Effekte einer effizienten antinozizeptiven Infiltrationstherapie mit Procain wirkungsvoll unterstützen. So ließe sich auch die Beliebtheit der früher weit verbreiteten Aslan-Kuren mit intramuskulär

appliziertem Procain verstehen, die sicher nicht durch die lokalanästhetische Wirkung des Procains zu erklären ist (s. rascher Abbau durch Esterasen!).

- Die stabile Säureamidbindung (Abb. 4.2) kann im Gewebe nicht gespalten werden. Der Abbau der amidstrukturierten LA erfolgt erst in der Leber, je nach Substanz entweder durch Hydroxylierung, Desalkylierung, Hydrolyse, Oxidation etc. Der größte Teil der Metabolite, jedoch nur ein geringer Teil der unveränderten Substanzen wird renal eliminiert. Erwähnenswert erscheint der Metabolismus von Prilocain, bei dem Toluol als Methämoglobinbildner entsteht. Eine toxikologische Berücksichtigung dieser Tatsache ist allerdings nur bei der Anwendung von sehr hohen Dosen erforderlich.

Ein „Aslan-Effekt" ist von keiner der amidstrukturierten Substanzen bekannt.

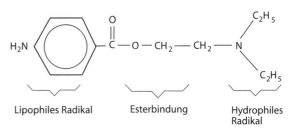

Abb. 4.1. Grundstruktur der Lokalanästhetika: Procain

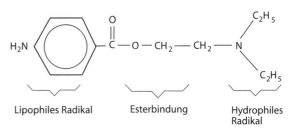

Abb. 4.2. Grundstruktur der Lokalanästhetika: Lidocain

Tabelle 4.1. Physikochemische und pharmakologische Eigenschaften gebräuchlicher Lokalanästhetika

Substanz/Konzentration		Latenz	Potenz	Toxizität	Wirkdauer	Protein-bindung [%]	Verteilungs-koeffizient
Procain	1–2%	mittel	1	1	0,5–1 h	5,8	0,02
Lidocain	0,5–1%	schnell	2–4	2–4	1–2 h	64,3	2,9
Mepivacain	0,5–1%	schnell	3–4	2–3	1,5–2 h	77,5	0,8
Prilocain	0,5–1%	schnell	3–4	2–4	1–2 h	55,0	0,9
Bupivacain	0,25%	mittel	16	16	4–8 bis 16–20 h	96	27,5

Eine weitere Einteilung der LA berücksichtigt ihre Wirkdauer:

- *kurzwirksame LA:*
  Procain   0,5–1,0 h (Infiltration);
- *mittellangwirksame LA:*
  Lidocain[1]   1,0 h (Infiltration, Nervenblock) bis 2,0 h (epidural),
  Mepivacain   1,5 h (Infiltration) bis 3,0 h (Nervenblock, epidural),
  Prilocain   1,0 h (Infiltration) bis 3,0 h (Nervenblock, epidural);
- *langwirksame LA:*
  Bupivacain[2]   0,125 %   1,5–8,0 h (Sympathikusblock),
  0,25 %   3,0–20,0 h (Infiltration, Nervenblock),
  0,50 %   3,0–6,0 h (epidural).

Der lokalanästhetische Wirkmechanismus erklärt sich aus der Fähigkeit dieser Substanzen, den membranalen Natriumkanal reversibel zu blockieren. Darüber hinaus verfügen die LA über weitere Eigenschaften, die, vordergründig betrachtet, scheinbar wenig miteinander zu tun haben. Nachgewiesen wurde ein

- kapillarabdichtender,
- antihistaminischer,
- antihyperergischer,
- antiphlogistischer und evtl.
- endoanästhetischer
  Effekt.

Der gemeinsame Nenner dieser auf den ersten Blick so unterschiedlichen Funktionen findet sich im nozifensiven System. Ödem, Leukozytendiapedese und die Freisetzung von Neuropeptiden wie von Entzündungsmediatoren sind uns bereits als Bestandteile der Nozireaktion bei einer Irritation von Nozizeptoren begegnet. Daß Substanzen, welche die elektrischen Abläufe an der Membran erregungsbildender Strukturen unterbinden, auch die nozireaktiv induzierten humoralen und immunologischen Abläufe beeinflussen müssen, erscheint logisch.

Auch hier zeigt sich eine weitere Schnittstelle zu den „Wunderheilungen" mit Procain wie z. B. der immer wieder zitierten Umspritzung eines Schlangenbisses, wodurch die lokale und generalisierte toxische Reaktion ausgeblieben sein soll. Im Tierexperiment konnte gleichermaßen eine Unterdrückung des Shwartzman-Sanarelli-Phänomens nach vorheriger Infiltration mit Procain beobachtet werden.

---

[1] Xyloneural.
[2] Dolanaest.

> Der allgemeine membranstabilisierende Effekt der LA beruht auf ihrer Eigenschaft als Natriumkanalblocker. Die daraus resultierende Unterdrückung der Generation von Aktionspotentialen mit der Konsequenz einer Entlastung des nozifensiven Systems erklärt die über eine reine Anästhesie qualitativ hinausgehende Wirkung bei ihrem Einsatz in der TLA/Neuraltherapie.

4.2.2
Kontraindikationen, Nebenwirkungen

Vorausschickend ist an dieser Stelle zu erwähnen, daß die in der Literatur angegebenen Häufigkeiten bezüglich aufgetretener Nebenwirkungen beim Einsatz von LA weit überwiegend Komplikationen aus der anästhesiologischen, operativen oder zahnärztlichen Anwendung betreffen. Die hierbei verwendeten Dosierungen und Konzentrationen der LA übersteigen bei weitem die üblicherweise im Rahmen einer Infiltrationstherapie (TLA/Neuraltherapie/Schmerztherapie) eingesetzten Gesamtdosen pro Applikation. Bei den in diesem Buch vorgestellten Techniken und Indikationen wird nie die Menge von 10,0 ml des LA überschritten. Komplikationsträchtige vasokonstriktive Zusätze werden für die TLA/Neuraltherapie nicht benötigt, da sie keinen zusätzlichen Nutzen erbringen.

Kontraindikationen

Bezüglich der Kontraindikationen für eine parenterale Applikation von LA gilt unter Berücksichtigung des oben Gesagten:

- Es gibt **keine** substanzspezifischen Kontraindikationen bzgl. internistischer Erkrankungen! Bradykardie, AV-Überleitungsstörungen höheren Grades, Herzinsuffizienz, fortgeschrittene Insuffizienz von Leber und/oder Niere sowie Schwangerschaft sind nur für anästhesiologische Belange relevant, da dosisabhängig.
- Allergie gegenüber LA: sehr selten, keine statistisch signifikanten Unterschiede zwischen Estertyp- und Amidtyplokalanästhetika.
  Cave: Unverträglichkeit von Konservierungsmitteln (Parabene) erfragen! Kreuzallergien möglich. Vorsicht bei der Verwendung von Durchstechflaschen, die sämtlich Konservierungsmittel enthalten. Besser: Generell Ampullenpräparate verwenden.

- Blutungsneigung (angeboren, iatrogen/Antikoagulanzien): Blutungsgefahr bei tiefen Infiltrationen, auch intraartikulär.

Nebenwirkungen

Bei Beachtung der spezifischen Gegebenheiten, die für die Infiltrationstherapie mit LA im Gegensatz zur anästhesiologischen Anwendung gelten, ist grundsätzlich nicht mit pharmakologisch-toxikologisch begründbaren Nebenwirkungen zu rechnen.

Die zu fordernden Voraussetzungen für eine nebenwirkungsfreie Applikation sind allerdings
1. profunde Kenntnis der Injektionsanatomie,
2. Beherrschen der Infiltrationstechniken,
3. Verwendung gewebeschonender Injektionsnadeln,
4. gezielte Applikation geringer Mengen (1–10 ml) in niedriger Konzentration, z.B. Lidocain 0,5%, Mepivacain 0,5%, Bupivacain 0,125%–0,25%, Procain 1,0%,
5. Vermeiden von
   - intravasaler,
   - intrapleuraler,
   - intraneuraler,
   - intrathekaler Injektion.
6. Vor Infiltration Ausschluß einer fraglichen Allergie durch intrakutane Testquaddel mit dem verdünnten LA.
7. Patienten mit Nadelangst möglichst im Liegen und in Anwesenheit einer Assistenz behandeln

---

4.2.3
Komplikationen

Jede Infiltrationstherapie stellt *de jure* eine Körperverletzung dar. Ihre Durchführung bedarf des informierten Einverständnisses des Patienten. Zur Aufklärung gehört neben den Angaben über die Notwendigkeit, den zu erwartenden Nutzen und mögliche Behandlungsalternativen auch die Information über methodenimmanente Komplikationen.

Hierzu zählen
- als nicht sicher vermeidbar:
  - Gefäßverletzung mit Blutungen und Hämatomen,
  - Irritation nervaler Strukturen mit nachfolgender Neuralgie,
  - vorübergehende Lähmung,
  - Pleuraverletzung mit Pneumothorax,
  - vasovagaler Kollaps,
- als vermeidbar durch terraingerechtes Vorgehen bzw. sorgfältige Aspiration:

- intravasale Injektion in arterielle oder venöse Gefäße, besonders im Bereich hirnversorgender Arterien,
- neurolytische intraneurale Injektion,
- intrathekale Injektion.

Relative und absolute Überdosierung

Die unbeabsichtigte intravasale Injektion sowie die Überschreitung der o.a. Dosierungen, insbesondere bei Applikation in resorptionsfreudige Gewebe wie Epidural- und Interkostalraum, sind die Ursachen für systemtoxische Komplikationen. Wie aufgrund der membranstabilisierenden Eigenschaften der LA zu erwarten ist, manifestieren sich Komplikationen im Bereich von erregungsleitenden Strukturen. Betroffen sind zerebrale und kardiale Funktionen.

Eine wesentliche Bedeutung kommt dabei der Anwendung von LA im Kopf-Hals-Bereich zu. Versehentliche und unbemerkte Injektion in die A. carotis oder die A. vertebralis sowie in Äste dieser Arterien (mögliche Flußumkehr durch hohen Injektionsdruck!!!) führt zu extrem hohen intrakraniellen Plasmaspiegeln des LA.

> Die intrakraniell zirkulierende Blutmenge beträgt nur ca. 30 ml!

Daher besitzt die vielleicht übertrieben erscheinende Forderung nach einer probatorischen Testinjektion von *maximal 0,1 ml* des LA nach Aspiration und vor Applikation der Gesamtmenge an das Ganglion cervicale supremum, medium oder stellatum oder an den Atlas ihre absolute Berechtigung. Mit ca. 1,0 ml des versehentlich intraarteriell injizierten LA werden hier Plasmakonzentrationen erreicht, die 6- bis 8fach über der Krampfschwellendosis liegen und letale Folgen haben können.

Zerebrale Symptome bei Überdosierung sind abgestuft nach ihrer Schwere:
- periorale Sensationen wie Taubheit, Kribbeln, Metallgeschmack (pathognomonisch!),
- Schwindel, Gähnen, Müdigkeit, Übelkeit, Brechreiz,
- Unruhe, Muskelzucken, verwaschene Sprache,
- Muskelkrämpfe, Konvulsionen, generalisierter Krampfanfall,
- Atemstillstand, Exitus.

> Die Zeichen der zerebralen Intoxikation gehen meist den kardialen Symptomen voran.

In der Notfallmedizin wird Lidocain als Antiarrhythmikum zur Behandlung der ventrikulären Extrasystolie eingesetzt. Die hierbei gebräuchliche Menge liegt bei initial 5,0 ml der 2%igen Lösung, die einleitend relativ zügig als Teilbolus intravenös gegeben wird. Bei etwa 2/3 der Dosis, entsprechend 6,0–7,0 ml einer 1%igen oder ca. 13,0 ml der 0,5%igen Lösung kommt es häufig schon zum gewünschten antiarrhythmischen Effekt. Bei dieser Dosierung äußern Patienten u. U. bereits initiale Zeichen der zerebralen Intoxikation in milder Form, die in diesem Fall billigend in Kauf genommen werden muß.

Diese Mengenverhältnisse unterstreichen das Risiko einer versehentlichen intravasalen Injektion von relativ geringen Mengen (s. oben) auch in periphere Körperabschnitte; eine Komplikation, die durchaus bei verschiedenen Techniken, z. B. bei der Behandlung von Lumbalsyndromen, eintreten kann. Hieraus leitet sich die Forderung nach einer Begrenzung von Menge und Konzentration des LA auf das maximal Notwendige ab.

Kardiale Symptome bei Überdosierung äußern sich als

- Blässe, Übelkeit, Unruhe, Schwindel,
- Bradykardie,
- Blutdruckabfall,
- Arrhythmien,
- Herz- und Atemstillstand.

Besonders langanhaltende und dadurch schwierig zu behandelnde Komplikationen werden durch langwirksame LA wie Bupivacain verursacht, die bereits bei relativ geringen Plasmakonzentrationen negativ inotrop auf den Herzmuskel wirken. Daher wird in der vorliegenden Darstellung der Infiltrationstherapie, die für den Praxisalltag gedacht ist, lediglich mit mittellangwirksamen LA gearbeitet. Im Rahmen der speziellen Schmerztherapie kann allerdings auf langwirksame LA nicht verzichtet werden.

Systemisch-toxische Komplikationen sind in der Regel vermeidbar, wenn die eingangs aufgeführten Vorsichtsmaßnahmen berücksichtigt werden.

> Die einzig wesentliche Maßnahme zur Prophylaxe des systemisch-toxischen Zwischenfalls im Rahmen der TLA/Neuraltherapie mit ihren niedrigen Gesamtdosen ist die sorgfältige, mehrfache und dreidimensional orientierte **Aspiration**.

4.2.4
Maßnahmen bei Zwischenfällen

Sollte dennoch, z. B. bei Anwendungen in der speziellen Schmerztherapie, eine der o. a. Situationen eintreten, muß der Therapeut in der Lage sein, schnell und sicher zu entscheiden, ob und – wenn ja – welche der systemisch relevanten Komplikationsursachen vorliegen. Das notwendige Vorgehen unterscheidet sich elementar. Zur schnellen Differentialdiagnose der Komplikationen und Zwischenfälle s. Tabelle 4.2.

Tabelle 4.2. Differentialdiagnose technischer Komplikationen und unerwünschter Arzneimittelwirkungen der LA

Symptom	Nadelstich, vasovagal	Allergie, Schock	ZNS/toxisch	Herz-Kreislauf/toxisch	Pneumothorax	Ösophagusperforation
Schwindel	(+)	(+)	(+)	(+)	(+)	–
Übelkeit	(+)	(+)	(+)	(+)	(+)	(+)
Kollaps	+++	+	+	+	(+)	(+)
Metall-/Bittergeschmack	–	–	+++	–	–	+++
Periorale Sensationen	–	–	+++	–	–	–
Unruhe	(+)	(+)	+++	(+)	(+)	–
Krämpfe	–	–	+++	–	–	–
Atemstillstand	–	+	+++	+	–	–
Luftnot	(+)	++	+	+++	++	–
Hustenreiz	–	–	–	(+)	+++	(+)
Bradykardie	++	–	–	+++	–	–
Tachykardie	–	+++	–	(+)	++	–
Arrhythmie	–	–	–	+++	–	–
Blutdruckabfall	++	+++	+/–	+++	+	(+)
Blässe	+++	+++	+	++	–	–
Zyanose	–	–	+	+++	++	–
Juckreiz	–	+++	–	–	–	–

Vorgehen bei zerebralen Komplikationen

- Injektion sofort beenden, Patienten verbal beruhigen.
- Patienten zur forcierten Atmung/Hyperventilation auffordern: Diese Maßnahme erhöht durch eine pH-Verschiebung in Richtung respiratorische Alkalose den Anteil der proteingebundenen LA-Moleküle, wodurch der Anteil toxisch wirksamer freier Moleküle sinkt.
- Legen eines venösen Zugangs, falls nicht bereits erfolgt.
- Prophylaktische Sauerstoffgabe schon vor Eintritt generalisierter Muskelkrämpfe.
- Sedierung mit Diazepam, fraktioniert 5–10 mg langsam i.v., alternativ niedrig dosiertes Barbiturat,
- bei Atemstillstand Intubation, Reanimation.

Vorgehen bei kardialen Komplikationen

- Injektion sofort beenden.
- Sauerstoffgabe, Hyperventilation.
- Venösen Zugang legen.
- Bei Hypotonie 1 Ampulle Akrinor i.v.
- Bei Bradykardie 1 Ampulle Atropin oder 1 Ampulle Alupent i.v.
- Bei Arrhythmie und Schock medikamentöse Reanimation mit Adrenalin (in der Praxis), ansonsten notfallmedizinische Maßnahmen (Notarzt, Klinik) zur Kardioversion.

Auf anatomisch-topographische oder technisch bedingte Besonderheiten, die ein spezifisches Komplikationsrisiko beinhalten, wird bei der Darstellung der jeweiligen Indikationen und Techniken in Kap. 12 hingewiesen.

> Zur Erinnerung: Die Infiltrationstherapie mit LA ist bei sicherem Beherrschen der Indikationen, der Injektionsanatomie und der Techniken ein außerordentlich nebenwirkungsarmes Verfahren. Dies belegen die unten zitierten Angaben, die sich speziell auf Techniken der TLA/Neuraltherapie beziehen.

Im Zeitraum 1981–1997 führte der Autor selbst in seiner allgemeinärztlichen Praxis bei annähernd 36.000 Patienten insgesamt ca. 90.000 Injektionen mit verschiedenen Techniken durch. Dabei wurde kein ernsthafter Zwischenfall beobachtet. Lediglich 5 Patienten klagten über urtikarielle Exantheme, die in 4 Fällen auf die Verwendung von Durchstechflaschen zurückgeführt werden konnten, bei 1 Fall auf eine Lidocainallergie.

> **Bilanz der Zwischenfälle in der TLA/Neuraltherapie (aus Tilscher u. Eder 1996)**
>
> - Reischauer: 77.000 Blockaden in 8 Jahren ohne Zwischenfälle.
> - Hopfer: >250.000 Anwendungen in 20 Jahren, 1 Komplikation wegen nicht bekannter Gerinnungsstörung.
> - Tilscher: 115.064 Anwendungen mit 408.477 Einzeltechniken in 25 Jahren, 2 reversible Komplikationen.
> - Eder: 150.000 Applikationen mit einer Komplikationsrate von 0,003 %.

4.2.5
Wissen verpflichtet ...

Die interdisziplinäre Zusammenarbeit z.B. mit einer Schmerzpraxis erlaubt auch dem niedergelassenen Kollegen anderer Fachdisziplinen, aufwendigere Techniken der TLA/Neuraltherapie, auf deren Anwendung trotz einer zwingenden Indikation aus Gründen persönlicher Unsicherheit des Therapeuten vielleicht verzichtet wird, dort selbst unter Aufsicht durchzuführen oder vornehmen zu lassen. Diese im Interesse der Patienten wünschenswerte Kooperation entlastet von der personellen und apparativen Aufrüstung (s. dazu: Schmerztherapievereinbarung der Krankenkassen und Zusatzbezeichnung „Spezielle Schmerztherapie", Landesärztekammern) und verlagert allfällige Risiken dorthin, wo sie adäquat beherrscht werden können. Darüber hinaus bietet der kritische kollegiale Dialog die Chance, die Diagnose zu präzisieren, dadurch die Therapieergebnisse zu verbessern und den Patienten im Rahmen eines multimodalen Behandlungskonzeptes optimal zu rehabilitieren.

> **Die Scheu des Behandlers vor dem Risiko ist ehrenhaft. Sie schützt den Patienten nach dem Grundsatz „primo nil nocere". Sie ist jedoch keine Entschuldigung für das Unterlassen notwendiger Therapiemaßnahmen. Der im Sinne des Patienten beste Therapeut ist derjenige, der eine richtige diagnostische Idee mit einer von vornherein prognostisch limitierten Behandlungsstrategie verknüpft, diese durch selbstkritisches Feedback überprüft und rechtzeitig „den Richtigen kennt".**

KAPITEL 5

TLA-relevante Strukturen des Nervensystems

Die bisherigen Ausführungen zur Pathoneurophysiologie der Nozifension und zur Pharmakologie der LA erlauben die Beschränkung einer Darstellung des Nervensystems auf nur wenige Schlüsselstrukturen. Der therapeutische Ansatz der Infiltrationstherapie mit LA zielt einerseits auf die Reduktion der noziceptiven Impulsaktivität und andererseits auf die Beendigung der symptom- und verlaufsbestimmenden vegetativen, überwiegend sympathischen Reizantwort. Damit profilieren sich bereits die neuralen Elemente, die durch eine Injektion erreicht werden sollen.

Gegenstand der folgenden Erörterungen sind demnach

- die peripheren Anteile des afferenten Systems vom Rezeptor bis zur Spinalnervenwurzel, d. h. bis zum Verschwinden der Hinterwurzel unmittelbar proximal des Spinalganglions in den Rückenmarkshäuten,
- die peripheren Strukturen des sympathischen efferenten Systems, beginnend mit den Rr. communicantes albi, welche die Dura mit den somatomotorischen Fasern der Vorderwurzel verlassen, über die Ganglien des Grenzstrangs und deren Rr. communicantes grisei bis zu den verzweigten perivaskulären vegetativen Geflechten und
- exemplarisch: das parasympathische Ganglion pterygopalatinum sive sphenopalatinum, das eine besondere Bedeutung für den Komplex „Herderkrankungen im Kopfbereich" besitzt.

Auf eine Darstellung des motorischen Systems wird verzichtet. Wie die Erfahrung aus der Praxis zeigt, ist die motorische Reizantwort fast immer nach Beseitigung der auslösenden noziceptiven Afferenzen reversibel. Durch eine höhere, auch motorisch blockierende Konzentration des LA kann außerdem nach eigener Erfahrung keine wesentliche Verbesserung des Behandlungsergebnisses erzielt werden. Soll dennoch einmal eine komplette motorische Blockade z. B. im Sinne der Testbehandlung bei Therapieresistenz durchgeführt werden, unterscheidet sich jene bezüglich der Technik von der sensiblen Blockade lediglich durch die Verwendung einer höheren LA-Konzentration und ggf. -Menge.

Wenn wir uns dann bei der Therapieplanung auf diese praxisrelevanten Umstände beschränken in dem Wissen, daß

1. grundsätzlich eine Verminderung des noziceptiven Inputs durch eine therapeutische Blockade des peripheren afferenten Systems den nozifensiven Output moduliert und
2. eine zusätzliche Blockade der sympathischen Efferenz u. U. ergänzend oder alleinig zur Beeinflussung der nozireaktiven Effektorebene eingesetzt werden kann,

dann erscheint die umfängliche Reflektion der in ihren Einzelheiten immer noch nicht völlig aufgeklärten zentralnervösen Vorgänge, die damit einer „black box" entsprechen, für ein zielgerichtetes therapeutisches Vorgehen nicht unbedingt erforderlich.

> Aus didaktischen wie praktischen Gründen wird der Effekt der sensiblen Blockade als taktischer Schlüsseleingriff in das nozifensive System im folgenden vordergründig betrachtet. Die Sympathikusblockade ist stets als strategisch einzusetzende Maßnahme nach Ausschöpfen der antinoziceptiven Techniken im Hintergrund bereitzuhalten.

5.1
Nozizeptoren und afferente Fasern

Die mengenmäßig ergiebigste Quelle für afferente Impulse liegt in der Masse der fast ubiquitär vorhandenen Nozizeptoren. Die Einteilung der Nozizeptoren in 2 Klassen berücksichtigt somatische und neurophysiologische Gesichtspunkte.

C-Faser-Rezeptor

C-Faser-Rezeptoren sind fadenförmig (monofil) mit einem Kaliber unter 1 μm. Sie besitzen keine spezifischen Endformationen. Deshalb werden sie auch als freie Nervenenden bezeichnet. Sie finden sich in allen Geweben und Organen, ausgenommen den Parenchymanteil der meisten inneren Organe. Die von ihnen vermittelte Empfindungsqualität ist bei Reizung tief gelegener Strukturen der dumpfe, ziehende Schmerz, der schlecht lokalisierbar ist, bei Irritation der Haut dagegen der brennende sog. Zweitschmerz.

Das zugehörige afferente Axon ist ebenso wie der Rezeptor nicht myelinisiert. Die Zellmembran weist eine regelmäßige Verteilung von Natriumkanälen in hoher Dichte auf. Bei einer Faserdicke von etwa 1 µm leitet das Axon mit einer Geschwindigkeit von 1–2 m/s relativ langsam. Die Erregungsleitung ist kontinuierlich und erfolgt durch Weitergabe der einmal erfolgten lokalen Spannungsänderung an die unmittelbar benachbarten Membranbezirke unidirektional und zentripetal.

Die fehlende Myelinisierung und die hohe Natriumkanaldichte machen die C-Faser-Rezeptoren und ihre afferenten Fasern zu einem idealen Ziel für jedes LA, unabhängig von dessen Eigenschaften wie Lipophilie oder Eiweißbindung. Da die Lipidbarriere der Myelinscheide fehlt, erreichen die LA-Moleküle rasch die aktivierten Natriumkanäle. Der lokalanästhetische Effekt tritt unmittelbar ein.

A$_\delta$-Faser-Rezeptor

A$_\delta$-Faser-Rezeptoren sind ebenfalls freie, allerdings büschelförmig verzweigte Nervenenden. Eine besonders hohe Dichte dieser Rezeptoren findet sich in der Haut und in den Schleimhäuten. Der hier ausgelöste Schmerz ist scharf/spitz/schneidend und topographisch sehr gut zu lokalisieren. Aus tiefen Geweben vermitteln sie eine unangenehme bis schmerzhafte Druckempfindung. Sie münden in ein dünn myelinisiertes Axon von ca. 3 µm Dicke, das mit etwa 15 m/s deutlich schneller als die C-Faser nach zentral leitet.

Diese Beschleunigung erklärt sich aus dem Vorhandensein einer isolierenden Myelinscheide, die von den Ranvier-Schnürringen unterbrochen wird. Die für den Effekt der LA wesentlichen Natriumkanäle finden sich konzentriert im Bereich dieser Schnürringe. Die Isolierung der Nervenfaser ermöglicht eine erheblich schnellere sog. saltatorische Erregungsleitung, da sich der Strom im Faserinnern elektrotonisch ausbreiten kann, um jeweils an den Schnürringen quasi nachgeladen und von dort mit ursprünglicher Stromstärke weitergeleitet zu werden. Auch hier ist wegen der nur dünnen Myelinschicht und der nackten Büschelfasern ein rasches Vordringen der LA-Moleküle und eine sofort eintretende Wirkung gewährleistet.

Die meisten Nozizeptoren des Bewegungssystems sind auf kurzen und direkten Wegen mit der Injek-

tionsnadel zu erreichen. Die Kunst der erfolgreichen Ausschaltung von Nozizeption steht und fällt mit der zutreffenden Definition der verantwortlichen Struktur. Die Voraussetzung hierfür ist das Beherrschen der Funktions- und Palpationsdiagnostik am Bewegungssystem, die auch bei der Untersuchung komplexer organischer Störungen nützlich eingesetzt werden kann.

Da die Nozizeptoren als freie Nervenenden in der bindegewebigen Grundsubstanz liegen, werden sie unmittelbar von dem injizierten LA umspült und verstummen sofort.

> Bei richtig plazierter Injektion reicht eine geringe Menge des LA in niedriger Konzentration: 0,5–1,0 ml einer 0,5%igen Lidocainlösung zur Nozizeptorblockade z.B. eines Maximalpunktes.

5.2
Afferente Erregungsleitung

Das Ziel der Injektion eines LA an einen peripheren Nerven ist wiederum die Reduktion der nozizeptiven Afferenz, die innerhalb des Nervs durch die o.a. dünnen, wenig oder nicht myelinisierten Fasern geleitet wird. In Abhängigkeit vom Injektionsort im Verlauf des Nervs wird ein mehr oder weniger großes peripheres Areal mit seinen rezeptiven Feldern ausgeschaltet.

Die im gleichen Nerv verlaufenden efferenten Fasern werden dabei zwangsläufig mit erfaßt. Bei der wesentlich stärkeren Faserdicke der extrem schnell leitenden motorischen und propriozeptiven Fasern werden allerdings höhere Konzentrationen oder größere Volumina der LA benötigt, um einen kompletten Block auszulösen.

> Der Verzicht auf die motorische Blockade reduziert das Risiko unerwünschter Arzneimittelwirkungen der niedriger zu dosierenden LA.

5.2.1
Der periphere Nerv

Afferente und efferente Leitungen einer Körperregion verlaufen stets gemeinsam im zugehörigen peripheren Nerv. Durch die bindegewebigen Strukturen der Nervenhüllen (Endoneurium, Perineurium, Epineurium) werden sie zu einer strukturellen Einheit zusammengefaßt. In der Regel sind alle Qualitäten der motorischen, sensiblen und sympathischen spinalen Kerngebiete beteiligt. Eine Ausnahme bilden die sensiblen Hautnerven. Gemischte Nerven im Bereich der Extremitäten, die den jeweiligen Plexus entstammen bzw. in diese einspeisen, enthalten stets Faseranteile aus mehreren Segmenten. Die Interkostalnerven sind monosegmental.

Die Nervenhüllen stellen eine Diffusionsbarriere für das LA dar, so daß die Zeit bis zum Anschlagen der Wirkung je nach Nervendicke deutlich verlängert wird. Dieser in der Anästhesie bedeutsame Zeiteffekt spielt für die TLA/Neuraltherapie keine wesentliche Rolle. Da jedoch ein unterschiedlich großer Anteil der injizierten Menge von den Membranen der Hüllstrukturen und des umgebenden Gewebes absorbiert wird, ist gegenüber der Rezeptorblockade ein größeres Injektionsvolumen nötig. Diese Volumenvermehrung kann durch eine exakte Plazierung der Nadelspitze in die unmittelbare Nachbarschaft des Nervs deutlich begrenzt werden. Dazu bedarf es einer profunden Kenntnis der topographischen Injektionsanatomie.

Ein Perforieren des Nervs ist unbedingt zu vermeiden. Hilfreich ist dabei ein behutsam infiltrierendes Vorgehen unter leichtem Stempeldruck im Wechsel mit der Aspiration. Die austretende Flüssigkeitssäule irritiert vor Erreichen der Nadel den Nerv, der dies durch eine elektrisierende Sensation in seinem Ausbreitungsgebiet signalisiert.

Indikation für die periphere Nervenblockade

Die Blockade eines peripheren Nervs ist grundsätzlich dann angezeigt, wenn ein größeres Areal bezüglich seines nozizeptiven Potentials ausgeschaltet werden soll. Darüber hinaus kann sie als diagnostische Blockade Aufschluß über die pathogenetische Bedeutung von lokal erhobenen Befunden für die Ausgestaltung eines chronischen Schmerzsyndroms liefern. Ein Persistieren der Symptomatik läßt auf das Einwirken übergeordneter Strukturen schließen (Wurzelkompression, viszerale Projektion, zentrale Läsion, Herdgeschehen etc.) und ist Anlaß für eine weiterführende Diagnostik.

Eine häufig vorkommende Indikation ist die Blockade des N. suprascapularis, der sensibel das Schultergelenk und einen großen Teil der aus den Segmenten C5 und C6 versorgten Muskulatur innerviert. Seine Blockade ist z.B. dann notwendig, wenn im Rahmen der klinischen Untersuchung einer schmerzhaften Schulter keine Struktur als eindeutig

pathogenetisch führend definiert werden konnte. Dies gilt grundsätzlich auch für andere periphere Nerven.

Ist es notwendig, etwa bei massiven Nozizeptorschmerzen, den lokalanästhetischen Effekt einer Nervenblockade zu verlängern, kann der Einsatz von Bupivacain in einer Konzentration von 0,125–0,25 % hilfreich sein. Dieses langwirksame LA sollte allerdings erst nach einer erfolgreichen Probeinjektion mit einem mittellang wirksamen LA eingesetzt werden.

5.2.2
Spinalnerv – Segment

Als **Spinalnerv** wird die Bündelung von jeweils 5–12 Fila radicularia bezeichnet, die aus den dorsalen, ventralen und intermediolateralen Kerngebieten des Rückenmarks stammen. Der eigentliche Stamm umfaßt lediglich das kurze Stück des Nervs im Bereich des Foramen intervertebrale. Hier liegt auch das Spinalganglion als Bestandteil der hinteren sensiblen Wurzel. Als 3. Wurzel zieht der R. communicans griseus, der z. T. viszerosensible Afferenzen enthält, aus dem Grenzstrangganglion zum Spinalnerv, wobei jedoch keine streng monosegmentale Zuordnung besteht. In dem nur kurzen Stamm erfolgt die Vermischung der Fasern aus allen Wurzeln.

Unmittelbar nach Verlassen des Foramens teilt sich der Nerv in einen R. ventralis zur Versorgung der Strukturen der ventrolateralen Körperwand bzw. der Extremitäten und einen R. dorsalis, der die Haut und die Muskulatur des Rückens versorgt. Ein kleiner 3. Ast versorgt als R. meningeus, auch R. recurrens oder N. sinuvertebralis genannt, einen Teil des Wirbelgelenkes, der Bandscheibe (äußerer Anteil des Anulus fibrosus), das hintere Längsband und das Periost des Wirbelkörpers. Der R. communicans albus des Sympathikus verläßt als weiterer Ast den Stamm des Spinalnervs. Er führt die myelinisierten präganglionären Fasern aus dem vegetativen Seitenhorn dem Grenzstrang zu.

Der R. dorsalis hat eine besondere Bedeutung für die Ausgestaltung der segmentalen Dysfunktion. In seinem Ausbreitungsgebiet entwickelt sich ein großer Teil der algetischen Krankheitszeichen (s. Kap. 6 „Diagnostik").

Die abschnittsweise Bündelung von kontinuierlich/nichtsegmental das Rückenmark verlassenden Fila radicularia folgt der evolutionären Notwendigkeit einer Segmentation des knöchernen Achsenorgans, durch die erst die gegensätzlichen Funktionen der Statik und der Dynamik in einem System, nämlich der Wirbelsäule, vereinbar werden.

> Der Spinalnerv verknüpft alle Gewebe, die von seinen Fasern afferent, efferent und vegetativ versorgt werden, zur Funktionseinheit des Segmentes.

Eine an den Gewebeschichten orientierte Betrachtungsweise gliedert das **Segment** in

- Dermatom,
- Myotom,
- Sklerotom,
- Viszerotom und
- Neurotom.

Alle Strukturen des Segmentes reagieren aufgrund der Konvergenz ihrer Afferenzen auf multirezeptive Hinterhornneurone des gleichen Abschnittes im Rückenmark und wegen der dort erfolgenden vielfältigen interneuronalen Verschaltungen gemeinschaftlich auf eine Irritation in diesem Segment. Die klinisch nutzbare Konsequenz hieraus ist die Entwicklung der segmentalen algetischen Krankheitszeichen, die als Manifestation der Nozireaktion eine außerordentliche diagnostische Bedeutung besitzen.

Jeder umschriebene Irritationspunkt mit nozizeptiver Relevanz kann einem Segment zugeordnet werden. Dies bedeutet, daß jede Infiltration an einen solchen Punkt einen Eingriff in die segmentale Nozireaktion darstellt. Die Reizsubtraktion durch Ausschaltung der Irritationsquelle führt zur Entlastung des Hinterhorns und moduliert bzw. unterbricht die komplexen Prozesse der Nozifension.

> Die Blockade des Spinalnervs unmittelbar am Foramen intervertebrale stellt die am weitesten reichende Form der segmentalen Entlastung dar.

Cave!

Die Rückenmarkhäute begleiten die Wurzelfasern bis zum proximalen Pol des Spinalganglions, wo sie in die Hüllen des Spinalnervs übergehen. Die frühere Annahme, daß hier eine absolute Diffusionsbarriere bestünde, ist nicht aufrechtzuhalten. Dagegen spricht die klinische Beobachtung, daß extradural applizierte LA gelegentlich zu einer Querschnittssymptomatik führen können. Diese Möglichkeit ist bei der Spinalnervenblockade im zervikalen Bereich unbedingt zu beachten.

> Für eine extradurale monosegmentale Spinalnervenblockade sind etwa 5,0 ml einer 0,5–1,0% Lidocainlösung ausreichend.

5.3 Vegetatives System

Bereits frühzeitig hatte Huneke erkannt und postuliert, daß das vegetative Nervensystem als Träger der Heilwirkung seiner Procaintherapie eine wesentliche Rolle spielen müsse. Diese Feststellung leitete er aus seinen empirischen Beobachtungen ab, ohne die pharmakologischen und kybernetischen Grundlagen der Wirkungsweise der LA zu kennen. Die bereits erwähnten therapeutischen Erfolge einer Stellatumblockade bei der Behandlung einer sympathischen Reflexdystrophie des Armes nach Radiusfraktur unterstreichen seine Erkenntnisse eindrücklich.

In der Zusammenschau der bis hierher aufgeführten neuro- und pathophysiologischen Grundlagen ergibt sich folgendes Bild:

Das dem Bewußtsein weitgehend entzogene vegetative Nervensystem steuert generell die Vorgänge der Homöostase. Ziel ist die Aufrechterhaltung des inneren Körpermilieus unter Verrechnung aller potentiell systemverändernden Irritationen. Als neuraler Effektor des nozifensiven Systems moduliert es lokale und globale Reaktionen, die u.a. der Beantwortung nozizeptiv wirksamer Reize dienen. Über die Steuerung der Durchblutungsgröße im Endstrombahnbereich gewinnt es Einfluß auf die Zusammensetzung der Interzellularsubstanz und initiiert neben anderen Auslösern die Mechanismen der Entzündung.

> Das sympathische System dirigiert die Reizantwort im bindegewebigen Grundsystem.

Nur das sympathische System ist ubiquitär an der Regulation der Durchblutung beteiligt, eine antagonistisch ausgerichtete Beteiligung des Parasympathikus findet sich lediglich im Gastrointestinaltrakt. Hieraus leitet sich die vorrangige Bedeutung einer Infiltrationstherapie mit LA über die Strukturen des sympathischen Systems ab.

5.3.1
Sympathisches System

Viszeromotorische Kernsäule des Rückenmarks

Die Zentren des sympathischen Systems liegen im Seitenhorn des thorakalen und lumbalen Rückenmarks. Diese als Substantia intermedia lateralis bezeichnete Ansammlung von sympathischen Nervenzellen erstreckt sich vom zervikothorakalen Übergang ab C8 bis in die Gegend von L2. Die Axone der hier gelegenen exzitatorischen Neurone verlassen das Rückenmark zusammen mit den Axonen der motorischen Vorderhornzellen über die ventralen Fila radicularia und formieren sich mit diesen zur Vorderwurzel des Spinalnervs. Kurz nach dem Durchtritt durch das Foramen intervertebrale trennen sie sich vom Spinalnerv und ziehen als Rr. communicantes albi zu dem zugehörigen segmentalen Ganglion des Grenzstrangs.

Da ein präganglionäres Neuron durch etliche Aufzweigungen seines Axons mit bis zu 20 ganglionären Neuronen kommuniziert, entsteht eine breite Signaldivergenz. Diese Divergenz vegetativer Efferenzen ist eine der Grundlagen für die therapeutisch vielfältig nutzbaren viszerokutanen, kutiviszeralen, viszeromotorischen und viszeroviszeralen Reflexe.

Die unmyelinisierten Fasern aus den Neuronen des Ganglions laufen gebündelt als Rr. communicantes grisei zurück zum Spinalnerv und erreichen mit dessen Aufzweigungen ihre peripheren Zielstrukturen in allen Organprovinzen des Körpers.

Ganglien

Die Zellkörper des 2. sympathischen Neurons lagern sich zu Kernhaufen zusammen, die in ihrer Gesamtheit den sympathischen Grenzstrang bilden. Die paravertebral angeordneten Ganglien finden sich in annähernd gleichmäßiger segmentaler Anordnung in der ventrolateralen Nachbarschaft der Wirbelkörper T1–L5 und präsakral von S1 bis S5. Im Bereich der Halswirbelsäule existieren lediglich 3 Ganglien:

- das Ganglion cervicale inferius bei C7, das meist zusammen mit dem Ganglion thoracale I das Ganglion stellatum bildet,
- das Ganglion cervicale medium vor dem Querfortsatz des 6. Halswirbelkörpers und
- das Ganglion cervicale superius sive supremum auf der Höhe von C2/C1.

Die Ganglien einer Körperseite sind regelmäßig untereinander, jedoch nur unregelmäßig mit denen der Gegenseite durch strickleiterähnliche Faserbündel verbunden. Diese Verknüpfung erklärt das Auftreten von sog. Quadranten- und Halbseitensyndromen mit sympathischer Symptomatik (Störungen der Durchblutung, der Schweißbildung, sympathisch vermittelte Schmerzen).

Plexus

Überwiegend präganglionäre sympathische Fasern, die ohne Umschaltung durch die Grenzstrangganglien ziehen, beteiligen sich an der Bildung gemischter vegetativer Geflechte, die für die autonome Steuerung der Viszera verantwortlich sind. Diese Fasern speisen als sympathische Nn. splanchnici major (T5–T9) et minor (T10–T11) den

- Plexus coeliacus,
- Plexus mesentericus superior und
- Plexus mesentericus inferior.

Die lumbosakralen Ganglien L3–L5 besitzen keine streng segmental zuzuordnenden Zuflüsse mehr. Sie schalten absteigende präganglionäre Axone aus dem Seitenhornbereich T10–L2 um und geben ihrerseits Fasern zur vegetativen Versorgung der Beckenorgane (Plexus hypogastricus) und der unteren Extremitäten ab. Um dorthin zu gelangen, schließen sie sich über Rr. communicantes grisei den Spinalwurzeln des Plexus lumbosacralis an.

Ein beträchtlicher Teil der sympathischen Fasern erreicht seine Zielorgane jedoch auch über die perivaskulären Nervengeflechte (Abb. 5.1 und 5.2).

Zielstrukturen für eine Injektionsbehandlung des sympathischen Systems

- Ganglion cervicale inferius/stellatum/medium/superius: bei sympathisch vermittelten Beschwerden (Durchblutungsstörungen, Schmerzen) im Bereich von Kopf/Hals/oberer Extremität und oberem Thorax mit seinen Organen;
- Plexus coeliacus: bei Störungen der Baucheingeweide;
- Plexus hypogastricus: bei Störungen der Beckeneingeweide;
- lumbaler Grenzstrang (L2): bei Störungen der unteren Extremitäten.

Die übergeordnete gemeinsame Zentrale für alle vegetativen Funktionen stellt der Hypothalamus dar, der sowohl sympathische wie parasympathische Zentren in der Peripherie in ihrem physiologischen und pathophysiologischen Dualismus steuert.

Abb. 5.1. Strukturen des Spinalnervs.
(Aus Schiebler et al. 1995)

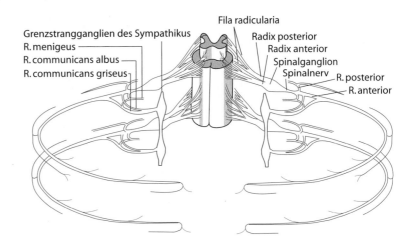

Abb. 5.2. Übersicht über das vegetative
Nervensystem. *1* Plexus caroticus,
2a–d Nn. cardiaci, *3, 4* Nn. splanchnici
majores et minores, *5* Nn. splanchnici
lumbales, *6* Fasern zu Spinalnerven,
7 Nn. splanchnici sacrales, *8* Nn. splanchnici pelvicis (Nn. erigentes).
(Aus Schiebler et al. 1995)

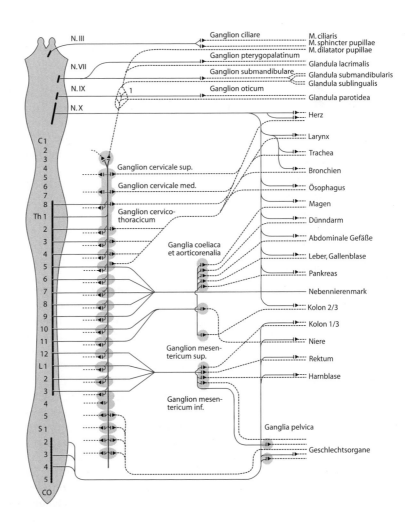

5.3.2
Parasympathisches System

Die Zentren des Parasympathikus liegen im Hirn-
stamm und im Sakralmark. Die präganglionären
Fasern des Kopfteils entspringen in den vegetativen
Kerngebieten der Hirnnerven III, VII, IX und X
(Nn. oculomotorius/facialis/glossopharyngeus/vagus)
und verlassen mit diesen die Schädelhöhle, um zu
ihrem peripheren Ganglion zu gelangen. Hervorzu-
heben ist das Ganglion sphenopalatinum, das sich in
der Tiefe der Fossa sphenopalatina oberhalb des
Canalis palatinus befindet. Es steuert die sekretori-
schen Funktionen des Nasen-Rachen-Raumes und
der Glandula lacrimalis.

Seinen postganglionären Fasern schließen sich
sympathische Fasern an, die aus dem Ganglion cervicale superius stammen, sowie afferente Fasern des
N. trigeminus für die sensible Versorgung der
Schleimhäute im Nasen-Rachen-Raum und des
Oberkiefers mit seinen Zähnen. Mit dieser Konzentration an sensibel-afferenten und vegetativen Fasern bietet sich das Ganglion sphenopalatinum als
besonders geeignet an für die Behandlung der häufigen funktionellen Störungen mit und ohne Schmerzen im HNO- und zahnärztlichen Bereich, die immer
als herdverdächtig einzustufen sind.

Die sakralen Perikaryen des ersten parasympathischen Neurons liegen in der Basis des Seitenhorns
auf Höhe der Segmente S2–S4. Deren efferente
Axone verlassen den Wirbelkanal mit den entsprechenden Sakralnerven durch die Foramina sacralia
ventralia, um bald in den Plexus hypogastricus ein-
zutreten. Die hier entspringenden postganglionären
parasympathischen Fasern des 2. Neurons steuern
im Wechselspiel mit dem sakralen Sympathikus die
Funktion der Beckenorgane. Ein wechselnd hoher
Anteil der parasympathischen präganglionären Fasern wird erst in den intramuralen Ganglien der
Erfolgsorgane umgeschaltet.

Vergleichbar dem oben bezüglich des Ganglion
sphenopalatinum Gesagten stellt die Blockade des
Plexus hypogastricus mit einem LA eine therapeutische Maßnahme mit breiter Wirkung auf die vegetative Dysfunktion der Organe des Beckens dar. Sie
entspricht technisch der präsakralen Injektion der
klassischen Neuraltherapie.

5.4
Behandlungshierarchie

Die **Rezeptorblockade** durch die gezielte Injektion
eines LA an die gestörte Struktur (Triggerpunkt,
Sehnenansatz, Gelenkkapsel etc.) reduziert den nozizeptiven Input zum Hinterhorn und verhindert die
motorische, vegetative und enzephale Nozireaktion.
Darüber hinaus wirkt sie lokal antiphlogistisch,
antiallergisch und antihistaminisch durch die mem-
branstabilisierende Wirkung des LA auch an nicht-
neuronalen Zellen. Ein therapeutischer Effekt in aus-
reichendem Umfang ist aber nur dann zu erwarten,
wenn die klinisch imponierende Nozireaktion keine
weiteren pathogenetisch relevanten Quellen aufweist. (*Beispiel:* traumatische Bandläsion.)

Ähnliches gilt für die **Blockade eines peripheren
Nervs,** mit der die nozizeptive Afferenz aus einem
größeren Areal ausgeschaltet wird. Nebenbei erfaßt
die Umflutung des Nervs aber auch die darin enthal-
tenen vegetativen Fasern, die ebenfalls nur dünn
bzw. kaum myelinisiert sind, so daß bereits ein Teil
der vegetativen Efferenz zum Zielorgan blockiert
werden kann. Unbeeinflußt bleibt allerdings der
sympathisch-efferente Zustrom über die perivaskulären Geflechte, der dafür verantwortlich ist, daß
autonom fixierte Teilvorgänge der Nozifension bei
ausreichend lange einwirkender lokaler Nozizeption
durch die Nervenblockade nur unvollständig unter-
bunden werden. (*Beispiel:* Blockade des N. medianus
beim Karpaltunnelsyndrom.)

Die **Blockade der Spinalnervenwurzel** schaltet die
gesamte somatische und viszerale Afferenz des Segmentes aus. Sie unterbricht gleichfalls sowohl den
segmental gebundenen sympathischen Zustrom
zum zugeordneten sympathischen Grenzstrangganglion (R. communicans albus) als auch die multisegmental konfluierenden Informationen im R. communicans griseus.

Die Wurzelblockade hat ebensowenig wie die periphere Nervenblockade eine vollständige Ausschaltung der sympathischen Einflüsse auf das gesamte
betroffene Segment zur Folge, da weder die gefäßbegleitenden Geflechte noch die mehrsegmentalen Zuflüsse zu den prävertebralen Ganglien, die der Versorgung der Eingeweide dienen, von dem LA erreicht
werden. Die Wurzelblockade ist wirkungsvoll einzusetzen zur globalen Entlastung der segmentalen Regulationsvorgänge, besonders wenn kombiniert somatische und viszerale Afferenzen mit nozizeptivem
Inhalt vorliegen. (*Beispiel:* hartnäckiger linksthora-
kaler Schmerz bei gleichzeitigem Vorliegen einer
koronaren Herzkrankheit und einer seriellen Wir-
belgelenkblockierung infolge degenerativer Veränderungen der BWS.)

Sie ist ebenfalls hochwirksam bei der Kompressionssymptomatik des Spinalnervs im Foramen intervertebrale durch ein Bandscheibengeschehen oder knöchern-stenosierende Prozesse. Neben der Ausschaltung des R. meningeus, der die lokale Afferenz aus den gestörten Strukturen vermittelt, spielt die weitreichende segmentale Entlastung des Hinterhornkomplexes von peripheren Informationen eine wichtige Rolle bei der Ausgestaltung der Nozireaktion.

Eine weitere Indikation stellt die Entzündung des Spinalganglions im Rahmen der Gürtelrose dar. Hierbei kann die wiederholte Blockade der Spinalnervenwurzel offenbar die Entwicklung einer sich selbst perpetuierenden neurogenen Entzündung und die Etablierung neuronal-plastischer Vorgänge in den Hinterhornneuronen verhindern, somit also die Postzosterneuralgie vermeiden helfen.

Nur durch eine **Blockade vegetativer Ganglien** ist es jedoch möglich, die sympathisch vermittelte Komponente der Nozireaktion zuverlässig und umfänglich auch im Bereich der multisegmental versorgten Viszera zu unterbrechen. (*Beispiel:* Stellatumblockade beim Kopfschmerz; s. dazu Abschnitt 2.3 „Das Sudeck-Syndrom – Pars pro toto?".)

Diese Abstufung in der differenzierten therapeutischen Anwendung erfordert eine exakte und komplexe diagnostische Zuordnung der Symptome und Befunde bezüglich ihrer Topik, Struktur und Aktualität sowie der Dynamik des Geschehens. Berücksichtigt der Behandler diese Zusammenhänge von vornherein bei der Umsetzung der diagnostischen Informationen in eine Behandlungsstrategie, dann lassen sich die nicht so seltenen Therapieversager einer ausschließlichen und womöglich frustran wiederholten DAWOS-Infiltrationstechnik vermeiden. Die große Vorliebe der klassischen Neuraltherapeuten für die Ganglienblockaden erscheint somit in einem anderen Licht und wird plausibel nachvollziehbar.

Summa summarum: Die Kunst der Infiltrationstherapie mit LA liegt darin, das Mittel zur rechten Zeit in der richtigen Menge und Konzentration an den im Moment einzig richtigen Ort genau zu plazieren. Dieses Vorgehen ermöglicht es, Einfaches einfach und Kompliziertes komplex zu behandeln. Nicht jeder Tennisarm benötigt eine Stellatumblockade. Zeigt er sich aber therapieresistent, ist diese die Methode der Wahl.

KAPITEL 6

Diagnostik

6

Wie jede andere reflextherapeutische Maßnahme zielt die Infiltration eines LA darauf ab, reversibel gestörte Funktionen mit bzw. ohne das begleitende Phänomen des Schmerzes so weit wie möglich zu normalisieren, zumindest aber zu verbessern. Sie ist damit weit mehr als lediglich ein Verfahren zur Schmerztherapie. Das breite Indikationsspektrum bei funktionellen Störungen, das sich über alle Fachdisziplinen erstreckt und dessen frühzeitige Propagation durch die Neuraltherapeuten alter Schule dazu beitrug, einer solchen „Universalmethode" mit Unverständnis und Mißtrauen zu begegnen, wird unter dem Aspekt der oben dargelegten neurophysiologischen Zusammenhänge leicht nachvollziehbar. Entsprechend hoch ist allerdings auch der Anspruch an den Therapeuten bezüglich einer interdisziplinär orientierten Diagnostik.

6.1
Regulationskapazität

Ein Behandlungserfolg hängt zunächst einmal grundsätzlich davon ab, inwieweit die neuralen Regulationsmechanismen des Patienten überhaupt in der Lage sind, den Behandlungsimpuls im Sinne der Selbstheilung umzusetzen. Dies ist vorgegeben durch die aktuelle persönliche Regulationskapazität. Deren Umfang wird bestimmt durch die genetisch determinierte Konstitution sowie durch biographische Elemente des Individuums wie Kondition, Ernährung, Lebensweise, Beruf, Freizeitverhalten, psychosoziale Faktoren, Traumata, frühere Erkrankungen und aktuell wirksame Stressoren im weitesten Sinne. Eine vollständige Erschöpfung der Regulationskapazität bewirkt eine sog. Regulationsstarre, die zwar u. U. Teileffekte erzielen läßt, den dauerhaft erfolgreichen Einsatz der therapeutischen Lokalanästhesie jedoch verhindert.

Das Erfassen und Beurteilen der nutzbaren Regulationsreserve ist daher eine wesentliche Erkenntnis, die bereits am Anfang der diagnostischen Bemühungen zu erarbeiten ist. Die richtige Bewertung der

aktuell vorliegenden Reaktionslage des Patienten entscheidet über die Effektivität der Behandlung. Angaben z. B. über eine Vielzahl frustraner Behandlungsversuche mit den verschiedensten Verfahren lassen den Untersucher aufhorchen und schüren den Verdacht einer möglichen Regulationsstarre. In die gleiche Richtung weisen Äußerungen über eine allgemeine Erschöpfung, depressive Versagenszustände, multiple Dysfunktionen in den verschiedensten Systemen des Organismus, lange Krankheitsdauer und multifaktorielle, ständig einwirkende Belastungen im Alltag. Die Berücksichtigung derartiger Umstände bewahrt vor einem vergeblichen Einsatz der Infiltrationstherapie mit LA, die oft erst nach Beseitigung der Regulationsstarre erfolgreich durchgeführt werden kann. Das notwendige Procedere wird weiter unten dargestellt.

Nach Ausschluß dieser „Kontraindikation" durch eine entsprechend gezielte anamnestische Befragung entscheidet dann das Resultat des weiteren Untersuchungsganges über die Erfolgsaussichten der daraus abzuleitenden Maßnahmen. Die Qualität des Behandlungsergebnisses korreliert – wie z. B. auch in der manuellen Therapie – unmittelbar mit den diagnostischen Fähigkeiten und Fertigkeiten des Untersuchers, die letztlich in einer TLA-kompatiblen Diagnose gipfeln müssen. Diese ist die Grundlage für die Auswahl des Injektionsortes und der einzusetzenden Technik.

6.2
Vom Befund über die Diagnose zur Therapie

Zur Erinnerung: Das Ziel einer Infiltrationstherapie ist entweder die lokale Ausschaltung des nozizeptiv-afferenten Inputs aus der/n gestörten Struktur/en zum Hinterhorn oder aber die Unterbrechung des vegetativ-sympathischen Outputs in den gestörten, symptomatisch in Erscheinung tretenden Funktionsbereich. Beide Wege führen zur Beseitigung oder zumindest Abschwächung der symptombestimmenden Nozireaktion.

Daher kann nur die zielgenaue Applikation des LA an die für das aktuelle Geschehen relevante anatomische Struktur therapeutisch erfolgreich sein. Dies unterstreicht die Bedeutung einer subtilen Diagnostik, deren Aufgabe es ist,

1. die **Topik** der Leitsymptome einzugrenzen,
2. die pathogenetisch führende **Struktur** zu definieren,
3. die Hierarchie der primären und der nachgeordneten **Funktion**sstörungen zu sortieren,
4. die **Aktualität** des Krankheitsgeschehens an Hand der Symptome zu bestimmen und
5. die **Chronik** des Verlaufs zu erfassen.

Beispiel: Anstatt einen geklagten Schulterschmerz unter der so häufig strapazierten und reichlich diffusen Rubrik der Periarthropathia humeroscapularis abzulegen, könnte eine TLA-kompatible Diagnose folgendermaßen lauten:

- Seit 7 Monaten dauerhaft bestehender (**Chronik**),
- meist nachts nach längerem Liegen auf der Seite auftretender (**Aktualität**),
- ventrolateraler Schulterschmerz linksseitig (**Topik**),
- bei Zustand nach traumatischer Teilruptur der vorderen Rotatorenmanschette (**Struktur**),
- mit Einschränkung der Schulterabduktion und -außenrotation (**Funktionsstörung**).

Erst aus einer solcherart differenzierten, für jeden weiteren Mitbehandler eindeutig nachvollziehbaren Diagnose lassen sich

a) der/die wirksamen Infiltrationsorte für die TLA,
b) notwendige Behandlungsintervalle und -frequenzen,
c) sinnvoll ergänzende weitere Therapiemaßnahmen und
d) die wichtige Behandlungsprognose
exakt festlegen.

Für das aufgeführte Beispiel des Schulterschmerzes könnte ein Therapieplan folgendermaßen aussehen:

- Injektion mit insgesamt etwa 5,0 ml Lidocain 0,5 % an die Ventralseite des Tuberculum majus im Bereich der Insertion des M. supraspinatus sowie in dessen narbig veränderte Areale,
- zusätzliche Infiltration des subakromialen Raumes; anfangs 3mal pro Woche, später 2mal wöchentlich.
- Ergänzende Physiotherapie (manuelle Schultermobilisation, Traktion, postisometrische Relaxation).
- Zwischen den Injektionen Ultraschall, Reizstrom, evtl. Fango.
- Behandlungsdauer voraussichtlich mindestens 4–6 Wochen.

Die wichtigsten Schritte auf dem Weg zu einer solchen Diagnose sind

- die Anamnese und
- die funktionelle Untersuchung unter manualmedizinischen Aspekten, ergänzt durch
- die klinische Untersuchung evtl. beteiligter Organsysteme inkl. des Nervensystems.

Bildgebende Verfahren und Laboruntersuchungen dienen lediglich additiv dem Ausschluß schwerwiegender Pathomorphologien und abwendbar gefährlicher Verläufe und tragen meist nichts zur Beurteilung von gestörten Funktionen des Bewegungssystems bei.

6.3
Hinhören und Verstehen: Anamnese

Die **Erstanamnese** dient im Interesse eines pragmatischen und rationellen Vorgehens der zielstrebigen Erfassung kritischer Details, die rasch eine hypothetische Arbeitsdiagnose formulieren lassen. Diese Arbeitsdiagnose bildet, falls sie durch die anschließende Befunderhebung erhärtet werden kann, die Grundlage für eine erste Injektionsbehandlung, die immer den Charakter einer Probebehandlung hat.

Eine obligate kurze **Zwischenanamnese,** die eingetretene Veränderungen bzgl. der Symptomatik und des Befindens seit der Probebehandlung sowie auch nach jeder weiteren Behandlung hinterfragt, entscheidet über die Fortsetzung der eingeschlagenen Therapie. Eine Besserung der initialen Beschwerden erlaubt die Wiederholung der Injektion mit der gleichen Technik an die gleiche(n) Struktur(en). Eine Symptompersistenz im Verlauf des aktuellen Therapiekonzeptes bzw. ein bereits bei Behandlungsbeginn bestehender Zustand der Chronifizierung erfordert dagegen die **erweiterte Anamnese,** gefolgt von einer regionüberschreitenden Befundkontrolle bzw. -ergänzung u. U. bis hin zum Ganzkörperstatus, der auch die Neurologie und Psychosomatik miterfaßt.

Inhalte der Erstanamnese
- **Wo** sind die Beschwerden?
- **Was** tut weh/ist gestört?
- **Wie** sind die Beschwerden charakterisiert?
- **Wie lange** bestehen die Beschwerden?
- **Wann** treten die Beschwerden besonders in Erscheinung?
- **Wodurch** werden die Beschwerden verschlimmert/gebessert?

Inhalte der Zwischenanamnese
- Welche Symptome haben sich nach der Injektion gebessert/verschlimmert?
- Wie lange hat diese Verbesserung/Verschlimmerung angehalten?
- Sind irgendwelche Beschwerden neu aufgetreten?

Inhalte der erweiterten Anamnese
- Frühere Erkrankungen und Vorschäden im Bereich der aktuell symptomatischen Region, des/r zugehörigen Segmente(s)/Quadranten/Körperhälfte (Erstschlag, Herd),
- Begleiterkrankungen (Stoffwechsel, Kreislauf, entzündlich, Organopathie etc.),
- Biopsychosoziale Faktoren,
- Medikamente.

Bezüglich des Symptoms „Schmerz" hat sich der Einsatz eines Schmerztagebuches und einer visuellen Analogskala (VAS) bewährt (z.B. des Schmerztherapeutischen Kolloquiums, STK). Veränderungen der generellen Befindlichkeit lassen sich ebenfalls durch die Verwendung von entsprechenden Scores objektivieren. Gerade im Hinblick auf chronische Schmerzsyndrome, die eine Langzeitbehandlung erfordern, ist eine exakte Dokumentation zur Verlaufsbeurteilung und zur Evaluierung der Effektivität der verschiedenen eingesetzten Techniken und Maßnahmen notwendig, um ein unnützes Verzetteln zu vermeiden.

Das Mittel der Anamnese im Sinne des hippokratischen „Zuerst das Wort, ..." ist die Leitschiene, an der sich die therapeutische Strategie dynamisch orientiert. Zustimmende Äußerungen des Patienten bestätigen die Richtigkeit der Arbeitsdiagnose und des therapeutischen Ansatzes. Therapieresistenz oder Verschlimmerung der Symptome nach einer Infiltration sind dagegen Anlaß, die bisherige hypothetische Diagnose kritisch zu überprüfen und ggf. in übergeordneten Systemen diagnostisch zu suchen und entsprechend modifiziert zu behandeln:

Locus dolendi < Muskelfunktionskette < Segment/Spinalnerv < vegetative Provinz < Herdgeschehen.

Der therapeutische Einstieg erfolgt aufgrund der statistischen Häufigkeitsverteilung der Störungen sicherlich in den meisten Fällen auf der Locus-dolendi-Ebene, kann aber durchaus unter Berücksichtigung der aktuellen diagnostischen Datenlage auf jeder anderen Ebene der o.a. Hierarchie geboten sein. Entscheidend sind auch hierfür wiederum die kritischen Details der Anamnese und der manualdiagnostischen Befunde.

6.4
Manuelle Diagnostik

Nur in seltenen Fällen ist es möglich, mit Hilfe der in ihrer Bedeutung meist überschätzten bildgebenden Verfahren funktionelle Störungen oder gar die Quelle und das Ausmaß eines schmerzhaften Geschehens zu bewerten. Absolute Priorität in diesem Feld kommt der manuellen Untersuchung zu. Nur mit den Methoden der manuellen Diagnostik können funktionelle Störungen des Bewegungssystems, aber auch der inneren Organe, entdeckt und in ihrer Wertigkeit in bezug auf das zu behandelnde Krankheitsgeschehen eingeordnet werden.

Die deskriptive Angabe einer degenerativen Veränderung z.B. im Bereich eines Lendenwirbelkörpers im Röntgenbild hat allenfalls Denkmalcharakter und beschreibt eine Strukturpathologie ohne irgendeine Aussage über eine Beeinträchtigung der Funktion oder eine Beziehung dieser Degeneration zur aktuellen Symptomatik.

6.4.1
Systematik der manuellen Untersuchung

Der größte Feind einer treffsicheren Diagnose, die der objektiven Wirklichkeit möglichst nahe kommen soll, ist die Ungeduld. Ungeduld verschließt bei der Erhebung der Anamnese das Ohr, das in der Eile am liebsten am Bekannten hängenbleibt und Ungewöhnliches nach dem Motto „Das habe ich ja noch nie gehört!" als unglaubwürdig einfach überhört. Ungeduld verführt auch zum voreiligen grob-bohrenden Griff an die vermeintlich gestörte Struktur, belohnt durch einen Schmerzenslaut des Patienten, der dadurch ja die „Diagnose" bestätigt, seinerseits gutgläubig die aufkeimende Ahnung negierend, daß ein solcher Untersuchungsgriff an jeder beliebigen Stelle genauso schmerzen würde.

Geduld und Zuwendung (mit allen Sinnen) erhöhen die diagnostische Sicherheit und die therapeutische Qualität – nicht nur in der TLA/Neuraltherapie.

Die manuelle Untersuchung gehört zum Handwerkszeug jedes Reflextherapeuten. Wie in jedem anderen Handwerk beginnt auch hier der Weg zur Meisterschaft mit der Lehre. Tägliches Üben, geduldige Wiederholung, selbstkritische Betrachtung des Ergebnisses, das am Anfang oft zu verwerfen sein wird, und das mühsame Beginnen immer wieder von vorn sind die Pflichten des Lehrlings. Die hieraus erwachsende Routine des Gesellen leitet früher oder später über in die intuitive Kunst des Meisters. Dessen rascher und gezielter Griff ohne Umschweife an die gestörte Struktur ist legitim, da aus Erfahrung sicher. Der Weg dorthin ist lang. Wer dies akzeptiert, verzweifelt nicht an den zwangsläufig häufigen Mißerfolgen seiner ersten Injektionsversuche. Ein entscheidender Schritt zum kalkulierbaren Erfolg in der TLA ist das Beherrschen der einzelnen Schritte der funktionellen Untersuchung unter manualmedizinischen Aspekten.

Pathologie bedeutet Abweichung von der Norm

Alle im folgenden skizzierten Untersuchungsschritte dienen im Grunde der Suche nach einer Abweichung von der Norm. Der Normalität eines großen Kollektivs mit vergleichsweise weiten Grenzen steht die intraindividuelle Normalität des untersuchten Patienten gegenüber. Die Kunst der Untersuchung liegt in der integralen Bewertung aller abweichenden Daten und ihrer Bedeutung für die aktuelle Symptomkonstellation. Die Voraussetzungen hierfür sind eine breite Erfahrung bezüglich normaler Befunde, um Struktur- und Funktionsabweichungen an sich zu erfassen, sowie die Fähigkeit, diese Differenzen durch geeignete Untersuchungstechniken in Beziehung zu setzen zu den anamnestischen Angaben des Patienten, d. h. der Aktualität des Krankheitsgeschehens.

Die Suche nach der Abweichung lebt wesentlich vom kritischen Seitenvergleich rechts/links, der die asymptomatische „gesunde" Struktur gewissermaßen als persönliche Norm des Patienten zugrunde legt. Nicht jede inspektorisch auffällige Asymmetrie z.B. im Muskelprofil muß krankhaft sein. Erst das Auffinden seitendifferenter Tonusverhältnisse, gepaart u.U. mit einseitiger Verkürzung, Abschwächung der Muskelkraft und typischen Triggerpunkten, führt z.B. zu der Diagnose eines zur aktuellen Symptomatik passenden myofaszialen Syndroms und rechtfertigt die Probebehandlung mit dem LA.

Grundsatz: Die manuelle Untersuchung erfaßt die symptomrelevante funktionelle Abweichung von der Norm und definiert die zugehörige, pathogenetisch führende, d.h. nozireaktiv dominante Struktur. Diese ist die Zielstruktur für die Injektion eines LA.

Dieser Grundsatz zieht sich als Leitfaden durch alle diagnostischen Schritte des systematisch durchzuführenden Untersuchungsprogramms.

6.4.2
Hinschauen und Erkennen: Inspektion

Die Betrachtung des weitgehend entkleideten Patienten erfolgt wertfrei. Sie nimmt nichts vorweg und vermeidet Vorurteile. Sie erfaßt alles Auffällige, registriert Asymmetrien im Seitenvergleich und erkennt Abweichungen von der Norm.

Zu dieser optischen Bestandsaufnahme gehören:
- unter statischen Aspekten
  - Haltung (äußere und innere),
  - Konstitution,
  - Körperproportionen,
  - Strukturasymmetrien,
  - Defekte (genetisch, traumatisch),
  - Narben,
  - Haut- und Schleimhautstatus,
  - energetisches Gesamtbild,
- unter dynamischen Aspekten
  - das Bewegungsmuster, das sich bereits beim Eintreten in das Untersuchungszimmers darstellt,
  - schmerzbedingte Einschränkungen des Gangbildes, des Platznehmens und des Entkleidungsvorganges,
  - Körpersprache, Mimik, Gestik,
  - Bewegungsausmaße (global, regional, lokal).

6.4.3
Hinfühlen und Begreifen: Palpation

Im weiteren Untersuchungsgang tritt mit der Palpation, ergänzt durch die funktionelle Untersuchung des Bewegungssystems, eine weitere Dimension der Wahrnehmung von patientenspezifischen Signalen hinzu. Erst auf dieser *haptischen* Ebene der Informationsaufnahme wird es möglich, die anamnestisch-*akustisch* und inspektorisch-*optisch* gewonnenen Eindrücke, die meist bereits die Idee einer Diagnose induzieren, durch suchendes und vergleichendes Tasten zu fokussieren und letztlich zu verifizieren. Die dem Auge und dem Ohr präsentierten Informationen sind u. U. (be)trügerisch, d. h. abhängig von der subjektiven Gestaltungsintention und/oder verbalen Präzision des Patienten. Aggravation oder Indolenz, Rentenbegehren, Simulation und diskordante Sprachebenen zwischen Patient und Arzt können zu erheblichen Mißverständnissen führen.

Erst der haptisch erfahrene Dialog zwischen dem Untersucher und dem Untersuchten ermöglicht die objektive Überprüfung von Symptomen auf der reflektorischen Ebene der Nozireaktion. Jede Spielart des Tastens bedeutet eine andere Variante von Reiz, der seitens des Untersuchers in das „System Patient" hineingegeben wird. Wie jeder Reiz wird auch der Untersuchungsreiz vom nozifensiven System des Patienten verarbeitet. Die motorische Reizantwort in Form einer reflektorischen Änderung der Muskelspannung signalisiert unmittelbar, daß der soeben ablaufende Teilschritt der Untersuchung nozizeptiv wirksame Impulse etwa im Bereich eines Wirbelgelenkes, einer Sehne oder auch eines inneren Organs gesetzt hat. Die entsprechenden Reaktionen sind dementsprechend tastbar z. B. als segmentale Konsistenzänderung in der tiefen autochthonen Muskulatur, als Tonusverlust eines Extremitätenmuskels oder als Défense musculaire in der Bauchmuskulatur.

> **Palpation und funktionelle Untersuchung sind ein „Tanz mit dem Patienten".**

Berührung

Der erste Schritt bei der Palpation ist die kontaktaufnehmende Berührung. Mit der Berührung wird die ansonsten unter Individuen respektierte körperliche Abstandssphäre überwunden. Jemanden zu berühren bzw. sich berühren zu lassen, setzt eine Atmosphäre des Vertrauens voraus. Auf dieser Kommunikationsstufe entscheidet sich nicht selten die Karriere einer Arzt-Patienten-Beziehung. Behutsamkeit in der Annäherung und die Beachtung nonverbaler Äußerungen des Unbehagens seitens des Untersuchers ermöglichen es dem Patienten, sich vertrauensvoll auf die für ihn ungewohnte Nähe einzulassen.

Der aktive Vorgang des Berührens beinhaltet zuallererst eine Frage an den Berührten. Die zum Untersucher zurückfließenden Informationen sind die Antwort des Berührten bezüglich des Erlebens dieser Berührung. Sie geben Aufschluß über
- Zutrauen/Mißtrauen/Ängstlichkeit/Ablehnung,
- die innere Spannung,
- den energetischen Status und
- auf Befragen über das aktuelle sensorische Empfinden (Allodynie, Hyper-/Dysästhesie etc.).

Berühren heißt „Anklopfen". Erst das unmißverständliche, in der Regel nonverbal übermittelte „Herein" des Patienten läßt überleiten zum eigentlichen Palpieren. Selbst ein „Noli me tangere" in Form einer generalisierten Berührungsscheu mit allgemeiner muskulärer Anspannung bei geringsten Berührungsreizen kann übrigens als diagnostische Aussage verwertbar sein. Ein solcher Patient ist zumindest zu diesem Zeitpunkt für keine invasive Behandlungsform zu gewinnen. Eine Mißachtung dieser Regel hat meist eine Symptomverschlechterung zur Folge.

Suchpalpation

Erst wenn ein Nachlassen der anfänglichen muskulären Anspannung unter den berührenden Händen die zustimmende Bereitschaft des Patienten anzeigt, ist die Suche nach der gestörten Struktur sinnvoll und möglich. Dauerhafte Abwehrspannung verhindert zuverlässig subtile Erkenntnisse.

Der erste Schritt der Suchpalpation ist gekennzeichnet durch die passiv-aufnehmende, zunächst nicht wertende Sammlung von Informationen über die Strukturqualität der untersuchten Gewebe. Die Aufnahmeorgane für die Beurteilung der ruhenden Strukturen liegen in der Fingerbeere des/r bewegten Untersuchungsfinger/s. Es hat sich bewährt, zur Steigerung der taktilen Sensibilität während der Suchpalpation die Augen geschlossen zu halten. Dies erleichtert erheblich den mentalen Vergleich der getasteten Anatomie mit den abgespeicherten Bildern von der Normalität z. B. aus dem anatomischen Präparier- und dem klinischen Untersuchungskurs.

Alle im Seitenvergleich auffallenden Unterschiede werden im nächsten Schritt sofort bezüglich ihrer pathologisch-anatomischen Qualität (Mißbildung – Defekt – Entzündung – Degeneration – Neubildung) überprüft und soweit möglich zugeordnet. Die anschließende bimanuelle Palpation gibt Aufschluß über die Trigonometrie des Prozesses und beleuchtet die topographischen Beziehungen zur Umgebung.

Das suchende und vergleichende Fühlen folgt der bereits erwähnten Systematik der Körperschichten im Segment. Mit bewußtem mentalem Einstellen auf die zu untersuchenden Gewebe und die entsprechende Schichttiefe werden nacheinander erfaßt:
- auf der Hautoberfläche
  - Farbe,
  - Temperatur,
  - Oberflächenstruktur,
  - Sensibilität;
- in der Subkutis
  - Turgor,
  - Konsistenz,
  - Verschieblichkeit;

- im Bereich der Muskulatur/Sehnen
  - Oberfläche/Grenzen,
  - Konsistenz,
  - Infiltration/Fluktuation/Hämatom,
  - Gelose/Verhärtung/Narbe,
  - Tonus/Spannungszustand;
- am Knochen/Gelenk inkl. Kapsel
  - Oberfläche/Konturen,
  - Dicke des Periosts,
  - Kapselkonsistenz/-spannung;
- an inneren Organen
  - Lage,
  - Größe, Form,
  - Oberfläche,
  - Konsistenz,
  - Verschieblichkeit,
  - umschriebene Strukturveränderungen.

Das Ergebnis einer reinen Suchpalpation kann lediglich die Feststellung einer Strukturabweichung von der Norm sein. Sie gibt keine Auskunft über deren Bedeutung für das aktuelle Krankheitsgeschehen. Erst die Prüfung der nozizeptiven Relevanz einer verdächtigen Struktur klärt ihre Beziehung zur Symptomatik des vorliegenden Behandlungsfalles. Dies geschieht durch die Intensivierung der Palpation im Sinne der Schmerzpalpation.

Schmerzpalpation

Jede an einem aktuellen Krankheitsprozeß symptomatisch beteiligte Struktur (möglicherweise aber auch eine klinisch stumm bleibende wie z.B. ein latenter Triggerpunkt!) stellt entweder ein Quellgebiet der Nozizeption, ein Zielareal der sympathisch vermittelten Nozireaktion oder eine Kombination aus beidem dar. Die hier in jedem Fall zu erwartende Herabsetzung der Reizschwelle erlaubt es, durch eine dosierte Verstärkung des Palpationsdrucks an umschriebener, anatomisch definierter Stelle im exakten Seitenvergleich eine Aussage zur Aktualität der entdeckten Strukturauffälligkeit zu bekommen. Bei bilateral geklagter Symptomatik an korrespondierenden Stellen (häufig: Insertionen der Mm. trapezius und levator scapulae) muß zum Vergleich auf benachbarte gewebsgleiche Strukturen ausgewichen werden. Eine isolierte Angabe von Druckschmerzhaftigkeit einer oder mehrerer Struktur(en) läßt diese bereits als geeignet für eine Infiltrationstherapie erscheinen.

Der palpierende Finger wird zum Impulsgeber, die Reaktion des Patienten wird *akustisch* als Schmerzenslaut, *optisch* als mimische Äußerung und *haptisch* als muskulär induzierte Fluchtreaktion registriert.

Hinweis: Die Intensität des anzuwendenden Druckes ist stets nach der individuellen Reizschwelle des Patienten auszurichten. Erinnert sei in diesem Zusammenhang an die „Alles-tut-weh-Situation" bei Patienten mit einem primären Fibromyalgiesyndrom, deren Druckschmerzschwelle ubiquitär z. T. erheblich herabgesetzt sein kann.

Die Summe der bisher gesammelten Informationen aus Anamnese, Inspektion und Palpationsuntersuchung liefert in vielen Fällen ausreichende Daten, um unter pragmatischen Aspekten die Indikation für eine Locus-dolendi-Injektion zu stellen. Erweist sich diese im Sinne der Probebehandlung als erfolgreich, d.h. verschwinden oder bessern sich die geklagten Symptome, kann zunächst auf eine weitere Untersuchung verzichtet werden. Bleibt die Behandlung ohne Effekt, ergibt sich die Notwendigkeit zur erweiterten Diagnostik unter dem Verdacht einer Störung in übergeordneten Systemen. Der nächste Untersuchungsschritt ist dann die funktionelle Untersuchung des Bewegungssystems, evtl. ergänzt durch die orientierende neurologische Untersuchung, um eine segmental relevante Problematik zu entdecken. Ein gleiches Vorgehen ist erforderlich bei Vorliegen einer komplexen vertebralen Symptomatik mit den Zeichen der hypo- oder hypermobilen Funktionsstörung eines oder mehrerer Segmente.

6.4.5
Annähern und Erfassen: Funktionelle Untersuchung

Bei diesem Untersuchungsgang entwickelt sich die intimste Form einer diagnostisch begründeten Arzt-Patienten-Begegnung. Die endgültige Beurteilung etwa einer Bewegungsstörung der Lendenwirbelsäule erfordert den großflächigen Körperkontakt zwischen Untersucher und Patient im Rahmen der segmentalen Beweglichkeitsprüfung. Die aufgenommene Information ist letztlich ein Ganzkörpererlebnis. Dieses setzt sich zusammen aus der integrierten Wahrnehmung von Qualität und Ausmaß einer minimalen passiven Bewegung, die durch den fein dosierten Körpereinsatz des Untersuchers induziert wird. Die richtige Bewertung des Wahrgenommenen setzt ein geschultes Körpergefuhl voraus (Abb. 6.1).

Die funktionelle Untersuchung des Bewegungssystems dient grundsätzlich dem Erfassen einer pathologischen Veränderung der Beweglichkeit im Bereich des Achsenorgans oder der peripheren Ge-

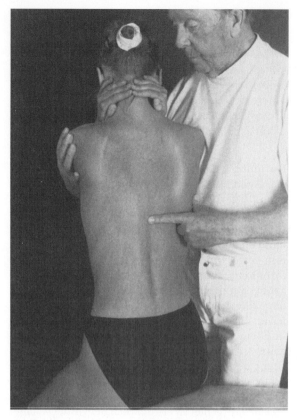

Abb. 6.1. Segmentale Untersuchung der Rotation am thorako-lumbalen Übergang. (Aus FAC-Lehrmaterial 1997)

lenke. Diese kann sich äußern als reversible hypo-mobile Störung im Sinne der Blockierung oder – häufiger – als hypermobile Störung bis hin zur seg-mentalen oder regionalen Instabilität mit allen Kon-sequenzen für die sekundär beteiligten über- und fehlbelasteten Weichteilstrukturen, insbesondere der Muskulatur. Während die Behandlung einer Blockie-rung eine Domäne der manuellen Therapie darstellt, ist die hypermobile Funktionsstörung primär eine Indikation für die Infiltrationstherapie mit einem LA.

Hypomobile segmentale Bewegungsstörungen im Bereich der Brustwirbelsäule und des thorakolum-balen Überganges finden sich häufig im Verein mit Erkrankungen innerer Organe und leiten über zu den komplexen viszerovertebralen Syndromen der Allgemeinmedizin, der inneren Medizin und anderer Fachdisziplinen. Auf dieser Ebene erfolgt der dia-gnostische und therapeutische Einstieg in eine Be-handlung über das Segment.

Die funktionelle Untersuchung des Bewegungssy-stems ist Gegenstand der Ausbildung in der manuel-len Medizin. Wer eine vielseitige und effektive Infil-trationstherapie im Sinne der TLA/Neuraltherapie betreiben will, ist gut beraten, sich die Grundlagen der manuellen Diagnostik anzueignen und eine entsprechende Ausbildung bei einer der Fachgesell-schaften, die unter dem Dach der DGMM zusam-mengeschlossen sind, zu absolvieren (Kontaktadres-sen im Anhang).

Der weitere Untersuchungsgang soll an dieser Stelle lediglich kursorisch zusammengefaßt werden. Sein Erlernen ist gebunden an die fachgerechte Un-terweisung in einem kompetenten Kurssystem, sein Beherrschen das Ergebnis langjähriger Übung und Erfahrung.

Beweglichkeitsprüfung

Die Beweglichkeitsprüfung gibt Aufschluß über komplex gesteuerte und mehrschichtig kontrollierte bzw. beeinflußte Funktionen des Bewegungssystems. Von der globalen Beeinträchtigung der Motilität etwa durch einen Morbus Parkinson über das patho-logisch veränderte Bewegungsmuster des Koxar-throsepatienten bis hin zur monosegmentalen Be-wegungsstörung der Wirbelsäule aufgrund einer akuten Fehlbewegung reicht das Spektrum mögli-cher Symptomkonstellationen.

Entsprechend gliedert sich die Untersuchung hierarchisch in die Prüfung
● der globalen Motilität,
● der regionalen Beweglichkeit und zuletzt
● der segmental-vertebralen bzw. peripher-mono-artikulären Bewegungsfunktion.

Prüfung der globalen Motilität
Ein ungestörtes flüssiges Gangbild, ein Finger-Boden-Abstand von annähernd 0,0 cm, ein be-schwerdefreier und zügiger Hockstand sowie die schmerzfreie symmetrische Elevation der Arme über Kopf mit zwanglos aneinandergelegten Handflä-chen signalisieren ein gesundes Bewegungssystem (Abb. 6.2). Jede in ihrer Ausdehnung auf eine Körper-region begrenzte Auffälligkeit bei einem dieser Tests erfordert die Untersuchung der regionalen Beweg-lichkeit in dem entsprechenden Abschnitt des Bewe-gungssystems. Multiregionale oder globale Störun-gen im Bewegungsablauf legen den Verdacht auf eine neurologische oder rheumatologische Systemer-krankung nahe, deren Ursache fachspezifisch abzu-klären ist.

Prüfung der regionalen Beweglichkeit
Bewegung ist eine Funktionssumme, an der statische, dynamische und steuernde Elemente beteiligt sind. Die passiven Strukturen der gelenkbildenden knö-chernen Partner mit ihren Weichteilstrukturen wer-den von den Muskeln mit ihren Sehnen und Faszien

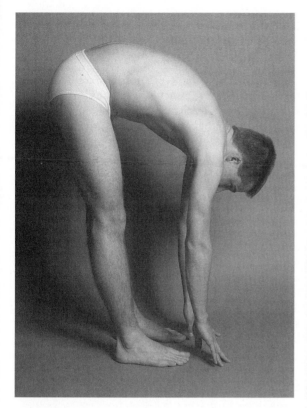

Abb. 6.2. Prüfung der globalen Motilität: Finger-Boden-Abstand

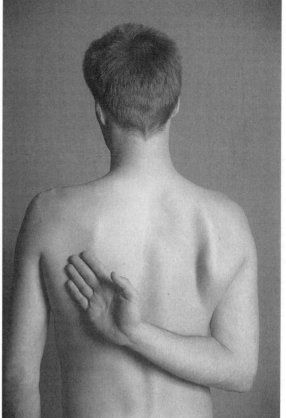

Abb. 6.3. Prüfung der aktiven Bewegung: Schulter-Kratz-Test

bewegt, deren Aktivität systemorientiert durch Nerven gesteuert wird. Psychische Elemente modifizieren die Qualität der Bewegung. Jede dieser Komponenten kann die einzige bzw. eine der Ursache(n) für eine Störung der regionalen Beweglichkeit beinhalten.

Die Differentialdiagnostik zur Definition der ursächlichen Komponente für eine beobachtete Störung der regionalen Beweglichkeit benutzt folgende Untersuchungstechniken:

- Die unspezifische **Prüfung der aktiven Bewegung** erlaubt lediglich die Beurteilung des Bewegungsausmaßes insgesamt und registriert Schmerzäußerungen, sagt aber nichts über die beteiligten Strukturen aus (Abb. 6.3).
- Die **Prüfung der passiven Beweglichkeit** gibt Aufschluß über die knöchernen Strukturen und den Zustand des Kapsel-Band-Apparates und deren Schmerzhaftigkeit; die Muskulatur und die steuernden Elemente des Nervensystems einschließlich der Psyche sind in der Regel nicht beteiligt.
- Die **Prüfung der** für die regionale Bewegung benutzten **Muskulatur gegen** den **Widerstand** des Untersuchers, d.h. unter isometrischen Bedingungen, schaltet die Gelenkstrukturen aus und gibt

Auskunft über die mögliche Kraftentwicklung, bei ausreichend langer Testzeit auch über die Ausdauer des Muskels, sowie über anspannungsbedingte Schmerzen.

Prüfung der monoartikulären Bewegungsfunktion

Die Eingrenzung der gestörten und/oder schmerzhaften regionalen Beweglichkeit auf eine vermutlich rein artikuläre Dysfunktion erfordert die weitere Differenzierung durch spezielle Testmethoden der manuellen Medizin:

- Traktionstest (passives Entfernen der Gelenkflächen voneinander),
- translatorisches Gleiten (passives Bewegen der Gelenkflächen gegeneinander),
- Prüfung des Endgefühls dieser beiden passiven Bewegungen (ligamentär-straff, muskulär-weich, ossär-hart, entzündlich-sulzig/zäh).

Nur mit diesen Untersuchungsschritten kann eine bis dahin lediglich als schmerzhafte artikuläre Dysfunktion zu definierende Störung differenziert werden in

a) die hypomobile Funktionsstörung (Blockierung) und

b) die hypermobile Funktionsstörung mit möglicher Instabilität, die zwar beide einen therapeutischen Ansatz für die Infiltrationstherapie im Bereich der nozizeptiv relevanten Gelenkstrukturen bieten, sich darüber hinaus aber bezüglich ergänzender Maßnahmen zur Rehabilitation verständlicherweise wesentlich unterscheiden müssen.

Prüfung der Muskulatur

Wesentlich häufiger als die artikuläre Dysfunktion imponieren im klinischen Alltag Störungen der Muskulatur, die ihrerseits oft Anlaß für eine sekundäre Beeinträchtigung der Gelenkmotilität sein können. Dies erklärt sich durch die Rolle der Muskulatur, die als ein Effektor der Nozireaktion an allen nozizeptiv wirksamen Prozessen inklusive der psychischen Belastungen beteiligt ist. Demzufolge ist der Muskulatur und der Normalisierung ihrer gestörten Funktion im Rahmen der Infiltrationstherapie besondere Aufmerksamkeit zu widmen. Hierbei ist die TLA/Neuraltherapie ein unverzichtbarer Bestandteil komplexer Behandlungskonzepte, auf die weiter unten eingegangen werden soll.

Die Prüfung der Muskulatur umfaßt neben der Widerstandsprüfung (isometrischer Test)

- die Untersuchung auf funktionelle oder strukturelle Verkürzungen (Dehnbarkeit),
- die Prüfung der Kraft und
- die Kontrolle der koordinativen Muskelleistung (Bewegungsmuster, Feinmotorik, Agonist-Antagonist-Wechselspiel).

Zwischenbilanz

Im Zusammenhang mit der notwendigen, jeweilig fachspezifischen Organdiagnostik schaffen diese Untersuchungsverfahren die Voraussetzungen für eine umfängliche diagnostische Klassifizierung unter funktionellen wie auch strukturellen Aspekten und ermöglichen in vielen Fällen durch den singulären oder additiven Einsatz der Infiltrationstherapie mit LA einen effektiven Behandlungsansatz.

Führt auch eine unter den genannten Gesichtspunkten vorgenommene Injektionsbehandlung im Sinne der u. U. wiederholten Probebehandlung nicht zum Ziel der Symptomlinderung oder Beschwerdefreiheit, leitet die Systematik der Methode unmittelbar über zur Problematik der Herderkrankung und der häufig damit assoziierten Regulationsstarre.

6.5
Herd-Störfeld-Geschehen

Die ganze Problematik des Herd-Störfeld-Geschehens liegt in der Tatsache begründet, daß es *die* Herdkrankheit an sich überhaupt nicht gibt. Mit dieser Feststellung begegnet uns zum dritten Mal das Phänomen des Nichtkonkretisierbaren, so wie es *den* Neurotransmitter der Nozizeption und *die* anatomische Struktur des nozifensiven Systems ebenfalls nicht gibt. Ein weiterer Schritt also zum vernetzten Denken und Handeln.

Der antiquierten und heute immer noch vielfältig zugrunde gelegten Definition eines Herdes als eines erregerbesetzten und damit infektiösen, d.h. auch toxinbildenden Areals im Organismus steht die mit linear-kausalem Denken nicht begreifbare Definition der Neuraltherapie gegenüber. Danach ist ein Störfeld im Sinne von Huneke, der mit dieser Aussage, ohne Kenntnis von den kybernetischen Grundlagen biologischer Prozesse zu haben, seiner Zeit weit vorauseilte, folgendermaßen zu beschreiben:

„Jede Stelle des Organismus kann durch einen früher abgelaufenen oder noch im Gang befindlichen Prozeß bzw. Reiz – nicht nur entzündlicher, sondern auch chemischer, physikalischer oder traumatischer Art – zum pathogenen Störfeld werden und über eine Irritation des Vegetativums an jeder anderen Stelle des Organismus die mannigfaltigsten Krankheitsprozesse auslösen."

Weniger präzise (oder umfassender?) kann man wohl kaum eine Ätiopathogenese definieren! Daß ein solches „Alles ist drin" kaum geeignet ist, eine fruchtbare Diskussion mit der Schulmedizin zu fördern, liegt auf der Hand. Ein Herd im klassischen Sinne ist ja noch nachvollziehbar, da mikrobiologisch dingfest zu machen. Die therapeutische Konsequenz hieraus in Form einer gezielten Antibiose oder eines sanierenden chirurgischen Eingriffs paßt dann auch in ein monokausales Ursache-Wirkung-Denken, mit dem allerdings lediglich 25 % der Krankheiten vordergründig zu erfassen sind: 25 % relativ grob gerasterte Diagnosen, die einer standardisierbaren Therapie zugänglich sind. Der Rest entzieht sich jeder Klassifikation durch noch so ausgeklügelte fachspezifische Leitlinien zur Diagnostik.

Die einzige Leitlinie des Handelns, die für all die multisymptomatischen, diagnostisch unklaren und deswegen als essentiell, atypisch, primär, idiopathisch, funktionell etc. apostrophierten und häufig therapieresistenten Krankheitszustände zuzutreffen scheint, könnte dann doch vielleicht die oben zitierte

Definition von Huneke sein. Diese erlaubt es in der Tat, beinahe jedes aktuelle „schwierige" Krankheitsgeschehen absolut individuell unter Berücksichtigung der Gesamtpersönlichkeit des Patienten und seiner ganzen Biographie diagnostisch zu definieren und spezifisch therapeutisch umzusetzen. Hierin ähnelt die neuraltherapeutische Betrachtungsweise der traditionellen chinesischen Medizin, die ebenfalls den Patienten als vernetztes Ganzes begreift, das sich aufgrund der permanenten Auseinandersetzung mit irritierenden Einflüssen in einem Zustand ständiger Labilität befindet.

Was bedeutet dies für die Diagnostik zur Abklärung eines Herd-Störfeld-Geschehens?

1. Jede Krankheit kann störfeldbedingt sein.
2. Jede durchgemachte Erkrankung kann ihrerseits zum Störfeld werden.
3. Jeder Mensch akkumuliert im Laufe seines Lebens Reizsituationen mit potentiellem Störfeldcharakter.
4. Das gleiche Störfeld kann bei verschiedenen Patienten völlig unterschiedliche Symptome verursachen.
5. Die anscheinend gleiche Symptomatik bei verschiedenen Patienten kann durch eine Vielzahl unterschiedlicher Störfelder bedingt sein.

Fazit: Keine Krankheit gleicht einer anderen. Jeder Patient hat seine Krankheit und benötigt seine maßgeschneiderte Therapie.

Der diagnostische Anspruch, der sich hieraus ergibt, erfordert ein Umdenken in der Beurteilung anscheinend gesicherter pathophysiologischer Abläufe. Erst das Einbeziehen störfeldorientierter Anamnesedaten und Befunde erlaubt eine wirklich vollständige Struktur- und Funktionsdiagnose, die eine über die symptomorientierte TLA hinausgehende Behandlung therapieresistenter Syndrome im Sinne der eigentlichen Neuraltherapie nach Huneke ermöglicht. Das therapeutische Ziel ist die Ausschaltung des Störfeldes und die Wiederherstellung einer normalen Regulation, soweit dies möglich ist.

6.5.1
Diagnostische Kriterien bei Vorliegen eines Herd-Störfeld-Geschehens

Jede akute Erkrankung, die nicht ad integrum ausheilt, hinterläßt ein lokales Irritationsareal, das durch oszillierende, jedoch permanente nozizeptive Impulse zu den Hinterhornneuronen des zugehörigen Rückenmarkabschnittes neuroplastisch wirksam wird. Es kommt über Bahnungsvorgänge zu den Phänomenen einer herabgesetzten Reizschwelle und einer dadurch bedingten Hypersensibilität und Hyperreaktivität auf normalerweise nozizeptiv unterschwellig bleibende Reize. Die Folge ist eine anhaltende Beeinflussung der nozifensiven Reaktionslage, die sich motorisch als Spannungsänderung, sympathisch als Einschränkung der kapillaren Durchblutungssituation und energetisch als frühzeitige Erschöpfbarkeit somatischer, vegetativer und psychischer Funktionskreise äußert.

Diese Veränderungen können bei längerem Bestehen der Störung schließlich eine über das lokale oder segmentale Areal hinausgehende Relevanz im zugehörigen Quadranten bis hin zur globalen Auswirkung auf alle an der Nozifension beteiligten Strukturen des Organismus entwickeln.

Wie bereits auf S. 20 erwähnt, belegen tierexperimentelle Untersuchungen die Auswirkungen einer künstlich induzierten, klinisch nicht relevanten Arthritis auf die Reaktionslage des reizverarbeitenden Systems. Innerhalb weniger Wochen zeigten sich histochemisch nachweisbare Veränderungen auf allen zentralen Ebenen der Nozifension als Antwort auf die permanent wirksame Irritation aus dem Gelenk. Auf dieser Grundlage werden das Herd-Störfeld-Geschehen und das Sekundenphänomen begreifbar.

Diese neuen wissenschaftlichen Erkenntnisse der Schmerzforschung treffen sich mit den empirischen Beobachtungen der praktisch tätigen Neuraltherapeuten, die durch einfache Untersuchungsverfahren zuverlässig reproduzierbare Veränderungen im Verhalten verschiedenster Funktionskreise des Organismus bei Vorliegen eines Herd-Störfeld-Geschehens entdeckt hatten. Diese Veränderungen betreffen das vegetative System, das Immunsystem, das motorische System, den Energiehaushalt und die elektrischen Eigenschaften biologischer Strukturen.

Störfeldverdächtige pathologische Befunde werden bei Beginn einer solchen Dysbalance zunächst seitenkonkordant und im zugehörigen Quadranten als Seitendifferenz zur nichtbetroffenen Körperhälfte erhoben:

- Leukozytenzahl,
- venöser Oxygenierungsgrad des Hämoglobins,
- elektrischer Hautwiderstand,
- Hauttemperatur (Thermographie).

Die zugehörigen klinisch-palpatorischen Untersuchungsbefunde äußern sich als

- Hyperästhesie der Haut und der Subkutis (Kibler),
- verstärkter Dermographismus,
- subkutane Bindegewebsverquellung,

- Myogelosen und Hartspann der Muskulatur,
- segmentale hypomobile Bewegungsstörung des Achsenorgans.

Der gemeinsame Nenner der aufgeführten klinischen Zeichen ist die an eine pathologische Situation adaptierte periphere Nozireaktion mit

- Herabsetzung der Schmerzschwelle,
- neurogener Entzündungsreaktion im Bereich des weichen Bindegewebes,
- sympathisch vermittelter vasaler Reaktion und
- motorischer Reizantwort,
  deren einzige Ursache die oben beschriebene neuroplastische Antwort des nozifensiven Systems auf eine Dauerirritation darstellt.

Die größte Schwierigkeit bei der integralen Verarbeitung der erhobenen Befunde bereitet die hierarchische Zuordnung potentieller störfeldrelevanter Daten zum aktuellen Geschehen. Die unverzichtbaren Mittel zur diagnostischen Klarheit sind auch hierbei wieder die störfeldorientierte Anamnese und die klinische Untersuchung.

6.5.2
Herd-Störfeld-Anamnese

Da jede durchgemachte Erkrankung zum Störfeld werden kann, beginnt die subtile Anamnese mit der Geburt und erfaßt soweit möglich alle Traumata, Infektionen, Operationen, Entbindungen etc.. In diese Chronologie ist der Beginn der jetzigen Erkrankung exakt einzuordnen, um das dominante Störfeld zu entdecken, dessen Auswirkungen auf die nozifensive Verarbeitung von Zusatzreizen („Zweitschlag") die aktuelle Therapieresistenz bedingen. Kritische Anamnesedetails betreffen besonders herausragende, lebensverändernde Erkrankungen, die zeitliche Kopplung des Beginns der aktuellen Symptomatik mit einer Erkrankung, Entbindung, Operation, Zahnbehandlung o.a. sowie Angaben über eine zunehmende Wetterfühligkeit mit gekoppelten, immer wiederkehrenden Beschwerden z.B. im Bereich einer Narbe, eines Zahnes, des Rachens oder der Ohren.

6.5.3
Störfeldorientierte klinische Untersuchung

Bei der Untersuchung des Patienten ist von vornherein ein interdisziplinärer Ansatz zu verfolgen, da bei einem Herd-Störfeld-Geschehen immer multiple Funktionskreise betroffen sind. Berücksichtigt man die Tatsache, daß ca. 70% der störfeldbedingten Krankheiten eine modifizierende Ursache im Kopfbereich aufweisen, ist eine vollständige Untersuchung nicht ohne die Hilfe des Facharztes für HNO-Heilkunde, Zahnmedizin und Kieferorthopädie/-chirurgie möglich.

Weichenstellend ist der Erstuntersucher durch seine, auf der klinischen Untersuchung basierende, klar formulierte Arbeitsdiagnose, aus der eine eindeutige Fragestellung an den Mitbehandler abzuleiten ist. Dieser muß in der Lage sein, die Frage nach einem Herd-Störfeld-Geschehen unter fachspezifischen wie auch kybernetischen Aspekten, d.h. neuraltherapeutisch, zu beantworten.

6.5.4
Zankapfel „Gebiß"

Als erheblich erschwerend erweist sich dabei eine u.U. kontroverse Interpretation odontogener Störfelder durch den mitbehandelnden Zahnarzt. Während dieser in der Regel konkordant mit dem Neuraltherapeuten ein Wurzelgranulom als „Herd" mit bakteriell-infektiöser Bedeutung akzeptiert, ist es meist unmöglich, Übereinstimmung über die Relevanz eines lege artis behandelten wurzeltoten Zahnes ohne röntgenologischen Nachweis einer apikalen Peridontitis zu erzielen. Unter reflextherapeutischen Aspekten handelt es sich bei einem solchen Zahn um körperfremdes, da nicht mehr vital versorgtes Gewebe, das im Rahmen einer zunächst frustranen Fremdkörperreaktion (Entzündung!) entsorgt werden soll. Erst wenn diese auch schon in ihren Anfängen nozireaktiv bedeutsame Entzündung mit der Zeit zu makroskopisch sichtbaren Ergebnissen, d.h. einer apikalen Granulombildung, geführt hat, tritt die genannte Konkordanz wieder in Erscheinung.

Folgt man dem chinesischen Sprichwort, daß auch der längste Weg mit dem ersten Schritt beginnt, fällt es sicher leichter, auch dem anscheinend inerten wurzeltoten Zahn eine Herdrelevanz zuzugestehen (s. das Beispiel der experimentellen Monarthritis bei der Ratte, S. 20). Der konsequente Umgang mit dieser Erkenntnis kann nicht die „Verbesserung" der Wurzelfüllung oder gar eine Wurzelspitzenresektion sein. Der tote Zahn bleibt tot! Quod erat extrahendum.

Diese Feststellungen betreffen in gleicher Weise

- retinierte, klinisch stumme Weisheitszähne,
- Taschenentzündung teilretinierter Weisheitszähne,
- Wurzelreste, Zysten,
- Restostitiden nach Extraktion,

- chronische Pulpitiden,
- metallische Fremdkörper nach Zahnfüllung,
- Fehlstand von Zähnen mit Malokklusion,
- fehlender Gegenbiß bei inkomplettem Gebiß,
- Paradontose.

Entscheidungsnot

Die eigentlich zu fordernde konsequente Beseitigung odontogener Störfelder bei Vorliegen eines therapieresistenten, offensichtlich störfeldbedingten Syndroms scheitert jedoch oft an den folgenden Kriterien, die es ratsam erscheinen lassen, vor einer solchen radikalen Maßnahme alle weiteren relevanten Befunde so weit wie möglich neuraltherapeutisch zu behandeln:

- lediglich 50%ig positive Aussage bei der neuraltherapeutischen Testung (s. Abschnitt 6.5.5) der in Frage kommenden Zähne,
- zögernde Zurückhaltung beim Patienten, der oft hierin vom behandelnden Zahnarzt bestärkt wird,
- ernsthaft anzustellende Überlegungen bezüglich der Kosten eines notwendigen Zahnersatzes,
- funktionelle Überlegungen bezüglich der Bedeutung eines störfeldverdächtigen Zahnes für eine prothetische Versorgung („Brückenzahn"),
- selten sofortige, meist eher langsame Beseitigung der herdabhängigen Symptome nach Sanierung,
- längerfristige Nachbehandlung mit reflextherapeutischen Verfahren zur allgemeinen Umstimmung.

Erst wenn eine Behandlung mit allen Mitteln inkl. der neuraltherapeutischen Testung und Therapie im Bereich zusätzlicher Störfelder erfolglos geblieben ist, läßt sich der meist langzeitig chronisch Kranke dann evtl. zu einer radikalen Sanierung motivieren. Auch hier ist Geduld beim Behandler die Basis des endlichen Erfolges. Allerdings muß an dieser Stelle darauf hingewiesen werden, daß eine odontogene Sanierung bei sehr langer Chronifizierung z.T. erst Monate nach erfolgter Durchführung eine Besserung erkennen läßt und unter bestimmten Bedingungen (s. Regulationsversagen, Abschnitt 7.10) durchaus auch ergebnislos bleiben kann. Diese Tatsache erfordert wiederum eine sachliche Aufklärung.

6.5.5
Neuraltherapeutische Testung störfeldverdächtiger Zähne

Da in vielen Fällen eine bakterielle Besiedlung des Peridontiums zu erwarten ist, empfiehlt sich für die Zahntestung die Verwendung von Procain, das als einziges LA lokale vasodilatatorische Eigenschaften aufweist. Bei Einsatz anderer LA besteht wegen der vorübergehenden Vasokonstriktion die Gefahr einer entzündlich-eitrigen Reaktion nach der Infiltration.

Die Zahntestung erfolgt für jeden Zahn einzeln durch die Applikation von 0,2 ml des LA mit dünner Nadel (Dentalnadel 0,42 × 40) in Höhe der Wurzelspitze im Bereich der Schleimhautumschlagfalte bukkal bzw. palatinal oder lingual (Abb. 6.4 a–d). Eine Leitungsanästhesie ist erfahrungsgemäß hierfür nicht geeignet. In einer Sitzung sind immer alle in Frage kommenden Zähne gemeinsam zu testen, da auch hierbei die segmentalen Prinzipien, diesmal übertragen auf den N. trigeminus als Träger der Nozireaktion, anzuwenden sind: „Alle Strukturen eines Segmentes reagieren gleichsinnig."

> Zahnherde stellen in ihrer Gesamtheit eine pathogenetische Einheit dar.

6.5.6
Weitere Störfelder im Kopfbereich

Als erste Lymphstation für die Strukturen des Kiefers haben die **Tonsillen** (Tonsillae palatinae) eine besondere Bedeutung. Klinisch äußert sich dies in der Häufung von Tonsilliten zur Zeit der Dentition im Kleinkindalter, besonders aber zur Zeit des Durchstoßens der Weisheitszähne im Heranwachsendenalter, wo die meisten Tonsillektomien vorgenommen werden. Hier erscheint eine gewisse operative Zurückhaltung zu Gunsten einer vorherigen rechtzeitigen zahnärztlichen Sanierung (Extraktion diffiziler Weisheitszähne) angebracht. Nach erfolgter Tonsillektomie kann auch die Narbe oder Tonsillenrestgewebe Herdcharakter annehmen.

Eine zunehmende Bedeutung kommt den chronifizierten Entzündungen im Bereich der **Nasennebenhöhlen** zu (Tabelle 6.1). Etwa 1/3 der chronischen Kieferhöhlenentzündungen hat eine odontogene Ursache in einer Affektion von Zähnen des Oberkiefer-Seitenzahn-Bereichs. Dauerhaft einwirkende Irritationen finden sich in zunehmendem Maße als umweltbedingte inhalative Belastungsfaktoren.

Ergänzend erwähnt seien in diesem Zusammenhang die wesentlich selteneren potentiellen Störfelder im Bereich der Ohren, der Augen und der Zunge.

Als wertvolle klinische Hinweise auf die mögliche Existenz eines Störfeldes im Kopfbereich seien die Adler-Langer-Druckpunkte erwähnt:

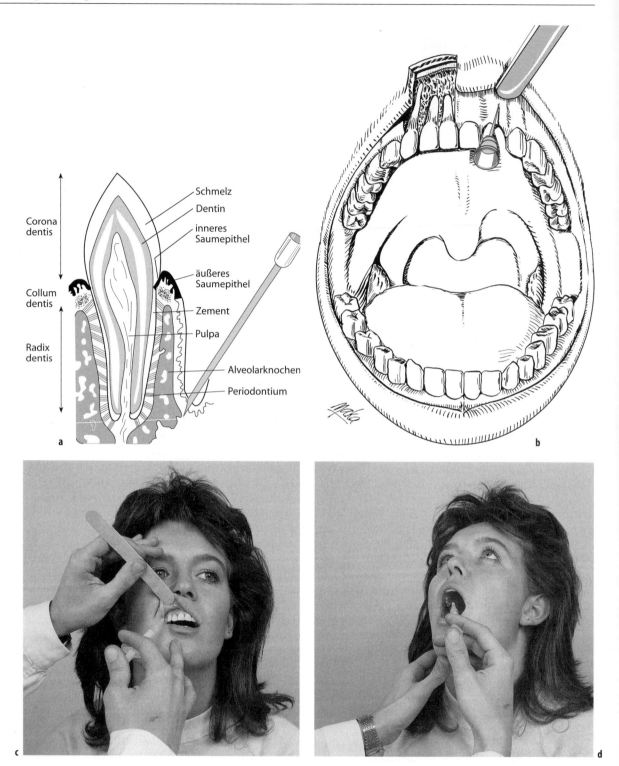

Abb. 6.4. a Zahn und Zahnhalteapparat am Beispiel eines Eckzahns. Injektion in die Schleimhautumschlagfalte bukkal. (Mod. nach Schiebler et al. (1995). **b – d.** Injektionstechnik. (Aus Pellegrini et al. 1996)

Tabelle 6.1. Korrelation zwischen therapieresistenten Syndromen und ursächlichen bzw. modifizierenden Störfeldern. Die Zuordnung basiert auf empirischen neuraltherapeutischen Erfahrungen und beschreibt die statistisch dominierenden Konstellationen. Prinzipiell kann jedes Störfeld in Abhängigkeit von der Konstitution des Patienten an jedem Ort wirksam werden, so daß auch andere Kombinationen möglich sind

Symptomatische Körperregion	Potentielles Störfeld
Schulter (PHS)	Mittelohr, Weisheitszähne
Epicondylus humeri lateralis (Tennisarm)	Mittelohr, Weisheitszähne
Kniegelenk (Arthrose, Chondropathie)	Tonsilla palatina, Zähne 13/23/33/34/43/44
Hüftgelenk (Arthrose, Bursitis trochanterica)	Tonsilla palatina, Zähne 13/23/33/43
Thorax (Asthma)	Sinus maxillaris/ethmoidalis/sphenoidalis
Nebenhöhlen (chronische (Pan-)Sinusitis)	Zähne 16/17/26/27/34/35/44/45
Urogenitalbereich (Reizblase, Prostatodynie)	Schneidezähne, Sinus frontalis, Tonsilla pharyngea

- Okziputunterrand → Kieferhöhle,
- Querfortsatz C 2 → Oberkiefer,
- Querfortsatz C 3 → Unterkiefer,
- Trapeziusrand → Tonsillen.

Herdstatistik, Dominanz der Kopfherde

Eine ältere Untersuchung von Eder u. Tilscher (1985), in der die Häufigkeit von Störfeldern bei insgesamt 682 Patienten mit Erkrankungen des degenerativ-rheumatischen Formenkreises statistisch erfaßt wurde, belegte bei 242 Patienten (35,5%) eine entsprechende Belastung. Die weitere Aufschlüsselung nach Art der Störfelder bei den beiden größten Diagnosegruppen, den HWS- und LWS-Syndromen, zeigte eine absolute Dominanz des Zahn-Kiefer-Bereichs mit ca. 70% bzw. 60%, gefolgt von den Nasennebenhöhlen mit etwa 15% (HWS) bzw. den Tonsillen mit 27% (LWS). Die Tonsillenbelastung bei HWS-Syndromen lag mit ca. 12% annähernd gleich hoch wie diejenige durch die Nasennebenhöhlen, welche demgegenüber bei LWS-Syndromen (1,4%) keine besondere Rolle zu spielen scheinen. Deutlich unter 5% wurden Narben als Ursache für ein Herd-Störfeld-Geschehen ausgemacht.

Auch diese Untersucher betonen die Schwierigkeit, potentielle von aktiven Störfeldern abzugrenzen, und kommen letztlich zu dem Schluß, daß die Richtigkeit der Arbeitsdiagnose „Herd-Störfeld-Geschehen" erst durch den Erfolg einer abgeschlossenen Sanierungsmaßnahme bestätigt wird. Dies unterstreicht noch einmal die Wichtigkeit einer akribischen Diagnostik.

6.5.7
Die Narbe als Störfeld

Jede Kontinuitätsunterbrechung der Haut und der Körperwand, jeder operative oder traumatische Verlust von Körperteilen geht einher mit einer Durchtrennung von Nervenfasern, die diese Region versorgen. Die aus der Peripherie einlaufende Information über die erfolgte Verletzung induziert in den zugehörigen Neuronen reparative Prozesse mit dem Ziel einer Regeneration der defekten Nervenfasern. Häufig gelingt eine Restitutio ad integrum nicht, so daß sich Narbenneurinome ausbilden, die ihrerseits zu einer steten Quelle der Nozizeption werden (Abb. 6.5 und 6.6). Die fertige bindegewebige Narbe bedeutet immer eine Unterbrechung bzw. Verzerrung der physiologischen afferenten Impulse aus der Region und trägt dadurch zur dauerhaften Veränderung der nozifensiven Mechanismen im entsprechenden Segment bei.

> Jede Narbe hat grundsätzlich Störfeldcharakter.

Die standardisierte Untersuchung bei Verdacht auf ein Herd-Störfeld-Geschehen beinhaltet daher immer eine subtile anamnestische und inspektorische Suche nach Narben. Verdächtig sind Narben mit Keloidbildung, anhaltender Hyperämie (livide Verfärbung), Berührungsempfindlichkeit, intermittierender Symptomatik in Form von Jucken, Brennen oder Schmerzen bei Wetterwechsel, unter Streßeinwirkung, periinfektiös.

Herdtestmethoden
Neben den bereits aufgeführten Parametern gibt es eine Reihe von apparativen bzw. andere Hilfsmittel verwendende Verfahren, mit denen ein Herd-Störfeld-Geschehen eingegrenzt werden kann. Diese von den Patienten wegen der „apparativen Objektivität" meist sehr geschätzten, allerdings auch kostenintensiven Testmethoden erfordern eine versierte Anleitung und Schulung. Vor einem unkritischen Einsatz durch den Ungeübten kann nur gewarnt werden, da die folgerichtige Interpretation der Befunde, die über das therapeutische Procedere mit z.T. erheblichen Konsequenzen (s. Zahnsanierung!) entscheidet, eine außerordentliche Erfahrung voraussetzt. Bei richti-

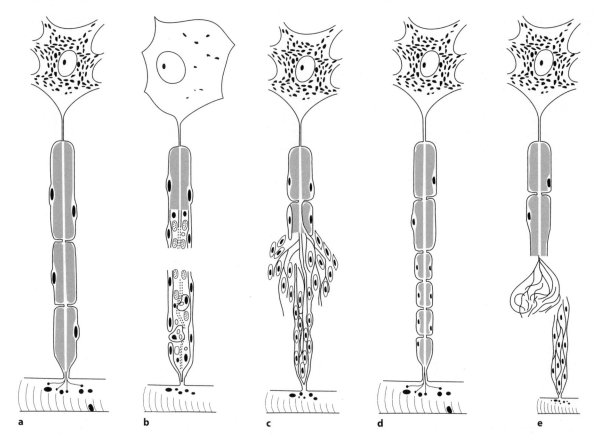

Abb. 6.5a–e. Nervenverletzung und Ausbildung eines Neurinoms. Veränderungen im Perikaryon, im Axon und seiner Hülle sowie in den zugehörigen Muskelzellen nach Durchtrennung einer Nervenfaser. **a** Normale Verhältnisse. **b** Nach der Durchtrennung des Axons verlagert sich der Nervenzellkern in die Peripherie des Perikaryons, und die Nissl-Substanz nimmt ab. Distal der Durchtrennungsstelle degeneriert der abgetrennte Teil des Axons. Die Reste werden von den Makrophagen phagozytiert. Auch oberhalb der Durchtrennungsstelle tritt eine begrenzte Faserdegeneration ein. Die dargestellten Veränderungen zeigen die Verhältnisse etwa 2 Wochen nach Durchtrennung der Nervenfasern. **c** Etwa 3 Wochen nach Nervenfaserdurchtrennung beginnt in der denervierten Muskelfaser eine Atrophie. Distal der Durchtrennungsstelle des Axons proliferieren die Schwann-Zellen und es bildet sich ein kompakter Strang, in den das auswachsende Axon eindringt. Im Bereich der Durchtrennungsstelle können Verzweigungen des Axons in die Umgebung wachsen. **d** Die Regeneration war erfolgreich: Perikaryon, Axon und Muskelzelle haben wieder ihr normales Aussehen. Zu diesem Zustand kommt es erst Monate nach der Durchtrennung. **e** Erreicht das Axon den distalen Strang aus Schwann-Zellen nicht, bildet das auswachsende Axon ein sog. Amputationsneurinom. Die Muskelfaser degeneriert weiter. (Aus Schiebler et al. 1995)

gem Einsatz bestätigen diese Verfahren, die im folgenden aufgelistet werden, die bereits durch eine subtile klinische Untersuchung begründete Verdachtsdiagnose. Beweisend bleibt aber auch hierbei allein der Erfolg der Sanierungsmaßnahme.

Testverfahren mit Hilfsmitteln sind (Strittmatter 1998):

- Elektroakupunktur nach Voll,
- Thermoregulationsdiagnostik nach Rost,
- Elektrohauttest nach Gehlen,
- RAC nach Bahr.

Alle apparativen Testverfahren inkl. der labordiagnostischen Methoden dienen letztlich dazu, die durch die klinische Untersuchung aufgedeckten gestörten Funktionen möglichst objektivierbar zu machen. Eine wesentliche Aussage betrifft das Verhalten der Regulationsmechanismen bei Einwirken eines Zusatzreizes. Ein typisches Reaktionsmuster bei einer störfeldmodifizierten Erkrankung ist die Regulationsstarre, die sich in einer fehlenden Adaptationsreaktion der gemessenen Parameter äußert. Diese Erweiterung der üblichen klinischen Diagnostik um die Dimension des Herd-Störfeld-Geschehens verbessert erfahrungsgemäß die Behandlungsmöglichkeiten insbesondere bei vielen chronischen und therapieresistenten Krankheitsbildern.

Abb. 6.6. Sensibilisierung afferenter Neurone nach Verletzung oder durch Entzündung. Das primär-afferente Axon (inkl. Spinalganglion) wird sensitiv für NA; postganglionäre Fasern wachsen ins SG ein. Klinische Relevanz: a) bei unzureichender Kompensationsmöglichkeit des nozifensiven Systems: z. B. Phantomschmerz; b) bei noch ausreichender Kompensationskapazität: chronische, zunächst asymptomatische Belastung der neuralen Mechanismen im Segment/Quadrant/Gesamtorganismus. Ausreichend starke Zusatzreize können zur Dekompensation führen. Folge: Störfeldgeschehen. (Mod. nach Zieglgänsberger 1999, unveröffentlichte Grafik)

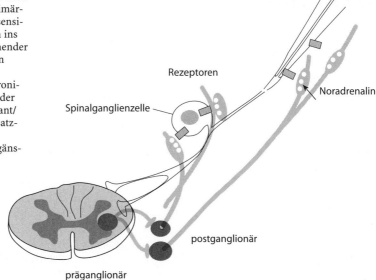

Rezeptoren

Noradrenalin

Spinalganglienzelle

postganglionär

präganglionär

Fazit: Mit zunehmendem Lebensalter gewinnt die kumulative Summe aller Störfelder bei der Ausgestaltung von klinischen Syndromen wachsende Bedeutung. Jede Therapieresistenz ist daher ein Anlaß zur Störfeldsuche. Die konsequente Therapie von Störfeldern – unter Aspekten der Prophylaxe auch im beschwerdefreien Intervall – ist ein wesentlicher Beitrag, um die Chronifizierung von Krankheiten zu verhüten oder zumindest zu verzögern.

KAPITEL 7

Injektionstechnik

7.1
Vorbemerkungen

In der naturheilkundlichen Weiterbildung erscheint die TLA/Neuraltherapie als ergänzendes Verfahren der Reflextherapie. Von den klassischen Naturheilverfahren unterscheidet sie sich allerdings durch den Einsatz eines synthetisch hergestellten Medikamentes, das mittels einer Injektionsspritze an die reflextherapeutisch bedeutsamen Strukturen appliziert wird. Der Wirkmechanismus dieser Maßnahme entspricht jedoch im wesentlichen dem der meisten Naturheilverfahren: Es kommt zu einer Modulation der Reizantwort im Sinne der Normalisierung von gestörten Funktionen durch die Wiederherstellung von prämorbiden Reaktionsmustern im reizverarbeitenden System der Nozifension. Ein wesentlicher Teilaspekt betrifft das Phänomen des Schmerzes.

Werkzeuggebrauch

Die Spritze entfernt die Hand des Therapeuten aus der Unmittelbarkeit des Körperkontaktes, der noch die funktionelle Untersuchung bestimmt hatte und welcher im Rahmen der manuellen Medizin übergangslos von der Befunderhebung zur Therapie bestehen bleibt. Das palpatorische Feingefühl wird gewissermaßen aus der Fingerkuppe in die Nadelspitze verlagert, die nun aus der Tiefe der Gewebe Informationen liefern muß, welche für die Nadelführung entscheidend sind: Stichrichtung, Gleitverhalten, Eindringtiefe, Gewebewiderstand und „Endgefühl" signalisieren der Hand, die die Spritze führt, die jeweilige Topographie der Nadelspitze und definieren das Erreichen der angepeilten Zielstruktur. Die Be-*Hand*-lung erhält hierdurch eine zusätzliche technisch-handwerkliche Komponente, die eine weitere Dimension des haptischen Erlebens erschließt.

Als weitere Voraussetzung für eine erfolgreiche Infiltrationstherapie tritt zu den bisher genannten, nämlich

- der Kenntnis von den neurophysiologischen Grundlagen der Reflextherapie,
- dem Wissen um die Wirkweise der LA,
- der praktischen Umsetzung von deskriptiver und topographischer Anatomie und
- dem Beherrschen der manuellen Untersuchungstechnik,
  das trainierte dreidimensionale Nadelgefühl hinzu.

Dieser Komponente kommt die entscheidende Bedeutung für einen optimalen Effekt der Infiltrationstherapie mit LA zu, da deren Wirkung letztlich ausschließlich davon abhängt, ob eine ausreichende Natriumkanalblockade im Bereich der nozifensiv relevanten Strukturen erfolgt.

> Die Kunst der Infiltrationstherapie liegt in der zielgenauen Applikation des LA an die richtige Struktur.

Ausbildungsdefizit

Von wenigen Ausnahmen abgesehen, bietet die klinische Ausbildung dem heranwachsenden Mediziner jedoch nur selten die Gelegenheit, einen differenzierten Umgang mit der Injektionsspritze zu erlernen. Blutabnahmen und intramuskuläre Injektionen als häufigste Tätigkeiten in Klinik und Praxis, die den Einsatz von Injektionsnadeln erfordern, sind regelhaft eine Domäne des medizinischen Hilfspersonals. Demnach bedeutet die erste Beschäftigung mit der Infiltrationstherapie meist absolutes Neuland für den in diesem Handwerk nicht geübten Arzt. Vor der Anwendung am Patienten ist daher eine fundierte Ausbildung in Theorie und Praxis der TLA zu fordern, bei der durch kontrollierte Übungen der einzelnen Techniken ein entsprechendes Rüstzeug erworben wird. Dieses Know-how in Verbindung mit dem allgegenwärtigen Respekt vor der Unversehrtheit des Patienten schafft die Basis für eine komplikationsfreie und erfolgreiche Anwendung der TLA.

De jure: Legitimation – Indikation – Information – Dokumentation

Erwähnt sei in diesem Zusammenhang die Tatsache, daß jede Injektion grundsätzlich den Tatbestand der Körperverletzung erfüllt. Diese ist nur dann juristisch abgesichert, wenn sie mit der Zustimmung des Patienten, die auf eine ausreichende Information begründet sein muß, indiziert und lege artis erfolgt. Zu den Grundregeln der Kunst gehört selbstverständlich das Beherrschen des Werkzeugs und dessen schonender Einsatz ohne vermeidbaren Schaden.

Die Information des Patienten bezüglich der Indikation, der Behandlungsalternativen und ihrer Prognose sowie der Risiken und Komplikationen einer Infiltrationstherapie ist nachvollziehbar zu dokumentieren. Darüber hinaus empfiehlt es sich, die angewendete Technik, die verbrauchte Menge des LA, Sofort- und Späteffekte der Behandlung und unerwünschte Wirkungen sowie Verschlimmerungen sorgfältig zu verzeichnen. Abgesehen von der juristisch begründbaren Verpflichtung liefert die Dokumentation die notwendigen wichtigen Daten für die persönliche Statistik der Erfolge und Mißerfolge, mit deren Hilfe sich die Qualität der therapeutischen Maßnahmen kontinuierlich verbessern läßt.

7.2 Systematik der Injektionstechniken

Die Kriterien zur Auswahl der jeweils einzusetzenden Techniken orientieren sich wiederum an dem bereits bekannten segmentbezogenen Schichtenmodell:

- Befund an der Haut: Therapie im Dermatom,
- Befund an der Muskulatur/Sehnen: Therapie im Myotom,
- Befund am/im Gelenk: Therapie im Sklerotom,
- Befund an nervalen Strukturen: Therapie im Neurotom,
- Befund mit Herdcharakter: Herdtherapie.

7.3 Die Quaddel

Die Quaddel, die primär eine intrakutane Reiztherapie darstellt, ist ein reizadditives Verfahren. Die streng intrakutane Applikation eines wäßrigen

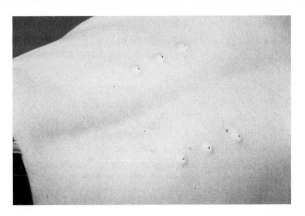

Abb. 7.1. Hautquaddeln in situ

Mediums in einer Menge von ca. 0,1–0,2 ml produziert eine im Durchmesser etwa 1,0 cm große, zunächst blasse, später von einem mehr oder weniger ausgedehnten roten Hof umgebene flache Erhabenheit der Haut (Abb. 7.1). Auf dieser Fläche befinden sich je nach Lokalisation zwischen 5000 und 8000 Rezeptoren des nozi- und exterozeptiven Systems, die im Moment der Injektion in toto vorwiegend mechanisch, z.T. auch chemisch, irritiert werden. Das Resultat ist ein heftiger brennender Schmerz, der umschrieben auf der Hautoberfläche wahrgenommen wird. Die als technisch mißlungen anzusehende Injektion in den Bereich der rezeptorarmen Subkutis kann diesen für eine reflextherapeutische Wirkung unbedingt notwendigen Effekt nicht produzieren!

Der nur ganz kurz andauernde Schmerz wird nie als beängstigend oder bedrohlich erlebt. Er wird von manchen Patienten sogar quasi als „Wohl-Weh" bezeichnet. Im Anschluß an die sofort eintretende muskuläre Reizantwort in Form eines kurzfristigen Anspannens der regionalen oder segmentalen Muskulatur kommt es nach Sistieren des Quaddelschmerzes zur muskulären Relaxation, die im typischen Fall auch die präexistente schmerzreflektorische Muskelverspannung als eine wesentliche Komponente des aktuellen Schmerzgeschehens beseitigt. Nach kurzer Zeit stellt sich in der Regel ein angenehmes Wärmegefühl als Ausdruck der reflektorischen Sympathikolyse ein. Die Kombination aus den wohltuend erlebten unmittelbaren Effekten einer Quaddeltherapie motiviert die Patienten zum wiederholten Ertragen dieser eigentlich schmerzhaftesten Prozedur unter den Techniken der TLA. Das einmal erlebte Verschwinden einer antalgischen Schonhaltung bei einem Patienten mit einer akuten Lumbago nach Setzen von paravertebralen Quaddelreihen überzeugt mehr als Worte.

7.3.1
Die Quaddel als Differentialtherapeutikum

Unter neurophysiologischen Aspekten kann es nicht gleichgültig sein, ob die Quaddeltherapie mit Luft, Kochsalzlösung, Plenosol oder einem LA durchgeführt wird. Jedes der verwendeten Mittel hat nach dem initialen Effekt der lokalen und heftigen Irritation von Rezeptoren eine spezielle substanzeigene Zweitwirkung.

Der erste Effekt des akuten heftigen Rezeptorschmerzes ist das Resultat der Verarbeitung einer relativ schnelleren Afferenz über die A_δ-Fasern aus den Hautnozizeptoren und den Afferenzen aus den über ihre normale Reizschwelle hinaus erregten Mechano- und Thermorezeptoren der Haut. Diese Afferenzen schließen im Bereich der Hinterhornneurone im Sinne der Gate-control-Theorie die Tore für die zuvor über C-Fasern leitenden Afferenzen aus den tiefer gelegenen irritierten Strukturen, die für die Symptomatik des behandlungsbedürftigen Geschehens verantwortlich sind. Das Erlöschen des Informationsflusses aus diesen Regionen hat im Idealfall ein Sistieren der motorischen und vegetativen Reizantwort, d.h. ein Nachlassen der klinischen Symptomatik zur Folge. Muskuläre Entspannung und ein Wärmegefühl begleiten erfahrungsgemäß die unmittelbare Schmerzlinderung nach einer Quaddeltherapie.

7.3.2
Sekundäreffekte der Quaddeltherapie

Quaddel mit Luft

Um mit Luft eine quaddelähnliche Veränderung in den oberflächlichen Anteilen der Haut zu erzielen, bedarf es eines wesentlich größeren Volumens als bei der Applikation von flüssigen Medien. Die injizierte Luft verteilt sich rasch relativ schmerzarm und unregelmäßig intrakutan, wobei ein prickelndes oder leicht brennendes Gefühl entsteht. Nach kurzer Zeit entsteht eine großflächige Hyperämie, die über mehrere Minuten anhält. Es handelt sich hierbei um eine reflektorische Vasodilatation nach einer rein mechanischen Auflockerung und Reizung des kutanen Bindegewebes. Der Quaddelreiz ist vergleichsweise mild. Zusatzeffekte sind nicht zu erwarten.

Quaddel mit Plenosol

Die intrakutane Injektion dieses wäßrigen Mistelextraktes induziert innerhalb von ca. 24 h eine lokale Entzündung mit überwiegend zellulärer Komponente in Form von kleinen granulomatösen Herden, die von einem mehr oder weniger ausgedehnten blaßroten Hof umgeben sind. Diese oberflächliche Entzündung im Dermatom wird aufgrund der oben beschriebenen Verschaltungen und Wechselbeziehungen im gesamten Segment reaktiv beantwortet. Sie bewirkt eine über den eigentlichen Quaddelreiz hinausgehende, tagelang anhaltende Irritation, die nicht nur neurale, sondern auch immunologischzelluläre Prozesse induziert, die möglicherweise geeignet sind, etablierte chronifizierte Entzündungsreaktionen über die Akuisierung zu löschen. Die Misteltherapie eignet sich daher besonders für fortgeschrittene degenerative Gelenkerkrankungen, bei denen eine reizadditive Therapie mit positiven Auswirkungen auf die Durchblutung, die Trophik und die Entzündungsaktivität sinnvoll ist.

Quaddel mit Kochsalzlösung

Unmittelbar nach der im Vergleich mit Lidocain wesentlich schmerzhafteren Infiltration entsteht zunächst eine blasse kompakte Quaddel, die sich nach 1–3 min rosig verfärbt und in eine länger anhaltende Hyperämie übergeht. Die intensivere initiale Irritation der kutanen Rezeptoren bewirkt offenbar eine kräftigere sympathische Entspannung. Eine kurze Zeit nach der Injektion ist das eigentliche Quaddelareal aufgrund der Druckwirkung der Flüssigkeit hypästhetisch und hypalgetisch. Die Kochsalzquaddel ist einzusetzen als unspezifische segmentale Reiztherapie.

Quaddel mit Lidocain

Nach vergleichbaren Anfangseffekten wie bei der Kochsalzlösung entwickelt sich innerhalb von ca. 2 min eine um das Vielfache des blaß bleibenden Quaddelareals größere Zone der Anästhesie und Analgesie. Diese Reizsubtraktion im Bereich der dicht innervierten Haut addiert sich zu dem initialen reizadditiven Effekt mit inhibitorischer Wirkung auf der Hinterhornebene. Daher scheint die Lidocainquaddel für die Schmerztherapie geeigneter zu sein. Inwieweit der eher vasokostriktorische Effekt in der Haut auch in den tieferen Schichten des Segmentes wirksam wird, ist nicht bekannt. Vielfach empirisch belegt ist jedoch ein meist nach wenigen Minuten auftretendes Wärmegefühl in der behandelten Region.

Quaddel mit Procain

Als LA vom Estertyp erfährt Procain bereits am Injektionsort eine rasche Spaltung durch die unspezifische Gewebeesterase. Der lokale Effekt des vasodilatatorisch wirksamen Spaltproduktes Diäthylaminoäthanol äußert sich in einer intensiveren Hyperämie des Quaddelareals und seiner Umgebung, begleitet von einem subjektiven starken Wärmegefühl. Hieraus läßt sich ein gewisser Vorteil des Procain für Behandlungssituationen ableiten, bei denen neben der reflextherapeutisch relevanten Reduktion nozizeptiver Afferenzen eine zusätzliche und tiefgreifende Durchblutungsverbesserung gewünscht wird. Als Indikationen kommen alle funktionellen Störungen mit einer deutlichen vasokonstriktorischen Komponente in der Peripherie in Frage, die dem auf S. 15 geschilderten rudimentären oder subklinischen „Sudeck-Syndrom" entsprechen.

7.3.3
Befund an der Haut – Therapie über die Haut

Da jede Irritation stets im gesamten Segment beantwortet wird, ist im Rahmen der Nozireaktion selbst bei primär in der Tiefe gelegenen Prozessen immer auch eine Beteiligung der Haut zu finden. Die im folgenden beschriebenen Hautbefunde können lokal, segmental oder überregional in Erscheinung treten. Das klinische Bild kann bezüglich der Kombination und Ausprägung der unten beschriebenen Befunde erheblich variieren. Bei akuten Störungen findet sich meist nur eine geringe Veränderung der lokalen Sensibilität. Eine maximale Ausprägung aller Zeichen charakterisiert oft die primäre Fibromyalgie.

Hautbefunde können sein:
- Hautrelief vergröbert („peau d'orange") oder glatt-gespannt,
- Hautoberfläche stumpf oder glänzend,
- Hautareal prominent oder eingesunken,
- Temperaturdifferenz zur Umgebung (überwärmt, häufiger kühler),
- Änderung des Kolorits: blaß oder gerötet,
- Oberflächensensibilität gesteigert, verfälscht oder herabgesetzt,
- Konsistenzänderung im Vergleich zur Umgebung (prall, zäh, weich, hart),
- Verschieblichkeit gegen Unterlage verringert,
- Abhebbarkeit der Haut reduziert,
- Schmerzangabe beim Prüfen der Kibler-Falte,
- lipomähnliche schmerzhafte Verquellungen der Subkutis.

Quaddelserien sind sehr gut geeignet, ein komplexes Therapieprogramm einzuleiten. Häufige Anwendung finden:
- paravertebrale Quaddeln bei WS-Syndromen,
- periartikuläre Quaddeln bei Gelenkerkrankungen mit und ohne Erguß,
- segmentale Quaddeln bei viszerovertebralen Syndromen (alle Fachdisziplinen!),
- Quaddeln an Akupunkturpunkten.

Die **Anzahl der** zu applizierenden **Quaddeln** richtet sich nach dem Reaktionstyp des Patienten. Während der stiernackig-explosive, übergewichtige Hypertoniker mit dem metabolischen Syndrom bereits nach einer einzigen Quaddel abwinkt und am nächsten Behandlungstermin über eine deutliche Verbesserung nach vorübergehender Verschlimmerung berichtet, bleiben selbst 20 und mehr Quaddeln bei seiner geduldig-stillen, dünnhäutigen, blassen, hypermobilen und zarten Ehefrau oft ohne irgendeine Wirkung.

Die **Behandlungsfrequenz und -dauer** richtet sich nach dem Effekt der Quaddeltherapie, der vor jeder weiteren Behandlung rasch und ohne Aufwand palpatorisch kontrolliert werden kann. Gewöhnlich wird der Patient am Folgetag der ersten Probebehandlung wieder einbestellt. Das Ergebnis des Rapports entscheidet über das weitere Vorgehen. Mit zunehmender Besserung können die Behandlungsintervalle verlängert werden. Die Therapie ist üblicherweise erst dann zu beenden, wenn die Symptomatik beseitigt oder keine weitere Verbesserung mehr zu erzielen ist. Oft ist es sinnvoll, eine alleinige Quaddeltherapie über die Beseitigung der lokalen Störung hinaus (Muskulatur, Gelenk, Wurzelkompression etc.) zur Normalisierung der meist langfristig entstandenen sympathischen Dysregulation im Segment fortzusetzen. Die diagnostische Leitstruktur ist dann die Haut.

7.4
Infiltration der Subkutis

Die o. a. lipomähnlichen Schwellungen in der Subkutis entstehen typischerweise als Ausdruck der gestörten Sympathikusfunktion im Bereich der Austrittsstelle von Endästen der Hautnerven. Es handelt sich um lokale trophische Störungen des Fett- und Bindegewebes mit einem Ödem bei Vorliegen einer länger einwirkenden segmentalen Irritation. Die lokale Druck- und Berührungsschmerzhaftigkeit sowie ein spontan geklagtes Wundgefühl unterstreichen den entzündlichen Charakter (neurogene Entzündung).

Der Effektor des Geschehens ist wiederum der Sympathikus.

Je nach Tiefe und Umfang der palpatorisch abzugrenzenden Veränderung wird für die Infiltration, die möglichst in die Nähe des Fasziendurchtritts des Hautnervs zu plazieren ist, eine Nadel mit dem Kaliber 0,40 × 20 oder 0,40 × 40 und eine LA-Menge von 0,5–1,0 ml benötigt. Paravertebral sind diese Verquellungen fast immer deckungsgleich mit Akupunkturpunkten des Blasenmeridians.

Die Injektionen werden mit einer Frequenz von durchschnittlich 2mal pro Woche bis zum Verschwinden der Schwellung und des Druckschmerzes appliziert.

7.5
Topische Infiltration

Die topische Infiltration entspricht dem Locus-dolendi-Stechen der Akupunktur. Sie folgt dem einfachen DAWOS-Prinzip: Da wo's weh tut, wird infiltriert.

Die topische Angabe des Patienten und die anschließende manualmedizinische Untersuchung definieren die Zielstruktur(en):

- Myogelose,
- myofaszialer Triggerpunkt,
- tendomyotischer Maximalpunkt,
- Sehnenansatzpunkt,
- kapsulärer Maximalpunkt,
- ligamentärer Maximalpunkt.

Die notwendige Nadellänge richtet sich nach der Tiefe der Zielstruktur. Die richtige Auswahl erfordert eine exakte Vorstellung von der Topographie der Region und ein geschultes, sich dreidimensional orientierendes Tastgefühl. Im Zweifelsfall ist eher eine längere Nadel zu wählen, um unnötige Traumatisierungen durch Wiederholung der Injektion zu vermeiden. In Frage kommen **Nadeln von 0,40 × 20** für oberflächennahe Injektionen **bis 0,60 × 80** bei paravertebralen muskulären Techniken, selten auch einmal länger. Die Menge des LA ist bei exakter Plazierung der Kanülenspitze mit **0,5–1,0 ml** meist ausreichend.

7.5.1
Myofasziale Triggersyndrome

Bei der Infiltration von myofaszialen Triggerpunkten sind einige Besonderheiten zu berücksichtigen. Laut Definition handelt es sich bei einem Triggerpunkt um einen, meist sehr kleinen, umschriebenen Bezirk in einem Einzelmuskel, der spontan oder nach Irrita-

tion lokal druckschmerzhaft ist und ein reproduzierbares typisches Schmerzausbreitungsmuster in die Peripherie aufweist. Dieses auch als pseudoradikulär bezeichnete Syndrom imitiert oft den Schmerz einer Wurzelirritation, entbehrt jedoch stets der neurologischen Defizitsymptome wie Reflexausfall, Sensibilitätsverlust oder Muskellähmung. Bei genauer Betrachtung folgt der Schmerz überwiegend dem Verlauf von Muskelfunktionsketten. Die palpatorisch eindeutig definierbaren Triggerpunkte sind überwiegend identisch mit Akupunkturpunkten. Strukturell finden sich hier Faszienlücken, durch die jeweils ein Gefäß-Nerven-Bündel aus der Muskulatur an die Oberfläche tritt.

Die Reizung des Triggerpunktes im Rahmen der Schmerzpalpation sowie durch die Spitze der Kanüle bei der Injektion produziert regelmäßig eine Trias von

- Schmerzäußerung des Patienten, begleitet von reflektorischen Ausweichbewegungen (**„jump sign"**),
- rascher Zuckung im Verlauf der zugehörigen Muskelfaser (**„local twitch response"**) und
- reproduzierbarer Auslösung des Ausstrahlungsschmerzes (**„referred pain"**).

Das Ergebnis der Infiltration eines Triggerpunktes mit 0,5–1,0 ml des LA ist das sofortige Verschwinden des lokalen wie des Ausstrahlungsschmerzes. Der Langzeiteffekt dieser Maßnahme wird gesichert durch die sofort anzuschließende passive Dehnung des Muskels über seine gesamte physiologische Länge. Zur vollständigen Rehabilitation und zur Prophylaxe des Rezidivs gehört die Analyse der auslösenden Faktoren, die oft in einer Fehl- oder Überbelastung des Muskels durch pathologische Bewegungsmuster liegen. Die Korrektur dieser Ursachen erfolgt durch ein aufklärendes Gespräch und die kontrollierte Verordnung von physiotherapeutischen Maßnahmen (Krankengymnastik auf neurophysiologischer Grundlage: PNF, manuelle Therapie, Bobath, medizinische Trainingstherapie etc.).

7.6
Intraartikuläre Injektion

Die Indikation für eine intraartikuläre Injektion ist streng zu stellen. Obwohl Gelenkinfektionen bei der Applikation eines LA extrem selten berichtet werden, besteht ein Restrisiko, das trotz der beschriebenen bakteriostatischen Effekte der LA, z.B. des Procain, zu berücksichtigen ist. Die durch eine eindeutige Indikation begründete Injektion muß unter aseptischen Kautelen – nach erfolgter Aufklärung und mit Zustimmung des Patienten – erfolgen.

Indikationen

Indikationen für eine intraartikuläre Injektion sind alle Zustände, bei denen eine Beteiligung von intrakapsulär gelegenen Strukturen an der Ausprägung des aktuellen Krankheitsbildes durch die klinische Untersuchung nachgewiesen oder aufgrund der Symptomatik zu vermuten ist. In diesen Fällen erhält die Injektion wiederum den Charakter der diagnostischen Probeinjektion. Ein Verschwinden der Symptome bestätigt die Verdachtsdiagnose einer relevanten intraartikulären Läsion.

In Frage kommen

- frische Traumata mit Läsionen von Knorpel, Menisken, Synovialmembran, Ligamenten und Kapselstrukturen, Zustände nach zurückliegender Verletzung,
- degenerative Erkrankungen mit und ohne synoviale Aktivität (Reizerguß, aktivierte Arthrose),
- nicht erregerbedingte Entzündungen (rheumatisch, peri- und postinfektiös-reaktiv),
- Zustand nach operativem Eingriff am Gelenk (neurogene Entzündung nach iatrogener Irritation),
- intraartikuläre Reaktionsphänomene bei periartikulärer Läsion, falls eine extraartikuläre Therapie nicht ausreichend ist (Bursitiden, Kapselläsionen, ligamentäre Überlastung).

Nach chirurgischer Desinfektion des Operationsgebietes erfolgt die Injektion (Handschuhe!) mit der dünnsten Nadel auf kürzestem Wege unter Schonung der peri- und intraartikulären Weichteile. Die Injektionsmenge richtet sich nach dem zu erwartenden Volumen des Gelenkbinnenraums. Sie reicht von 0,2 ml für die kleinen Gelenke der Extremitäten bis zu 5,0 ml für die großen Gelenke. Mit gleicher Technik werden zwischen 0,5 und 5,0 ml periartikulär unter Vorschieben der Nadel bis zum Gelenk im Bereich der Weichteile appliziert, wobei gleichzeitig ein evtl. vorhandener Hautstanzzylinder subkutan ausgespritzt wird. Die Behandlung der gelenkumgebenden Strukturen in einer Sitzung verbessert das Ergebnis der intraartikulären Injektion (Segmenttherapie; Quaddel nicht vergessen!).

7.7 Nervenblockade

Ziel der Blockade eines peripheren Nervs ist primär die Ausschaltung von afferenten nozizeptiven Impulsen aus der Peripherie einer größeren, diesem Nerv zugehörigen Region des Körpers. Sie ist dann indiziert, wenn die zu behandelnde Region eine vielschichtige Symptomatik aufweist, deren Ursache nicht einer einzelnen oder nur wenigen Strukturen zugeordnet werden kann. Die Infiltration an die Spinalnervenwurzel schaltet alle somatischen und vegetativen Afferenzen aus dem zugehörigen Segment aus. Sie stellt die umfangreichste Maßnahme im Rahmen der Segmenttherapie dar. Das Ausbleiben der nozizeptiven Afferenzen reduziert u.a. auch die Aktivität der reaktiven neurogenen Entzündungsmechanismen.

Von besonderem Nutzen ist die Nervenblockade bei einer peripheren traumatischen oder iatrogenen Nervenläsion mit oder ohne Durchtrennung der Kontinuität des Nervs. Wenn der periphere Nerv selbst durch äußere (mechanisch, Kompression) oder innere (metabolisch) Irritationen zur Quelle von neuralgischen oder neuropathischen Schmerzen wird, ist die wiederholte Infiltration mit einem LA im Bereich der Läsion oder an der zugehörigen Spinalwurzel indiziert.

Als Methode der Wahl gilt die Umflutung des Spinalganglions im Foramen intervertebrale bei dessen entzündlicher Affektion im Rahmen eines Zosters.

Was therapeutisch z.B. beim Phantomschmerz wirksam ist, muß prophylaktisch als Standard in alle operativen Disziplinen Einzug halten. Wie durch klinische Untersuchungen bestätigt werden konnte, lassen sich sowohl postoperative Schmerzen als auch die Entwicklung von Phantomschmerzen durch eine präoperative Regionalanästhesie, zusätzlich zur Allgemeinnarkose, vermindern bzw. vermeiden!

Ein weiterer Effekt der peripheren Nervenblockade ist die Ausschaltung der efferenten vegetativen Fasern, die mit dem Ast des Spinalnervs ihr Zielgebiet erreichen. Hierdurch wird allerdings nur ein Teil der sympathischen Innervation in der Region unterbrochen, so daß lediglich ein Teileffekt im Sinne der Sympathikolyse zu erwarten ist.

Seltener ist eine diagnostische oder therapeutische Blockade der dicken, myelinisierten propriozeptiven oder motorischen Fasern eines peripheren Nervs durch Verwendung einer höher konzentrierten Lösung des LA (1–2%) anzustreben.

Beispielhafte Indikationen hierfür sind:

- anhaltendes Faszikulieren oder Fibrillieren der Muskulatur (auch Singultus! N. phrenicus),
- metabolisch oder ischämisch induzierte Muskelspasmen,
- pathologisches Bewegungsmuster bei gestörter Körperwahrnehmung (nach Trauma, Immobili-

sierung, Nervenläsion, bei entzündlichen und degenerativen Gelenkerkrankungen).

Ausführung

Die Infiltration erfolgt möglichst dicht *an*, jedoch *nicht in* den Nerv! Dessen Verletzung muß wegen der Gefahr einer postinfiltrativen Neuralgie vermieden werden. Die Menge des LA richtet sich nach der evtl. Ausdehnung einer Nervenläsion, der zu erwartenden Dicke des Nervs und, bei unsicherer Plazierung der Nadelspitze, nach der durch Diffusion zu überbrückenden Wegstrecke im Gewebe. Die großen Mengen (30–40 ml!), die für schmerztherapeutische Plexusblockaden im Bereich der Extremitäten notwendig sind, erfordern wegen der möglichen systemischen Nebenwirkungen der LA einen Überwachungsaufwand, der in der Regel nur stationär oder in Spezialpraxen durchführbar ist.

Für die schonende Injektion an die Spinalnervenwurzel empfiehlt sich die Verwendung einer Spinalkanüle.

Aufklärung und Überwachung

Vor der Injektion ist der Patient über die zu erwartenden sensiblen und evtl. motorischen Funktionsausfälle zu informieren. Nach der Injektion an größere Nervenstämme und an die Spinalnervenwurzel ist eine Überwachung bis zum sicheren Abklingen eventueller Lähmungserscheinungen angezeigt. Vom Führen eines Kfz nach der Infiltration sollte aus juristischen Gründen grundsätzlich abgeraten werden (Dokumentation!).

7.8
Injektion an den Sympathikus

Die Injektion an die Strukturen des sympathischen Systems dient der Ausschaltung der vegetativ vermittelten Prozesse der Nozireaktion

- im Segment oder
- im Quadranten.

Zielstrukturen sind die prävertebralen Ganglien des Sympathikus. Da den einzelnen Spinalnerven jeweils sympathische Fasern aus mehreren Segmenten zufließen und die inneren Organe wiederum plurisegmental versorgt werden, ist es notwendig, größere Mengen (5–10 ml) in der prävertebralen Schicht zu verteilen. Durch Diffusion erreicht das LA in dem lockeren Bindegewebe die benachbarten Grenzstrangganglien kranial und kaudal des Kernsegmentes. Dies gilt für alle Injektionen kaudal des Ganglion stellatum. Die Infiltration der Halsganglien (Ganglion cervicale inferius/medium) ist wegen möglicher reflektorischer Auswirkungen durch eine mechanische Irritation des Karotissinus langsam mit 3,0 bis maximal 5,0 ml vorzunehmen!

Das Ergebnis der Sympathikusblockade ist eine Verbesserung der Durchblutung im Versorgungsgebiet des/der Ganglions/en durch Sympathikolyse. In den entsprechenden Segmenten ermöglicht die begleitende Ausschaltung der viszerosensiblen Fasern eine physiologische Autoregulation der gestörten Organfunktionen.

Entsprechend breit kann das Indikationsspektrum der Sympathikusblockade gestellt werden:

- alle Arten von reflektorischen und funktionellen arteriellen Durchblutungsstörungen im Bereich der Organe, des Kopfes, der Extremitäten etc.,
- venöse Durchblutungsstörungen bei Zustand bei/nach Thrombose, Phlebitis,
- lymphatische Stauungszustände,
- klinisch manifestes und subklinisches (s. S. 15) reflexdystrophisches Syndrom (SRD).

Technische Besonderheiten

Aufgrund der Topographie des Grenzstrangs und seiner Ganglien ergeben sich in Abhängigkeit von der zu infiltrierenden Region unterschiedliche, z.T. gravierende Komplikationsmöglichkeiten. Eine allen Situationen gewachsene sichere Anwendung der Blockadetechniken setzt wiederum eine subtile Kenntnis der anatomischen Gegebenheiten und das Beherrschen der Prinzipien der manuellen Diagnostik ebenso voraus wie den routinierten Umgang mit der Injektionsspritze sowie mit allfälligen Komplikationen auf der Basis eines regelmäßig aufgefrischten Notfalltrainings.

Technisch bedingte Komplikationen:

- zentrale Lähmung durch intravasale Injektion (A. carotis) bei der Stellatumblockade,
- intrathekale Injektion bei allen Blockaden mit Ausbildung einer Querschnittssymptomatik,
- Pneumothorax bei thorakalen Blockaden.

Es wird an dieser Stelle nochmals darauf hingewiesen, daß es sich dabei um Komplikationen handelt, die durch entsprechende Sorgfalt im Vorgehen vermeidbar sind!

7.9
Behandlung über vasale Strukturen

Die parenteral-intravasale Injektion einer geringen Menge des LA wurde bereits frühzeitig von den Neuraltherapeuten genutzt, um eine „allgemeine Umstimmung" der gestörten vegetativen Regulation zu erzielen. Im Rahmen der modernen Schmerztherapie findet die Infusionsbehandlung mit Lidocain bei den verschiedensten Schmerzsyndromen zunehmend breitere Anwendung.

7.9.1
Intravenöse Injektion

Durch eine Bolusinjektion von 1,0–2,0 ml Procain werden vasomotorische Kopfschmerzen, Migräne, dysfunktionelle Zustände der Thorax-, Abdominal- und Beckenorgane sowie Hirnfunktionsstörungen im Sinne einer „Endoanästhesie" von Rezeptoren der inneren Organe gebessert.

Die Injektion erfolgt zügig in die Kubitalvene auf der Seite der Störung bei einseitigen Beschwerden bzw. im Wechsel bei beidseitiger Symptomatik. Nach Entfernen der Nadel aus der Vene werden noch ca. 0,2–0,5 ml des LA extravasal im Bereich der perivaskulären vegetativen Geflechte deponiert.

Eine weitere Indikation für eine intra- und perivenöse Injektion des LA ist die chronische venöse Insuffizienz mit ihren Erscheinungsformen der Varikose, der Thrombophlebitis, des postthrombotischen Syndroms und des Ulcus cruris. Hierbei kommt dem Procain aufgrund seiner nachgewiesenen durchblutungsverbessernden und antientzündlichen Wirkung eine besondere Bedeutung zu. Die Injektion erfolgt in und an entzündlich veränderte Gefäßabschnitte, an variköse Komplexe und in die Ulkusränder. An die übergreifende Quadrantenwirkung einer sympathikolytischen lumbalen Grenzstrangblockade sei erinnert.

7.9.2
Infusion mit Lokalanästhetika

Eine Infusion mit 50–200 mg Lidocain in 250 ml physiologischer Kochsalzlösung, die über eine Zeit von 30–60 min appliziert wird, erzielt Plasmaspiegel, die gerade ausreichend sind, um vegetative und z.T. auch afferente sensible Strukturen vorübergehend auszuschalten, so daß ihr Einsatz bei zentralen und bei vegetativ vermittelten Schmerzen sinnvoll erscheint. Verbreitet sind polypragmatisch anmutende Mischinfusionen von LA mit Aspisol, Kortikoiden und Vitamin-B-Komplex bei akuten Wurzelkompressionssyndromen mit durchaus überzeugenden Erfolgen. Gute Ergebnisse werden auch von einer LA-Infusionstherapie unmittelbar nach einer HWS-Beschleunigungsverletzung berichtet, durch welche die oft erst mit Latenz auftretenden heftigen Kopfschmerzen meist verhindert werden sollen (Baudet 1993, persönliche Mitteilung).

Entsprechend den Richtlinien für die Schmerztherapie ist auch hier die kontinuierliche Überwachung der Kreislauffunktionen Voraussetzung für eine anerkannt kunstgerechte Durchführung der Behandlung.

7.9.3
Intraarterielle Injektion

Eine intraarterielle und perivasale Applikation von LA verbessert u. U. wesentlich die Beschwerden von Patienten mit einer peripheren arteriellen Verschlußkrankheit. Mit dünner Nadel werden 1,0–2,0 ml intravasal injiziert und mit weiterer 2,0–3,0 ml die sympathischen Geflechte umflutet. Das Risiko der Ablösung von atheromatösen Plaques ist zu bedenken.

Über die gefäßbegleitenden Nervengeflechte können auch funktionelle Gefäßspasmen wie z.B. beim Morbus Raynaud erfolgreich therapiert werden. Ergänzend ist eine Blockade des zervikalen oder lumbalen Grenzstrangs wirksam.

7.9.4
Behandlung über das Lymphsystem

Als Begleitsymptom vieler Herderkrankungen findet sich in den zugehörigen Lymphprovinzen eine ödematöse Durchtränkung des weichen Bindegewebes. Eine oft behandlungsbedürftige Region ist aufgrund der Häufigkeit von manifesten, überwiegend jedoch klinisch stummen Herdbelastungen im Kopfbereich die Zone am Kieferwinkel, wo die Lymphbahnen des Kopfes konfluieren („Winkeldrüse"). Die Subkutis ist hier wie anderenorts im typischen Fall erheblich verdickt, vermindert abhebbar und bereits bei leichter Kompression stark druckschmerzhaft. Ein vergleichbarer Befund entsteht in der Inguinalregion bei

Zustand nach Unterbauchoperationen, z. B. Herniotomien, abdominaler Uterusextirpation, Sectio caesarea etc., sowie nach und bei rezidivierenden Infektionen des Genitales, aber auch infolge von entzündlichen Erkrankungen im Bereich der gesamten unteren Extremität. Entsprechendes gilt für alle peripheren und zentralen Lymphknotenstationen.

Als Lokaltherapie lindert die Infiltration der entzündlich veränderten Areale bei Lymphangitis und Lymphadenitis den Entzündungsschmerz und beschleunigt die Abheilung. Wegen des gefäßerweiternden Effektes ist auch hier dem Procain der Vorzug zu geben.

Die großzügige Durchtränkung der Region mit 2,0–5,0 ml des LA unter Verwendung einer dünnen Nadel (0,42 × 20 oder 42), evtl. unter Zusatz eines den Lymphfluß fördernden Homöopathikums (Lymphomyosot, Lymphaden o. a.) beschleunigt die Lymphdrainage der gesamten Provinz und führt bei Wiederholung zu einer nachhaltigen Entstauung, die ihrerseits zu einer Reduktion von Schmerzsensationen regional, aber auch in entfernten Regionen beitragen kann.

Beispiel: herdbedingte therapieresistente Epikondylopathie – Infiltration mit der angegebenen Mischung am homolateralen Kieferwinkel. Diese Injektionstechnik hat einen differentialdiagnostischen Aussagewert bezüglich einer komplizierenden Herderkrankung.

7.10
Herdinfiltration

Ziel der Injektion an eine nachgewiesene oder verdächtige Herdstruktur, der ein chronisch veränderter nozizeptiver Input mit einer zeitabhängig und exzentrisch wirksamen Komponente auf die Nozireaktion zukommt, ist die Ausschaltung aller Afferenzen aus dem Herd. Hierzu ist es erforderlich, alle afferenten Fasern aus der als Herd definierten Struktur mit dem LA zu erreichen, so daß der Erfolg und die Aussage dieser zunächst wieder als diagnostisch einzustufenden Maßnahme davon abhängt, ob die Infiltration alle Grenzbereiche des dreidimensionalen Herdes mit den dort verlaufenden, durch die herdbildenden Vorgänge traumatisierten Fasern umflutet hat. Diese weisen nicht selten die Eigenschaften eines amputierten Nervs mit der Ausbildung eines Neurinoms infolge des frustranen Auswachsens in ein nicht mehr zugängliches Ausbreitungsgebiet auf. Die Herdtestung und eine evtl. anzuschließende Herdbehandlung sind deshalb mit besonderer Sorgfalt vorzunehmen.

Tempora mutantur – Sekundenphänomen nach Huneke

Die optimale Reaktion auf die neuraltherapeutische Testung eines verdächtigen Störfeldes ist das sofortige Verschwinden aller nozireaktiven Symptome im Bereich der ferngestörten Strukturen. Mit Sicherheit kann festgestellt werden, daß die von Huneke beschriebene Häufigkeit des Sekundenphänomens heute nicht mehr zu beobachten ist. Parallel dazu ist eine deutliche Tendenz zu Chronifizierungsprozessen bei Krankheiten aller Fachbereiche zu verzeichnen. Die spektakulären, saftreich-exsudativen Krankheitsbilder mit krisenhaftem Verlauf, die zu Zeiten Hunekes noch alltäglich waren, haben zunehmend den „trockenen", schleichenden und chronischen Prozessen Platz gemacht.

Als Ursache hierfür dürfte eine bereits im Kindesalter beginnende, nicht unwesentlich durch Ernährungsfaktoren und Bewegungsmangel begünstigte generelle Belastung des Mesenchyms durch Umweltnoxen im weitesten Sinne anzusehen sein. Als eine entscheidende Folge resultiert eine Übersäuerung des Gewebes, die zu einer Vernetzung der bindegewebigen Grundsubstanz und einer Veränderung der elektrischen Eigenschaften von Zellmembranen führt. Hierdurch scheint die rasche und rigorose Reaktivität des weichen Bindegewebes auf lokal einwirkende Irritationen verzögert zu werden, wodurch offenbar eine vollständige Ausheilung in kurzer Zeit verhindert wird. Dieser Zeitfaktor hat wahrscheinlich erhebliche Konsequenzen im Sinne der in Abschnitt 2.4 erwähnten neuroplastischen Lernvorgänge im nozifensiven System, dessen Engramme nur durch wiederholtes Löschen der auslösenden Informationen wieder vergessen werden können.

Demzufolge ist eine „Heilung in der Sekunde der Injektion" eher eine seltene Ausnahme geworden. Typisch geworden ist vielmehr die graduelle und protrahierte Symptomverbesserung nach der Injektion an den/die relevanten Herd(e), so daß hier von einem **abortiven Sekundenphänomen** gesprochen werden kann. Die praktischen Konsequenzen hieraus sind zum einen das besonders aufmerksame Registrieren auch geringster Behandlungserfolge sowie zum anderen die Verpflichtung zur Ausdauer bei der Behandlung, die nicht ohne zusätzliche Maßnahmen auskommen wird.

Injektion an störfeldverdächtige Zähne

Da es wegen der in Abschnitt 6.5.4 genannten Gründe oft nicht möglich ist, eine radikale Sanierung aller störfeldrelevanten Zähne durchführen zu lassen, bleibt als „Therapie der zweiten Wahl" zumin-

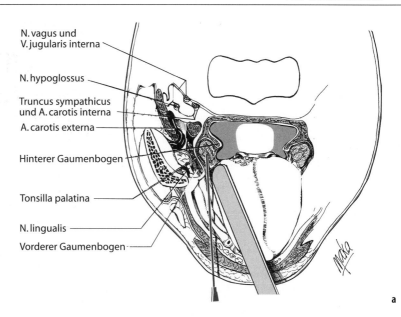

N. vagus und
V. jugularis interna

N. hypoglossus

Truncus sympathicus
und A. carotis interna

A. carotis externa

Hinterer Gaumenbogen

Tonsilla palatina

N. lingualis

Vorderer Gaumenbogen

a

dest die regelmäßige Reduktion der nozizeptiven Belastung aus dem Kieferbereich durch eine wiederholte Injektion an alle in Frage kommenden Zähne. In Verbindung mit der lokalen und/oder segmentalen Behandlung der sekundär in das Herd-Störfeld-Geschehen eingebundenen Strukturen gelingt es nicht selten, eine befriedigende Symptomabschwächung zu erzielen. Allerdings ist der Patient von vornherein darüber zu informieren, daß es sich dabei lediglich um eine symptomatische Therapie handeln kann, die eine multimodale Langzeitbehandlung erfordert. Die Behandlungsfrequenz liegt in diesen Fällen erfahrungsgemäß bei 1mal pro Woche bis 2mal pro Monat.

Das technische Vorgehen entspricht der in Abschnitt 6.5.5 beschriebenen Art und Weise. Wegen der Wichtigkeit sei noch einmal erwähnt, daß jeder Zahn einzeln zu infiltrieren ist.

Injektion an die Nasennebenhöhlen

Sowohl für die Testung auf Herdrelevanz als auch für die Behandlung empfiehlt sich ein standardisiertes Vorgehen. Da meist eine chronisch-entzündliche Beteiligung aller Nebenhöhlen anzunehmen ist, erfolgen die Injektionen im Einzugsgebiet der beiden ersten Trigeminusäste. Nur bei klinisch eindeutiger monolokulärer Manifestation ist die Reduktion auf einen Injektionsort ausreichend.

Das Injektionsschema umfaßt

- Infiltration an die Nasenwurzel (V 1, Akupunkturpunkt Yin Tang/Ex1) mit 1,0 ml,
- Injektion an den N. supraorbitalis (V 1) beiderseits,
- Injektion an den N. infraorbitalis (V 2) beiderseits.

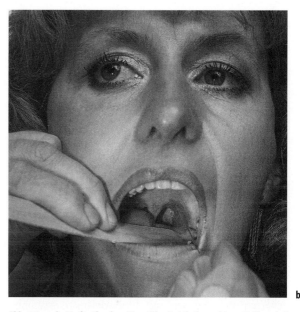

b

Abb. 7.2a–d. Technik der Tonsilleninjektion. (Aus Pellegrini et al. 1996)

Bei einer auf dieses Schema nicht reagierenden Affektion der Nebenhöhlen ist u. U. zusätzlich die Injektion an das Ganglion sphenopalatinum zur Steigerung der Wirkung vorzunehmen (Technik s. Kap. 12 „Praxis der TLA").

Injektion an die Tonsillen(narben)

Eine Injektion *in* die chronisch entzündeten Tonsillen ist wegen der Gefahr eines Tonsillarabszesses

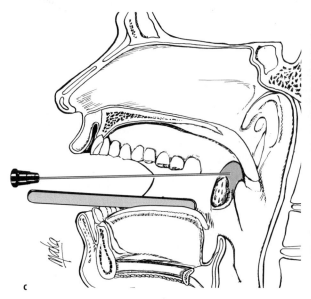

c

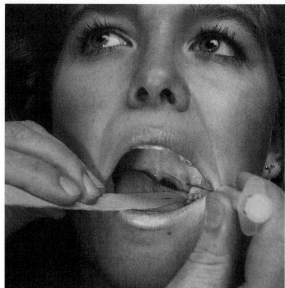

d

Abb. 7.2 c–d (Legende s. S. 65)

strikt zu vermeiden! Traditionell wird die Injektion jeweils an die sog. oberen und unteren Pole der Gaumenmandeln empfohlen. Betrachtet man die Topographie der nervösen Strukturen (Rr. tonsillares des N. glossopharyngeus), welche die Tonsillen versorgen, erscheint es ausreichend, sich auf den unteren Mandelpol zu beschränken, von wo die sensiblen und vegetativen Faserbündel aszendierend die Tonsillen von kaudal erreichen. Bedeutsam erscheint die unmittelbare Nachbarschaft zu den vegetativen Ganglien des Sympathikus (Ganglion cervicale superius) und des Parasympathikus (Ganglion inferius nervi vagi), welche die so häufige Störfeldwirkung der Tonsillen und auch die oft verblüffenden Effekte einer Tonsilleninjektion erklären könnte. Der untere Pol wird zwischen dem Zungengrund und dem hinteren Ende des Unterkieferalveolarfortsatzes an der Basis des Arcus palatoglossus mit der Nadelspitze erreicht.

Die Rachenmandel (Tonsilla pharyngea), als sog. Adenoide häufiges Substrat HNO-ärztlicher Tätigkeit im Kindesalter, ist als Bestandteil des lymphatischen Rachenrings ebenfalls mögliche Zielstruktur einer Störfeldtestung und -behandlung. Sie befindet sich versteckt hinter dem weichen Gaumensegel an der hinteren Wand des Nasenrachens in der Kuppel des Pharynx.

Technik der Tonsilleninjektion

Tonsilla palatina. Der Patient wird angehalten, während der Injektion durch den Mund zu atmen, damit die nicht herausgestreckte Zunge, die sich bei Nasen-

atmung reflektorisch zum Gaumen wölbt, abgeflacht mit einem Spatel innerhalb des Alveolarbogens fixiert werden kann.

Eine fest auf der Spritze aufsitzende (Gefahr der Nadelaspiration!) 6,0–8,0 cm lange Nadel wird bei weit geöffnetem Mund unter Zuhilfenahme eines beleuchteten Spatelhalters über die Unterkieferzahnreihe der Gegenseite in die Nische dorsomedial des Alveolarfortsatzes vorgeführt und ca. 5 mm tief submukös eingestochen. Nach negativer Aspiration (Nachbarschaft zur A. palatina ascendens, Gefahr der Strömungsumkehr in Richtung der A. carotis bei hohem Injektionsdruck!) werden 0,5–1,0 ml des LA langsam infiltriert. Bei Zustand nach Tonsillektomie erfolgt die Injektion mit maximal 1,0 ml submukös nach negativer Aspiration in das Zentrum der Narbe (Abb. 7.2 a–d).

Tonsilla pharyngea. Die 8,0 cm lange Nadel, Kaliber 0,60, wird ca. 1 cm hinter der Kante des harten Gaumens und knapp neben der Mitte des Gaumensegels, wo das Bindegewebe zu einer Raphe verdickt ist, durch den weichen Gaumen gestoßen und vorsichtig weiter vorgeführt. Nach etwa 2–3 cm erreicht die Nadelspitze knöchernen Widerstand an der Pars basilaris ossis occipitalis. Nach negativer Aspiration Infiltration von 0,5–1,0 ml des LA.

Injektion an die Organe des kleinen Beckens

Uterus, Adnexe, Blase und Prostata sind als potentielle Störfelder zu vermuten, wenn Fernstörungen

wie z.B. Kopfschmerzen, Migräne, Lumbosakralgie
u.a. im Anschluß an eine Entzündung oder auch eine
operative Maßnahme im Bereich dieser Organe
aufgetreten sind. Ebenfalls störfeldverdächtig sind
chronische, meist oligo- oder asymptomatisch ver-
laufende Entzündungen wie z.B. auch die benigne
Prostatahyperplasie. Die Injektion erreicht die vegetativen Plexus des kleinen Beckens.

Der praxisgerechte Zugangsweg liegt suprapu-
bisch. Vor der Injektion ist die Harnblase zu entlee-
ren. Je nach Bauchumfang wird eine Nadellänge zwischen 8,0 und 12,0 cm benötigt. Der senkrechte Einstich durch die Haut erfolgt etwa 1 QF medial der gut
tastbaren A. femoralis oberhalb des Leistenbandes
und des oberen Schambeinastes. Mit Stichrichtung
auf den Anus, d.h. leicht mediokaudal, wird die Nadel unter langsamem Vorspritzen am Schambein
vorbei soweit in das Spatium paravesicale vorgeführt, bis ein Ausstrahlungsschmerz in die Harn-
röhre und das äußere Genitale den richtigen Sitz der
Nadel signalisiert. Hier werden nach negativer Aspiration 5,0 ml des LA pro Seite deponiert.

Eine Perforation des Peritoneums ist bei regel-
rechtem Vorgehen ausgeschlossen. Möglich ist eine
Verletzung von epigastrischen und paravesikalen
Blutgefäßen mit der Ausbildung von Hämatomen,
die u.U. einer chirurgischen Versorgung bedürfen,
worauf der Patient vorher hinzuweisen ist. Eine versehentliche Punktion der Blase ist bedeutungslos.

Narbeninfiltration

Da zwar grundsätzlich jede Narbe nach Trauma, Entzündung oder Operation als potentielles Störfeld in
Frage kommt, jedoch nicht jede Narbe am aktuellen
Geschehen beteiligt ist, empfiehlt sich ein rationelles
und patientenschonendes Vorgehen, um überflüssige
Infiltrationen zu vermeiden. Verdächtig erscheinen
zunächst alle sekundär geheilten Wunden mit Ver-
wachsungen, Keloid und Schrumpfungstendenz. Ein
weiteres Kriterium ist eine dem Alter der Narbe nicht
mehr gemäße Gefäßinjektion. Aufmerksamkeit erregen darüber hinaus hyperästhetische Narben und
solche, die unter Streß oder bei Wetterwechsel inter-
mittierend symptomatisch werden. Eine topographische Zuordnung erfolgt unter segmentalen Aspekten
oder unter Berücksichtigung des Verlaufs von Akupunkturmeridianen. Selbst unscheinbare Narben im
Bereich von Akupunkturpunkten können erhebliche
Fernwirkungen entfalten. Das gleiche gilt für Narben, die Meridiane kreuzen und dadurch den Fluß
der Energie (Qi) unterbrechen (Beispiel Magenmeridian: Strumektomie, Mastektomie, Cholezystektomie, Herniotomie, Appendektomie, Knieoperation;
Abb. 7.3).

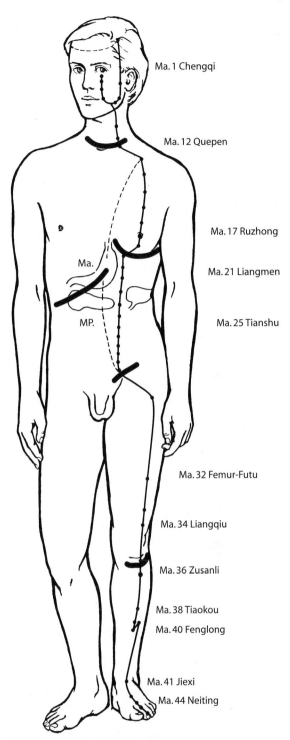

Abb. 7.3. Magenmeridian, in dessen Verlauf sich die Narben
nach häufig durchgeführten operativen Eingriffen befinden:
Strumektomie, Mastektomie, Cholecystektomie, Herniotomie,
abdominelle Uterusextirpation, Arthrotomie des Kniegelenks
und des Sprunggelenks. (Mod. nach Stux et al. 1993)

Die gesamte Region, z.B. eine Appendektomienarbe, ist sowohl oberflächlich subkutan als auch in der Tiefe großzügig mit bis zu 10,0 ml und mehr des LA zu durchfluten, wobei darauf zu achten ist, daß auch die innersten Grenzbereiche der Narbe erreicht werden. Das oft geübte alleinige Unterspritzen der kutanen Narbe, die u.U. durch eine imposante Keloidbildung regelrecht hierzu provoziert, reicht nicht aus, um ein diagnostisch verwertbares und therapeutisch effektives Ergebnis zu erzielen.

Da nur selten eine operative Narbenkorrektur in Frage kommt, die ihrerseits ohnehin eine erneute Narbenbildung induziert, ist eine wiederholte Infiltration bis zur anhaltenden Beschwerdefreiheit indiziert. Da es sich um keine kausale Sanierung handeln kann, sind Rezidive zu erwarten, die ein wiederholtes gleiches Procedere erfordern.

Regelmäßigen Wiederholungen im Sinne von „neuraltherapeutischen Kuren" im beschwerdefreien Intervall ist durchaus ein präventiver Charakter bezüglich der Entwicklung von altersassoziierten Erkrankungen zuzusprechen.

Sollte weder durch eine segmentale Infiltrationstherapie im Bereich der symptomatischen Strukturen noch durch eine konsequente Störfeldbehandlung eine Besserung zu erzielen sein, ist davon auszugehen, daß die Reaktionsbereitschaft auf reflextherapeutische Maßnahmen blockiert oder ganz erloschen ist. Es besteht eine sog. Regulationsstarre.

7.11
Regulationsstarre

Hypothetische Betrachtung

1. Gesundheit ist Ausdruck einer **ausreichenden Regulationskapazität** zur adäquaten Bewältigung aller inneren und äußeren Streßfaktoren. Es besteht Symptomfreiheit.
2. Die Einwirkung von unphysiologischen Dauerreizen im Sinne des Distreß, toxische Umweltbelastungen mit biologisch nicht abbaubaren Stoffen, Defektheilungen nach durchgemachten Erkrankungen etc., kurz: alle chronisch einwirkenden Irritationen, führen additiv mit der Zeit zu einem **Zustand der eingeschränkten Regulationskapazität,** der unter bestimmten Bedingungen Krankheit zuläßt. In dieser Phase der aktivierbaren Regulationsmechanismen ist der Einsatz von reflextherapeutischen Verfahren allein oder komplementär zu schulmedizinischen Methoden sinnvoll und erfolgreich.
3. Bei zunehmender Einwirkungsdauer und weiterer Summation von Irritationen im weitesten Sinne resultiert nach einer mehr oder weniger langen **Phase der Regulationsstarre bei erhaltener Regulationsreserve**
4. der meist nicht mehr behebbare **Zustand des Regulationsversagens.** Abgestufte Folgen sind die Chronifizierung der Erkrankung(en), die Therapieresistenz, eine unaufhaltsame Progredienz und letztlich der letale Ausgang.

Erweist sich nun ein aktuelles Krankheitsgeschehen als therapieresistent, ist zu prüfen, ob lediglich eine Regulationsstarre oder bereits ein Regulationsversagen vorliegt. Wichtige Hinweise sind meist aus der erweiterten Anamnese zu gewinnen. Die entscheidende Aussage ist von einer Probebehandlung im Sinne einer allgemeinen Umstimmung zu erwarten. Die zu diesem Zweck differentialtherapeutisch einzusetzenden Verfahren dienen einerseits der Entlastung des Mesenchyms über sog. Entgiftungsmaßnahmen und andererseits der Provokation neuraler, humoraler und zellulärer Abwehrmechanismen. Im positiven Fall kommt es über eine kurze Phase der Symptomverschlimmerung, evtl. begleitet von allgemeinen Symptomen, die grippalen Charakter aufweisen, zur Verbesserung des Befindens. Erst wenn dieser Zustand erreicht ist, können die zuvor vergeblich angewendeten Verfahren der Reflextherapie, aber auch medikamentöse Maßnahmen, wieder aussichtsreich eingesetzt werden. Dies betrifft gleichermaßen die Behandlung über das Störfeld, das einerseits selbst zur Ursache einer Regulationsstarre werden kann, andererseits aber in vielen Fällen lediglich eine von mehreren pathogenetischen Komponenten des aktuellen Geschehens darstellt.

Folgende Mittel und Verfahren sind geeignet:
- Eigenblutbehandlung,
- Impfungen mit Kutivakzine,
- Thymuspeptide,
- Mistellektine,
- Darmsanierung,
- ausleitende Verfahren,
- Fastenkuren,
- Ernährungsumstellung,
- Bewegungstherapie,
- psychosoziale Hygiene.

Die Vorgehensweise hierbei ist den Lehrbüchern der Naturheilkunde zu entnehmen.

Ein Versagen auch dieser umstimmenden Verfahren belegt das Vorliegen eines Regulationsversagens, das nur noch durch palliative oder substituierende Maßnahmen behandelt werden kann.

Aus dem bisher Gesagten kann gefolgert werden, daß

- jeder Mensch Träger von teils potentiellen, z.Z. kompensierten und daher stummen, teils aktiven, d.h. symptomauslösenden Störfeldern ist,
- jede aktuelle Krankheit durch diese Störfelder modifiziert wird,
- die TLA/Neuraltherapie aufgrund ihrer Wirkungsweise über ein relativ spezifisches therapeutisches Fenster den Zugang zum Herd-Störfeld-Geschehen ermöglicht,
- die Größe dieses Fensters durch die Kombination mit anderen Verfahren wesentlich erweitert werden kann,

- ein Regulationsversagen bzw. eine Regulationsstarre ohne eine ausreichende und v.a. aktivierbare Regulationsreserve keine Indikation für den Einsatz eines reflextherapeutischen Verfahrens darstellt. Die Infiltrationstherapie mit LA ist in diesen Fällen lediglich Bestandteil einer palliativen Schmerztherapie. Sie verliert vollständig den Charakter eines Regulationsverfahrens.

KAPITEL 8

TLA/Neuraltherapie in Kombination mit anderen Verfahren

Die Infiltrationstherapie mit LA vermag viel, aber nicht alles. Sie ist häufig als alleinige Maßnahme wirksam bei akuten Schmerzen, die ihre Ursache in einer peripheren Irritation von Nozizeptoren haben. Ein vergleichbar guter Effekt ist mit einer Segmenttherapie bei funktionellen Störungen innerer Organe zu erzielen. Je komplexer jedoch die Symptomatik und je länger die Anamnese, um so eher ist der Therapeut gehalten, die Infiltrationstherapie in ein multimodales Behandlungskonzept einzubinden. Die wichtigsten Verfahren, die in fast jeder Praxis ohne Schwierigkeiten eingesetzt werden können, sollen im folgenden kurz umrissen und in ihrer Beziehung zur TLA/Neuraltherapie beleuchtet werden.

8.1
TLA und manuelle Medizin

Die außerordentliche Bedeutung der manualmedizinischen Diagnostik für einen erfolgreichen Einsatz der Infiltrationstherapie wurde bereits ausführlich dargestellt. Der wesentliche Inhalt der manuellen Therapie war bis vor wenigen Jahren noch die Beseitigung der hypomobilen reversiblen Funktionsstörung von Gelenken, vornehmlich im Bereich der Wirbelsäule, die als Blockierung bezeichnet wird. Mit gewachsenem Einblick in die neuro- und pathophysiologischen Grundlagen der Funktionsstörungen des Bewegungssystems haben sich die Schwerpunkte erheblich verschoben, so daß die manuelle Therapie, inzwischen mit unübersehbaren Annäherungen an die Lehrinhalte der Osteopathie, sich nicht mehr als „Pack-und-knack-Methode" versteht. Zunehmend gewinnt die Behandlung über die Muskulatur und die bindegewebigen Weichteile des Bewegungssystems sowie die Einbindung von viszerovertebralen Komponenten an Bedeutung.

Die Berücksichtigung von biokybernetischen Gesetzmäßigkeiten und der darauf begründeten Vernetzung des klassischen Bewegungssegmentes mit allen anderen Funktionssystemen des Organismus rückt die manuelle Medizin bezüglich ihrer Grundlagen und ihrer therapeutischen Ziele in die unmittelbare Nähe der TLA.

Hier wie dort versucht der Behandler, durch seinen therapeutischen Eingriff eine Änderung pathologisch gestörter Afferenzmuster zu induzieren, wodurch die Regulationssysteme in die Lage versetzt werden sollen, ursprüngliche, d.h. physiologisch vorgegebene Reaktionsmuster zu rekonstruieren. Wie alle reflextherapeutischen Verfahren benötigt auch die manuelle Medizin als Substrat den Rezeptor und die intakte afferente wie efferente Leitungsbahn. Ein unabdingbares Kriterium ist die grundsätzliche Reversibilität der funktionellen Störung.

Das therapeutisch wirksame Medium der manuellen Therapie ist der energetische Impuls „von Hand" im weitesten Sinn. Im Gegensatz zum Leitprinzip der TLA, der Reizsubtraktion durch die Blockade von Natriumkanälen im Bereich nozifensiv relevanter Strukturen, benutzt die manuelle Therapie reizadditive Methoden, die über die Aktivierung propriozeptiver Elemente u.a. auf der Basis der Gate-control-Theorie (Melzack u. Wall 1968) indirekt antinozizeptiv wirksam werden und dadurch die Ausgestaltung der Nozireaktion positiv beeinflussen. Da hier zwei unterschiedliche Wirkmechanismen auf neurophysiologischer Grundlage benutzt werden, deren Wirkungen sich addieren, können diese beiden reflextherapeutischen Methoden ideal kombiniert werden.

Die absolute Domäne der manuellen Therapie ist die unkomplizierte Blockierung von Gelenken insbesondere am Achsenorgan und hier speziell im Bereich der oberen HWS und der Kopfgelenke. Keine Injektionsbehandlung ist in der Lage, eine arthrogene hypomobile Funktionsstörung so prompt zu beseitigen. Ergänzend sind aber oft Infiltrationen z.B. im Ansatzbereich der gelenkführenden kurzen Nackenmuskeln im Rahmen der Nachbehandlung zur Verhütung eines Rezidivs angezeigt.

Die regionale Infiltration mit einem LA vor der Durchführung einer Manipulation ist wegen der Ausschaltung von protektiven Schmerzreflexen kontraindiziert! Grundsätzlich gilt diese Aussage für jede Behandlungssituation, die von vornherein aufgrund der manuellen Untersuchungsbefunde ein Noli-me-tangere signalisiert hat.

Durch die situationsgerechte Kombination von infiltrativen und manualmedizinischen Techniken kann die Erfolgsstatistik bei vielen ansonsten nur unbefriedigend zu behandelnden Fällen erheblich verbessert werden.

Die Anwendung von weichen, mobilisierenden Techniken der manuellen Medizin, bei denen Grenzbereiche des Gelenkspiels oder der Muskellänge berührt werden, ist entweder unmittelbar nach einer schmerzhemmenden Infiltration vom infiltrierenden Arzt selbst in Kenntnis des aktuellen Untersuchungsbefundes mit der entsprechenden Vorsicht durchzuführen oder aber im Falle der Delegation an den Physiotherapeuten erst für die Zeit nach Abklingen der Anästhesie des jeweiligen LA zu veranlassen.

Ohne diese Vorsichtsmaßnahmen kann jederzeit eine vorbereitende Quaddeltherapie zur muskulären Entspannung mit manipulativen und mobilisierenden Techniken kombiniert werden. Geeignete Kombinationen sind: Quaddeln und Gelenktraktion, Quaddeln und postisometrische Relaxation, Quaddeln und inhibitorische Techniken, Quaddeln und Trainingstherapie.

Die konsequente Ausschaltung von muskulären Maximal- und Triggerpunkten vermittelt oft erst die Voraussetzung für einen dynamischen Fortschritt im Rahmen der Physiotherapie, so daß Infiltrationen und Krankengymnastik im Wechsel eingesetzt werden können.

Im Falle von Gelenkblockierungen, die mit manuellen Techniken alleine nicht beseitigt werden können, ist eine vorbereitende Serie von Injektionsbehandlungen an alle Strukturen des Segmentes u. U. der Schlüssel zum Erfolg, da diese Blockierungen oft erst sekundär z. B. im Rahmen eines viszerovertebralen Syndroms entstehen. Diese Kombination ist auch zur Prophylaxe der rezidivierenden Blockierung geeignet, wenn etwa eine Organopathie bereits irreversibel chronisch geworden ist und die zugehörigen Segmente dadurch permanent irritiert werden.

Da eine Regulationsstarre meist mit einer globalen Störung der Motilität im Bereich des Bewegungssystems einhergeht, kann über eine mobilisierende Chirotherapie regelrecht Bewegung z. B. in ein nicht mehr ausreichend reagierendes Herd-Störfeld-Geschehen gebracht werden. Andererseits beseitigt nicht selten eine neuraltherapeutische Herdsanierung die aktuelle Therapieresistenz gegenüber einer Manipulationstherapie, die nach der Injektion an das Störfeld auf einmal gelingt.

8.2 TLA und Naturheilverfahren

Um eine gewisse Übersichtlichkeit in diesem weiten Feld zu gewährleisten, sollen die interessantesten Aspekte einer wechselseitigen positiven Beeinflussung von Naturheilkunde und TLA/Neuraltherapie in Beziehung zu den 5 Säulen der Naturheilverfahren nach Kneipp dargestellt werden.

Hydro- und Thermotherapie

Der vegetativ trainierende Effekt von Wasser-, Wärme- oder Kälteanwendungen ist gebunden an eine prinzipiell reagible Vasomotorenfunktion in der Peripherie. Bekannt ist die Unverträglichkeit solcher Maßnahmen bei vielen Patienten mit akutem reflexdystrophischem Syndrom. Nach Beseitigung der Gefäßstarre im Bereich der Endstrombahn durch zentrale oder periphere Sympathikolyse mittels neuraltherapeutischer Techniken sind z.B. Kaltwasseranwendungen oder Wechselbäder dann wieder verträglich und fördern einen Rückgang der Symptome. Eine parallele Fortsetzung der Kneipp-Maßnahmen im häuslichen Milieu steigert die Wirksamkeit einer Infiltrationstherapie durch Verbesserung des „Terrains" (Herabsetzung der Hypersensibilität, Durchblutungssteigerung, muskuläre Entspannung etc.) und trägt damit wesentlich zu dem bei, was in Abschnitt 2.4 als „Schmerzferien" bezeichnet wurde, die nötig sind, um neuronal plastische Prozesse wieder zu vergessen.

Eine Anwendung lokaler Infiltrationen *vor* der Anwendung energiereicher Verfahren wie Reizstrom, Ultraschall oder Mikrowellenbestrahlung in der gleichen Region ist wegen der Gefahr der Gewebsnekrose unbedingt zu vermeiden.

Bewegungstherapie

Bewegungstherapie ist in großen Bereichen identisch mit der bereits unter „manuelle Medizin" abgehandelten Krankengymnastik/Physiotherapie und der Trainingstherapie. Die Wiederherstellung physiologischer nozi- und propriozeptiver Afferenzmuster aus der Muskulatur und den Gelenken durch vorherige und parallel fortgeführte Injektionen an die gestörten Strukturen verbessert den Trainingseffekt einer Bewegungstherapie, mit der erst dann Kraft, Ausdauer und Koordination trainiert werden können, wenn die schmerzbedingte Hemmung der Muskulatur beseitigt worden ist. Mit zunehmendem Trainingseffekt können die Injektionsintervalle bald verlängert werden.

Ernährungstherapie

Heilfasten, basische Diäten und Trinkkuren mit ihrem Einfluß auf die Wiederherstellung eines reaktionsfähigen Bindegewebsmilieus sind grundlegende Maßnahmen, um eine Regulationsstarre, die ein Ansprechen auf lokale wie herdtherapeutische Injektionen verhindert, zu beseitigen. Neuraltherapeutische Segmentbehandlungen ihrerseits unterstützen wirkungsvoll die diätetische Behandlung von ernährungsbedingten Störungen des Intestinums wie Obstipation, funktionelle Diarrhö und Meteorismus sowie von weiteren funktionellen Störungen innerer Organe wie z.B. Cholezystopathie, Reizmagen und irritables Kolon.

Phytotherapie

Gleichsinnig zu dem, was unter „Ernährungstherapie" zur Regulationsstarre gesagt wurde, gibt es mit den Extrakten aus der Brennessel, dem Schachtelhalm, der Goldrute, der Zitterpappel, dem Löwenzahn, der Mariendistel, dem Schöllkraut u.a., sog. ausleitenden Pflanzendrogen, eine zusätzliche Möglichkeit, durch Teekuren oder Monoextrakte das überlastete Mesenchym zu „entgiften" und Herd-Störfeld-Behandlungen wieder erfolgreich durchführen zu können.

Ordnungstherapie

Entspannungstechniken wie autogenes Training, Biofeedback und die Muskelentspannung nach Jacobson unterstützen die durch eine Infiltrationstherapie eingeleitete Verminderung der reflektorischen Muskelverspannungen. Die biopsychosozialen Quellen der Nozireaktion sind einer Gesprächs- und Psychotherapie zuzuführen, wodurch eine zusätzliche Entlastung des nozifensiven Systems im weiteren Sinne erfolgt.

Jede Kurmaßnahme ist zum Scheitern verurteilt, häufig sogar von erheblichen Verschlimmerungen begleitet, wenn sie in einen Zustand der unerkannten Regulationsstarre hinein verordnet wird. Daher ist es eine unabdingbare Notwendigkeit, vor Antritt z.B. einer naturheilkundlich orientierten Heilmaßnahme ein vorhandenes Herd-Störfeld-Geschehen zumindest zu diagnostizieren, in ein Behandlungskonzept einzuarbeiten und wenn möglich vor der Kur zu beseitigen. Sollte dies nicht möglich sein (s. Abschnitt 7.11 „Regulationsstarre"), ist der Kurarzt hierüber zu informieren, damit dieser den Kurverlauf entsprechend therapeutisch planen kann. So läßt sich eine als „starke Kurreaktion" fehlinterpretierte Symptomverschlimmerung vermeiden, die auf eine unverträgliche Zusatzbelastung der Regulationsmechanismen durch die Reizverfahren während der Kur zurückzuführen ist.

Viele Analogien zur Kneipp-Lehre finden sich in der traditionellen chinesischen Medizin (TCM), die mit der Akupunktur eine Behandlungsform benutzt, welche sich zur Kombination mit der TLA/Neuraltherapie geradezu anbietet (Wühr 1988).

8.3
TLA und Akupunktur

Im Verlauf der bisherigen Darstellung wurde bereits mehrmals die Verbindung zwischen der Infiltrationstherapie und der Akupunktur hergestellt. Eine Entsprechung in der Wirkungsweise ist u.a. von der Tatsache abzuleiten, daß oft gleiche Strukturen des reizverarbeitenden Systems an identischen Orten zur Therapie benutzt werden. Die meisten Akupunkturpunkte befinden sich im Bereich von Faszienlücken, durch die Endäste von Hautnerven in Begleitung eines Gefäßbündels aus der Tiefe an die Oberfläche ziehen. Mit überzufälliger Häufung finden sich an diesen Stellen auch Infiltrationspunkte, die von den frühen Neuraltherapeuten ohne Kenntnis der Akupunktur entdeckt worden waren.

Eine wichtige Differenz resultiert allerdings aus der Biographie der jeweiligen Therapierichtung. Während die Akupunktur auf eine Empirie von Jahrtausenden zurückgreifen kann, aus der heraus sich subtile therapeutische Aspekte in einem weiten Spektrum entwickelt haben, die weit über eine lokale Schmerztherapie hinausgehen, steckt die junge TLA/Neuraltherapie gewissermaßen noch in den Kinderschuhen. Die energetischen und psychischen Auswirkungen einer meisterlich durchgeführten Akupunkturbehandlung, die auch heute noch gerne in den Bereich der asiatischen Mystik verwiesen werden, sind das Ergebnis einer wirklich holistischen Betrachtung von Kranksein, bei dem der aktuell erkrankte Mensch in seinem ganzen Beziehungsfeld betrachtet, diagnostisch bewertet und entsprechend umfassend behandelt wird.

Die weit gefaßte chinesische Vorstellung von den gegenseitigen Abhängigkeiten zwischen der Lebensenergie Qi, dem Blut und den Körpersäften kann zum großen Teil ohne Schwierigkeiten auf westliche Theorien von der genetischen Determination, ernährungsabhängigen Stoffwechselprozessen, Umwelteinflüssen, psychosomatischen Wechselbeziehungen, der Psychoneuroimmunologie, der Konditionierung, der neuronalen Plastizität etc. übertragen werden. Die Theorie von Yin und Yang findet eine allerdings nur unvollkommene Entsprechung in dem physiologischen Prinzip der Homöostase als einem dynamischen Fließgleichgewicht in Abhängigkeit von inneren und äußeren Faktoren, die in ständiger Wandlung begriffen sind. Die Elemente der Kontrolle und der Verarbeitung von Reizen in diesem steten Wechselspiel sind Funktionen des in Abschnitt 2.1.1 beschriebenen nozifensiven Systems.

Die Berücksichtigung sog. energetischer Aspekte bei der Auswahl von Akupunkturpunkten und die Entscheidung über die Art der Technik (tonisierend oder sedierend) wurzelt in der Jahrtausende alten Beobachtung unendlich vieler Anwender der Akupunktur. Das empirische Experiment von Versuch und Irrtum hat ein medizinisches Denkgebäude entstehen lassen, dessen Richtigkeit durch sein Überleben über Generationen bestätigt wird.

Vergleichsweise bescheiden muten die meist ungläubig zur Kenntnis genommenen Berichte von Anwendern der Neuraltherapie an, wenn diese über unerklärliche emotionale Ausbrüche oder erstaunliche Steigerungen der Vitalität bei manchen ihrer Patienten nach einer Infiltrationstherapie berichten, Reaktionen, die der Akupunkteur wissend vorausplant und durch eine entsprechende Punktauswahl gezielt einleiten kann.

Das Fehlen einer vergleichbaren Systematik in der TLA/Neuraltherapie ist ihrer noch jungen Tradition und einer unzureichenden wissenschaftlichen Auseinandersetzung mit ihren klinischen Anwendungsmöglichkeiten zuzuschreiben. Die wenigen empirisch gewonnenen Erkenntnisse, die in Form von Fallbeschreibungen der Öffentlichkeit zugänglich geworden sind, tragen immer noch den Charakter des Exotischen. Ihre geringe Zahl steht in keinem statistisch verwertbaren Verhältnis zu der immens großen Zahl der „individuellen Krankheiten", so daß zur Zeit noch jeder Behandler auf seine eigenen Beobachtungen angewiesen ist.

Kombinationen von Techniken der TLA und der Akupunktur, die sich aufgrund von bisherigen Erfahrungen aus der klinischen Anwendung mit einem kalkulierbaren Nutzen einsetzen lassen

Ahshi-(chinesischer Schmerzlaut analog „Aua")oder Locus-dolendi-Punkte können sowohl gequaddelt als auch im Sinne der Maximalpunktinfiltration behandelt werden.

Nahpunkte, z.B. über Gelenkbereichen, entsprechen natürlicherweise segmentalen Punkten der Neuraltherapie. Diese Punkte liegen auf Meridianen, welche die zu behandelnde Region tangieren. TLA: Quaddeln und topische Injektion.

Alarm- und Zustimmungspunkte (Mu/Shu-Punkte) können bei Schmerzen und Funktionsstörungen im Bereich innerer Organe eingesetzt werden:

Die **Mu-Punkte** (s. Anhang) liegen auf der Ventralfläche des Rumpfes und sind auf mehrere Meridiane verteilt. Ihre Topographie ist der Übersicht im Anhang zu entnehmen. Sie finden häufig Verwendung bei akuten Erkrankungen mit starken Schmerzen und kolikartigen Zuständen der Hohlorgane (daher: Alarmpunkte!). Eine weitere Indikation stellen funktionelle Störungen der inneren Organe dar (von der Atemstörung über das Erbrechen und die Obstipation bis zur Reizblase etc.).

Die **Shu-Punkte** (s. Anhang) befinden sich sämtlich auf dem inneren Ast des Blasenmeridians, der in regelmäßigem Abstand von 1,5 Daumenbreiten (des Patienten!) neben der Dornfortsatzreihe verläuft. Die Punkte liegen jeweils auf Höhe der Dornfortsatzunterkante und gehören bezüglich ihrer nervösen Versorgung zum Ausbreitungsgebiet des R. dorsalis des Spinalnervs mit seinem hohen Anteil an vegetativen Fasern. Die chinesischen Organbeziehungen decken sich bis auf einige Ausnahmen mit der segmentalen Zuordnung von Organen unter westlichen Gesichtspunkten (Neuroanatomie, Bindegewebsmassage, Reflexzonentherapie). Hier am Rücken versammeln sich einträchtig Kibler-Falte, hyperalgetische Zonen (HAZ) und die hypomobile segmentale Dysfunktion der manuellen Medizin, muskuläre segmentale Maximalpunkte, Faszienpunkte der Osteopathie, Shiatsu und die Akupunktur, wodurch die außerordentliche Bedeutung der Paravertebralregion für die Therapie der segmentalen Störungen unterstrichen wird. Nach eigenen Erfahrungen steigert die exakte Plazierung von Hautquaddeln im Bereich der Mu/Shu-Punkte die Effektivität gegenüber einer lediglich intrasegmental „unspezifisch" applizierten Quaddel.

Huatuo-Punkte (s. Anhang) sind paravertebrale Segmentpunkte, die unmittelbar (1/2 Daumenbreite) neben dem Dornfortsatz liegen. Sie entsprechen an der Oberfläche den faszialen Durchtrittspunkten eines medialen Astes des R. dorsalis nervi spinalis, in der Tiefe den kurzen Muskelzügen des M. spinalis, der an der propriozeptiven Steuerung der Wirbelsäulenfunktion beteiligt ist, sowie den muskulären Maximalpunkten der autochthonen Rückenmuskulatur. Injektionstechnisch handelt es sich um eine Injektion an die knöcherne Lamina des Wirbelbogens, auch als Injektion nach Mink bekannt, die z. T. erhebliche Auswirkungen auf die vegetative Steuerung im Segment nach sich zieht. Bei der Injektion von 5,0 – 10,0 ml des LA kommt es zu einer weitreichenden Diffusion des Mittels entlang der periostnahen bindegewebigen Verschiebeschicht bis hin zur Umflutung des R. communicans des Sympathikus.

BaHui/DuMei20 als wichtiger Punkt zur Beeinflussung psychischer und zerebraler Funktionen eignet sich für viele Indikationen der TLA: Kopfschmerzen, hirnorganische Funktionsstörungen, Schlafstörungen, funktionelle Seh- und Hörstörungen, Unruhe- und Erregungszustände. TLA: subkutane Injektion an die Kalotte.

Sedierungspunkte sind Punkte, die in der Akupunktur unter energetischen Aspekten eingesetzt werden, um einen sog. Füllezustand im Verlauf eines Meridians zu beheben. Da Meridiane im weitesten Sinne parallel zu Muskelfunktionsketten verlaufen, erscheint die Infiltration mit einem LA theoretisch sinnvoll bei pseudoradikulären Schmerzsyndromen und der muskulären Dysbalance in meridiantypischen Muskelketten, aber auch bei echten radikulären Syndromen im akuten Zustand mit heftigen Schmerzen (Topographie der Sedierungspunkte im Anhang). Interessant erscheint die Überlegung, inwieweit eine Quaddel mit Plenosol an einem Sedierungspunkt durch die Induktion einer tagelang anhaltenden entzündlichen Reaktion im Sinne einer Dauerstimulation („Dauernadel") der Quaddel mit einem LA überlegen ist.

Reizqualität und -quantität

Der auf S. 57 beschriebene brennende Schmerz einer intrakutanen Injektion hat bei ungleich größerer Quantität bezüglich der Zeitdauer und der Anzahl der angesprochenen Rezeptoren grundsätzlich die gleiche Qualität wie die kurze Sensation beim Stich der Akupunkturnadel durch die Haut. Im Gegensatz zur Akupunktur, die durch unterschiedliche Nadelungstechniken in der Tiefe sedierend (starke Reize) oder tonisierend (schwache Reize) einwirken kann, ist der Quaddelreiz an sich nach dem Herausziehen der Nadel nicht mehr zu beeinflussen. Die möglichen Substanzwirkungen der verschiedenen Injektabilia nach der ersten uniformen Reaktion wurden in Ab-

schnitt 7.3.2 dargestellt. Statistisch verwertbare Angaben aus vergleichenden Untersuchungen zu dieser Problematik existieren nicht, so daß hier lediglich theoretische Überlegungen anzustellen sind.

Erfahrungsgemäß ist der Effekt einer Quaddeltherapie, ungeachtet der verwendeten Substanz, abhängig von der aktuellen Reaktionslage des Patienten. Bei erhaltener Regulationsfähigkeit wirkt eine Quaddeltherapie ausgleichend im Sinne einer Rückführung der gestörten Funktion zur physiologischen Mittellage: muskulär entspannend bei reflektorischen Verspannungen der quergestreiften und der glatten Muskulatur oder tonisierend bei muskulärer Erschlaffung und Atonie; vasodilatatorisch bei Gefäßspasmen oder tonisierend bei venöser Stase; sekretionsfördernd bei „trockenen" Zuständen oder resorptiv bei Ödemen und Ergüssen. Systematisch ausgewertete Erfahrungen über eine mögliche Verbesserung der Wirkung durch Einbeziehen von Sedierungs- oder Tonisierungspunkten der Akupunktur in das Quaddelschema sind dem Autor nicht bekannt. Auch hier steckt die TLA/Neuraltherapie also noch in den Kinderschuhen der Empirie.

Von vielen Behandlern werden im Ergebnis vergleichbare gute Effekte bei der Behandlung von myofaszialen Triggerpunkten entweder durch die Infiltration mit einem LA oder alternativ durch das sog. Dry-needling mit der Akupunkturnadel, einer sog. Ahshi-Technik (s. S. 73), berichtet (mündliche Mitteilungen). Inwieweit das applizierte LA zusätzlich zu der bei der Injektion auftretenden Nadelsensation zum Syndromabbau beiträgt bzw. die Besserung stabilisiert, ist nicht bekannt. In jedem Fall ist das Auslösen des Nadelgefühls, das dem De-Qi-Gefühl der Akupunktur entspricht, eine Notwendigkeit für die erfolgreiche Behandlung des Triggersyndroms. Eine Wirkungsverstärkung ist denkbar aufgrund der intensiveren lokalen Irritation des Triggerpunktes durch die mechanische Komponente des injizierten Volumens.

Bei Vorliegen einer Insuffizienz der Regulationsmechanismen, insbesondere bei dem bereits angeführten Zustand des Noli-me-tangere, ist bei lokaler, d.h. reizortnaher Therapie sowohl durch den Nadelreiz der Akupunktur als auch durch die Irritation der Quaddel oder tiefer greifender Injektionen eine Verschlechterung der Symptomatik zu erwarten. Begleitend kann eine vegetative Dekompensation auftreten, die z. T. bis zum Kreislaufkollaps mit Bewußtlosigkeit und Apnoe führt. Eine Behandlung ist in diesen Fällen von vornherein unter dem Aspekt der konsequenten Reizsubtraktion zu konzipieren. In Frage kommen hierfür die Nadelung von Sedierungs- und Fernpunkten, die One-point-Akupunktur über den gekoppelten Meridian oder – für beide Verfahren anwendbar – die kontralaterale Therapie an korrespondierenden Punkten. Die neurophysiologische Grundlage für die Wirksamkeit dieser Therapievariante ist die kontralaterale Mitreaktion im behandelten Segment, eine Erfahrung, die schon seit längerem bei der Therapie von Phantombeschwerden genutzt wird.

> *Fazit:* Bisherige positive Erfahrungen aus der kombinierten Anwendung von TLA und Akupunktur z. B. in der Schmerztherapie ermutigen zu einem konsequenten Einbeziehen von energetischen Aspekten bei der Auswahl der Injektionstechnik und der Infiltrationsorte.

8.4 TLA und medikamentöse Behandlung

Antiphlogese

Die Nozireaktion wird in wesentlichen Teilen bestimmt durch entzündliche Veränderungen am Ort der Irritation, die z. T. als unmittelbare lokale Antwort auf eine Gewebeschädigung, z. T. aber auch als später hinzutretende sekundäre Reaktion im Sinne der neurogenen Entzündung wirksam werden. Die humoralen und neuralen Vorgänge führen in der Summe zu einer Herabsetzung der Schmerzschwelle und können zur Perpetuation des Geschehens beitragen. Wesentlich beteiligt ist das Prostaglandinsystem.

Eine sinnvolle medikamentöse Ergänzung der Infiltrationstherapie muß daher u. a. darauf abzielen, die prostaglandingesteuerten Entzündungsprozesse zu unterbrechen, um eine zeitabhängig wachsende Sensibilisierung der nozizeptiven Elemente in der Peripherie zu verhindern.

Geeignete Medikamente sind

- saure Analgetika/Antiphlogistika (NSAID),
- Kortikoide,
- in leichteren Fällen Brennesselextrakt[1] (Hemmung der Zytokinbildung; Teucher et al. 1996; Schöning 1996).

Eine bereits frühzeitig eingesetzte und konsequent fortgeführte Antiphlogese stabilisiert bzw. reduziert die periphere Reizbildung und trägt so dazu bei, die Chronifizierung durch neuronal-plastische Veränderungen im nozifensiven System zu vermeiden.

---

[1] Rheuma HEK.
[2] Mydocalm.

Analgesie

Daß bei starken Schmerzen, die durch eine lokale Infiltration und die Gabe von Antiphlogistika oder nichtsauren Analgetika wie Paracetamol oder Metamizol nicht beseitigt werden können, zusätzlich zentrale Analgetika (Opioide) erforderlich sind, soll hier nur der Vollständigkeit halber erwähnt werden. Auf eine ausreichende Dosierung und die regelmäßige Einnahme (nicht „nach Bedarf"!) über eine genügend lange Zeit ist zu achten.

Orale Natriumkanalblockade – Antinozizeption und Muskelrelaxation

Ein interessanter Aspekt betrifft die Möglichkeit, den natriumkanalblockierenden Effekt der LA durch oral applizierbare Natriumkanalblocker im Injektionsintervall und im Rahmen der Nachbehandlung zu verlängern. Der Einsatz des lidocainartigen Antiarrhythmikums Mexiletin in der Schmerztherapie konnte allerdings nicht überzeugen und ist mit erheblichen Nebenwirkungen behaftet. Günstige und statistisch signifikante Effekte bei sehr guter Verträglichkeit werden von dem Natriumkanalblocker Tolperison[2] berichtet (Pratzel et al. 1996). Wie neuere Untersuchungen zur molekularen Struktur des Natriumkanals gezeigt haben, existieren hiervon verschiedene Unterformen, so daß davon auszugehen ist, daß für eine spezifische Blockade der verschiedenen Kanäle des nozizeptiven bzw. des reizleitenden Systems im Herzen oder an anderem Ort verschieden konfigurierte Wirkstoffmoleküle erforderlich sind. Tolperison hat eine nachgewiesene besondere Affinität zu den Strukturen des nozizeptiven Systems, die sich klinisch insbesondere in einer Beseitigung von schmerzreflektorischen Muskelverspannungen äußert. Der antinozizeptive Effekt in der Peripherie sowie im Bereich der zentralen Reizverarbeitungszentren des Rückenmarks und des Hirnstamms reduziert darüber hinaus auch die Intensität anderer reflektorischer Mechanismen der Nozifension auf vegetativer und energetischer Ebene. Die Entwicklung einer Abhängigkeit wie bei den Benzodiazepinabkömmlingen, die noch verbreitet zur Muskelrelaxation eingesetzt werden, ist auch bei einer Langzeittherapie nicht zu erwarten.

Übersicht

Eine **praxisgerechte Komedikation** zur Infiltrationstherapie kann im Sinne eines Stufenschemas indikationsbezogen wie folgt formuliert werden:

- akuter, lokal begrenzter Nozizeptorschmerz: evtl. nur lokal-externe Therapie mit NSAID;
- myogener oder myofaszialer Schmerz: Tolperison, evtl. *kurzfristig* Benzodiazepinderivat bei sehr starker psychosomatischer Komponente;
- Schmerz aus bindegewebigen Strukturen: NSAID;
- Schmerz mit Erguß, Ödem: NSAID;
- entzündliches Schmerzgeschehen, auch neurogen: NSAID, Kortikoide;
- Kompressionssyndrome: NSAID, Tolperison, Opioide;
- neuralgischer oder neuropathischer Schmerz: Amitriptylin, Carbamazepin;
- Fibromyalgie: Amitriptylin, Tolperison.

In vielen Fällen von Schmerzsyndromen, bei denen eine Kombination aus entzündlicher und myogener Symptomatik vorliegt, ermöglicht die ausreichend hoch dosierte Basismedikation mit der antinozizeptiv wirksamen Substanz Tolperison (bis 450 mg/die) eine Reduktion der NSAID-Dosis um bis zu 50%.

KAPITEL 9

Segmentale Dysfunktion — viszerovertebrales Syndrom 9

9.1
Definition

Der Begriff der segmentalen Dysfunktion beschreibt eine komplexe Störung aller zu einem oder mehreren Segment(en) gehörender, d. h. aller von einem oder mehreren benachbarten Spinalnerven afferent und efferent, somatisch und vegetativ versorgter Strukturen.

Reduziert auf die skeletale, d. h. artikuläre Ebene, war die Problematik der monosegmentalen Dysfunktion der Wirbelsäule ursprünglicher Lehrinhalt in der manuellen Medizin. Ein wesentlich erweiterter Einblick in die neuro- und pathophysiologischen Zusammenhänge hat die Möglichkeiten der Diagnostik und des reflextherapeutischen Zugangs zu diesem facettenreichen Gebiet erheblich verbessert. Die segmentale Dysfunktion erscheint nun viel eher als Schlüsselebene zum Verständnis vieler nur interdisziplinär zu lösender Syndrome.

Bezogen auf die TLA/Neuraltherapie ist sie das Bindeglied zwischen der lokalen, monosymptomatischen Störung in der Peripherie (Locus dolendi) und dem komplexen Herd-Störfeld-Geschehen. Auf der segmentalen Ebene bietet sich die Gelegenheit, die verschiedensten Techniken der TLA in Abhängigkeit von der jeweiligen Symptomatik zu kombinieren und bezüglich ihrer weitreichenden Auswirkungen zu studieren. Hier wird vernetztes Denken trainiert und vervollkommnet. Die regelrechte und effektive Behandlung der segmentalen Dysfunktion ist eine wichtige Etappe für den Fortgeschrittenen auf dem Weg zur Meisterschaft in der Neuraltherapie: dem Beherrschen des Herd-Störfeld-Geschehens.

9.1.1
Schlüsselrolle des Hinterhornkomplexes

Die zelluläre Schlüsselstruktur ist das multirezeptive Hinterhornneuron mit seinen vielfältigen Verschaltungen innerhalb des Segmentes sowie seinen Verbindungen zur Gegenseite, zu benachbarten Abschnitten des Rückenmarks und den übergeordneten Zentren der Reizverarbeitung. Auf diesen Neuronentyp konvergieren die Afferenzen aus allen Strukturen des Segmentes (Abb. 9.1). Es kontrolliert und

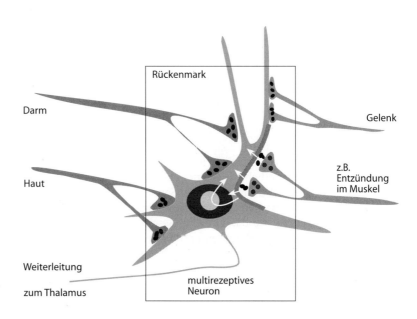

Abb. 9.1. Multirezeptives Hinterhornneuron; Konvergenz verschiedener Afferenzen. (Mod. nach Zieglgänsberger 1999, unveröffentlichte Grafik)

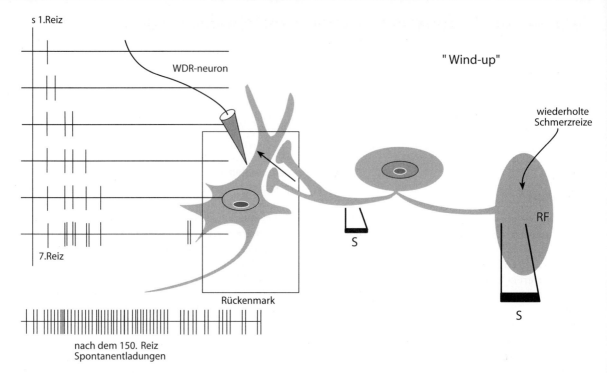

Abb. 9.2. Spontane Emission von Aktionspotentialen aus einem Hinterhornneuron nach zeitlich begrenzter rasch wiederholter Irritation eines rezeptiven Feldes. (Mod. nach Zieglgänsberger 1999, unveröffentlichte Grafik)

bewertet den Gehalt der Informationen und entscheidet über Art und Umfang der Weiterleitung. Auf dieser Ebene liegt die Wurzel des neuronalen Lernens und eine Quelle der reizüberdauernden Spontanemission von Aktionspotentialen, welche die Chronifizierung von Symptomen in Gang setzen kann (Abb. 9.2).

9.1.2
Interdisziplinarität

Die Beschäftigung mit der segmentalen Dysfunktion in Diagnostik und Therapie erfordert einen interdisziplinären Ansatz, der mehr ist als die Summe der zusammengetragenen Befunde aus verschiedenen Fachdisziplinen. Die Interdisziplinarität beginnt und endet im Kopf des Hauptbehandlers, dem als Moderator eine integrale Funktion zukommt. Seine Aufgabe ist es, alle diagnostischen Daten zu sammeln, bezüglich ihrer Relevanz für das aktuelle Geschehen und dessen Prognose zu diskutieren und daraus ein Therapiekonzept abzuleiten, das bezüglich seiner Effektivität ständig zu kontrollieren und dynamisch an den Behandlungsfortschritt anzupassen ist. Dieser ganzheitliche, d.h. in erster Linie allgemeinmedizini-

sche Umgang mit einem komplizierten Krankheitsgeschehen kommt sicher nicht ohne die Zusammenarbeit mit anderen fachärztlichen Disziplinen aus. Als Gefahr droht jedoch u.U. der Verlust der Übersicht und ein Delegieren in eine wachsende „Nichtzuständigkeit" aller Beteiligten, wenn mangels konkreter Befunde eben auch nichts Konkretes passiert.

9.2
Grundsätzliches ...

9.2.1
... zur Pathoneurophysiologie

- Schon seit langem haben aufmerksame Kliniker auf eine Mitbeteiligung des sensiblen, des motorischen und des sympathischen Systems bei Erkrankungen innerer Organe hingewiesen: hyperalgetische Hautareale bei inneren Erkrankungen (Head 1898), hochschmerzhafte reflektorische Muskelverspannung im rechten Unterbauch(T 11) bei Appendizitis (Mackenzie 1917); homolaterale Mydriasis bei entzündlichen und spastischen Erkrankungen der Brust- und Bauchorgane (Hansen u. Schliack 1962; Hansen u. von Staa 1938).

- Eine gemeinsame Wurzel von Sympathikus und Parasympathikus existiert zentral im Zwischenhirn, periphere Verbindungen liegen in den gemeinsam gebildeten vegetativen Plexus der Organe, eine weitere in Höhe des Kieferwinkels, wo das Ganglion cervicale superius und das Ganglion inferius nervi vagi miteinander kommunizieren. Sie sind die Basis für komplexe vegetative Dysregulationen im Gefolge von viszeralen Störungen.
- Im Bereich des oberen Zervikalmarkes bestehen segmentale Verschaltungen des sensomotorischen Systems der beiden ersten Zervikalsegmente zum N. trigeminus, der mit seinen Ursprungskernen bis hinab nach C2/3 reicht.
- Die intensive Verschaltung der Hinterhornneurone mit dem somatomotorischen und dem sympathischen System und die daraus resultierenden Konsequenzen für die Ausgestaltung von segmentalen Syndromen wurden schon erwähnt.
- Jeder Dauerreiz füttert das nozizeptive Gedächtnis bis zur Dekompensation der vernetzten Systeme mit dem Einstieg in die Chronifizierung.
- Grundsätzlich ist zu berücksichtigen, daß es sich bei der segmentalen Verschaltung um keine Einbahnstraße handelt, sondern daß sowohl viszerovertebrale als auch umgekehrt vertebroviszerale Wechselwirkungen „im Gegenverkehr" möglich sind!

Pathogenetische Konstellationen, die bei einer segmentalen Dysfunktion unter diesem Aspekt des „Gegenverkehrs" zu differenzieren sind

1. Asymptomatische Störung des Achsenorgans imitiert Organsymptome (Beispiel: anhaltende Belastungsdyspnoe aufgrund einer hypomobilen Funktionsstörung der Rippen infolge starken Hustens bei einer längst ausgeheilten Bronchitis).
2. Stumme Organerkrankung induziert segmentale Symptome des Bewegungssystems (Beispiel: andauernder linksseitiger Schulterschmerz im beschwerdefreien Intervall einer chronisch rezidivierenden Pankreatitis).
3. Chronifizierte Störung des Achsenorgans bleibt nach Beseitigung einer langfristig bestehenden Organerkrankung unverändert (Beispiel: chronischer Rückenschmerz bei pyelonephritischer Schrumpfniere persistiert trotz Nephrektomie).
4. Organsymptome rezidivieren bei fortgeschrittener Degeneration des Achsenorgans trotz operativer Entfernung des strukturell irreversibel zerstörten Organs (Beispiel: „Postcholezystektomiesyndrom").

Betrachtet man diese Abhängigkeiten prospektiv und prognostisch, dann muß der nicht ausreichend behandelten segmentalen Dysfunktion ein wesentlicher Stellenwert zumindest als Kofaktor bei der Entwicklung von altersabhängigen Organpathomorphologien beigemessen werden. Sie kann daher als Prämorbidität angesehen werden. Um im Beispiel des auf S. 80 beschriebenen Patienten mit der linksthorakalen Symptomatik zu bleiben: Jeder Hausarzt, der ausreichend lange niedergelassen ist, um Langzeitbeobachtungen bei seinen Patienten zu überblicken, weiß um die große Wahrscheinlichkeit, mit der dieser zunächst nur funktionell gestörte Patient bei einer meist vorliegenden familiären Disposition frühzeitig eine koronare Herzkrankheit, eine fixierte Rhythmusanomalie oder eine essentielle Hypertonie zu entwickeln droht. Schon in den frühen Stadien einer noch reversiblen funktionellen Störung sollte sinnvollerweise die Prophylaxe der Chronifizierung analog den therapeutischen Prinzipien bei der Schmerzbehandlung multimodal und interdisziplinär einsetzen.

9.2.2
... zur Diagnostik

- Die Vernetzung der reizverarbeitenden Systeme unter der Regie der Nozifension erlaubt jede Kombination von Symptomen innerhalb des Segmentes, aber auch in anatomisch und physiologisch scheinbar weit davon entfernten Bereichen. „Nichts ist unmöglich."
- Die Pluralität der segmentalen algetischen Zeichen leitet fließend über zum Herd-Störfeld-Geschehen.
- Der Untersuchungsgang verfolgt systematisch die Hierarchie der Symptome vom Lokalbefund über die segmentbezogenen Zeichen bis zu den Fernstörungen und prüft kritisch die Plausibilität einer gemeinsamen Ursache auf der Basis physiologischer und anatomischer Verbindungen, wobei funktionelle Aspekte eine besondere Rolle spielen.
- Das Ergebnis der Analyse ist die hypothetische Funktions- und Strukturdiagnose. Sie bestimmt die Behandlungsstrategie.

Klinisches Beispiel

Als exemplarisches Beispiel möge der noch junge Patient dienen, der aufgrund einer rezidivierenden linksthorakalen Schmerzsymptomatik mit begleitender Luftnot, die sich vorzugsweise in der Nacht und am Wochenende manifestiert, multiple und wiederholte kardiologische und pulmologische Untersuchungen bis hin zu invasiven Verfahren hinter sich gebracht hat, ohne daß ein behandlungswürdiger Befund zu erheben gewesen wäre. Die beunruhigende Persistenz der Beschwerden „ohne Befund" hat dann vielleicht noch psychosomatische und u. U. psychoanalytische Bemühungen induziert, die ebenfalls ohne überzeugendes Ergebnis geblieben sind.

Eine vollständige klinische Untersuchung unter Einbeziehen der funktionellen manualmedizinischen Diagnostik hätte bereits am Anfang des Leidensweges die typische Befundkonstellation einer segmentalen Dysfunktion ergeben:

- Verquellung und Hyperästhesie im Bereich der thorakalen Segmente D 2–5 links, evtl. auch zervikal C 2–5,
- Hyperästhesie der linken Mamille,
- muskuläre Maximalpunkte paravertebral in den gleichen Segmenten, ebenso im Bereich der Ansätze des M. erector spinae an den Rippen 3–5,
- Druckschmerz parasternal D 3–5,
- Triggerpunkte im M. pectoralis major,
- periostale Druckschmerzpunkte an den oberen und mittleren Rippen,
- Einschränkung der Thoraxexkursionen auf der linken Seite bei hypomobiler Funktionsstörung der oberen und mittleren Rippen,
- serielle hypomobile Funktionsstörung der mittleren BWS, evtl. auch der mittleren HWS,
- in Ruhe normofrequenter Puls mit eingestreuten Extrasystolen,
- normaler klinischer Befund der Thoraxorgane bis auf ein diskret seitendifferentes Atemgeräusch,
- psychosomatischer Befund: berufliche und private Dauerbelastung ohne regenerierende Pausen; larvierte Depression, Erschöpfungszustand, Streßintoleranz.

Dieses klinische Vollbild einer mehrsegmentalen Dysfunktion im Bereich der mittleren Brustwirbelsäule ist Ausdruck eines viszerovertebralen Reflexgeschehens, ausgelöst durch einen Zustand der permanenten psychischen Anspannung, der über reflektorische Muskelverspannungen zu einer seriellen hypomobilen Funktionsstörung der mittleren BWS und der entsprechenden Rippen geführt hat. Die zervikale Symptomatik weist auf eine Mitbeteiligung des N. phrenicus hin. Die beobachteten Rhythmusstörungen, die unter Belastung verschwinden, sind als Zeichen der vegetativen Reizantwort „im Segment" zu werten. Rudimentäre Erscheinungsformen dieses für den Bereich der „Herzsegmente" dargestellten Vollbildes sind sehr häufig. Gleiches kann mit variabler Symptomkonstellation prinzipiell auf alle anderen Organe übertragen werden.

9.2.3
… zur Therapie

- Der therapeutische Zugang zum Segment ist grundsätzlich von jeder Struktur des Segmentes aus möglich.
- Eine optimale Infiltrationstherapie berücksichtigt alle im Rahmen der Untersuchung als pathologisch aufgefallenen und für das aktuelle Geschehen relevanten Strukturen.
- Die vollständige Kombination von Infiltrationstechniken im Bereich dieser Strukturen läßt unmittelbar nach der Durchführung eine Antwort aus dem Segment erwarten. Sie ist Probebehandlung.
- Interpretation der möglichen Reaktionen nach der Injektion:
  - Sofortige Linderung oder Beseitigung der Beschwerden bestätigt die Arbeitsdiagnose.
  - Ein Wiederauftreten der Beschwerden in abgeschwächter Form nach Abklingen der Lokalanästhesie oder eine stabile Besserung nach vorübergehender Verschlimmerung sind als positive Reaktion zu werten und erlauben die konsequente Fortsetzung der eingeschlagenen Therapie bis zur endgültigen Heilung. Als Kriterium für die Beendigung der Behandlung dient nicht die subjektive Beschwerdefreiheit, sondern das durch Kontrolluntersuchungen objektivierte Verschwinden aller Befunde, soweit diese nicht strukturell bedingt sind.
  - Die Symptome (Beschwerden und Befunde!) sind nach der Injektion unverändert oder verschlimmert. Eine zweite probatorische Behandlung in der gleichen Weise führt zu keinem anderen Ergebnis (Zwischenanamnese und Befundkontrolle!).
  - Es tritt eine Beschwerdelinderung für die Anästhesiedauer des verwendeten LA auf. Nach Abklingen der Anästhesie exazerbieren die Beschwerden jedoch in unveränderter Intensität oder sogar verstärkt.
  - Die beiden letztgenannten Reaktionen sind Anlaß, die Arbeitsdiagnose, die Prognose und die Therapiestrategie zu revidieren.
- Therapieresistenz bzw. Verschlimmerung läßt an die Möglichkeit eines Herd-Störfeld-Geschehens, das Vorliegen einer gravierenden Strukturpathologie (Entzündung, Tumor) oder den Zustand der Regulationsstarre bzw. des Regulationsversagens denken.

Therapeutische Strategie

Der Behandlungsansatz, der erst nach der notwendigen fachärztlichen Untersuchung bezüglich einer organischen Ursache konkretisiert werden kann, ist meistens multimodal. Ein wesentliches Element in der Behandlungsstrategie ist die TLA. Weitere Partner sind manuelle Therapie, physikalische Therapie, Bewegungstherapie, Ordnungstherapie (Entspannungsverfahren, Streßmanagement, Psychotherapie) und medikamentöse Maßnahmen.

Die Auswahl der einzusetzenden TLA-Techniken orientiert sich, wie schon bekannt, am aktuellen Untersuchungsbefund:

- Befund an der Haut: Quaddeltherapie im Segment,
- Befund an der Muskulatur, dem Periost: topische Infiltration,
- Befund am Wirbel- oder Rippengelenk: peri-/intraartikuläre Injektion,
- Befund am Nervensystem (sensibel, vegetativ): Blockade des Interkostalnervs, Blockade des Ganglion stellatum oder die Injektion nach Mink an die Laminae der Wirbelbögen,
- bei Therapieresistenz: Suche das Störfeld!

Dieses logische Vorgehen läßt sich analog auf jede viszerovertebral geprägte Situation übertragen, unabhängig von der Art des beteiligten Organs. Die Behandlungskunst besteht in der richtigen Zuordnung der in Frage kommenden Segmente, in der Analyse der betroffenen Anteile des Nervensystems und in der Definition der beteiligten Strukturen.

9.3
Klinik der viszerovertebralen Syndrome

9.3.1
Viszera des Schädels

Zu den „Viszera" des Schädels gehören alle bereits in Abschnitt 6.5 „Herd-Störfeld-Geschehen" aufgeführten Strukturen: Tonsillen, Zähne, Zunge, Nasen-Rachen-Raum mit Nebenhöhlen, Kaumuskulatur, Augen und Ohren. Die sensibel-afferente Versorgung der Haut, der Schleimhäute und des Kauapparates erfolgt über den N. trigeminus, der darüber hinaus für die motorische Versorgung der Kaumuskulatur verantwortlich ist. Die Topographie seiner Kerngebiete verknüpft den N. trigeminus mit den Strukturen der oberen Halswirbelsäule, d. h. den Segmenten C1–C2/3.

Die afferente und efferente sympathische Versorgung des Kopfes läuft über den zervikalen Grenzstrang mit seinen Verbindungen zu den tiefer gelegenen Segmenten C8–D6, die auch die vegetative Versorgung der oberen Extremitäten und der Thoraxorgane steuern. Dies erklärt die häufige Mitreaktion der HWS, des zervikothorakalen Überganges

und der oberen Extremitäten bei akuten und chronischen Affektionen der Eingeweide des Schädels. Entsprechendes gilt für eine vegetativ vermittelte „Fernstörung" der Zahn- und Tonsillenstörfelder am Herzen als Pseudoangina und Rhythmusanomalie oder der Nasennebenhöhlen im Bereich der Bronchien als sinubronchitisches Syndrom.

Da die Funktion des Achsenorgans „Wirbelsäule" u. a. entscheidend über das dichte Rezeptorenfeld der oberen HWS gesteuert wird, sind Symptommanifestationen in strukturell vorgeschädigten oder anderweitig vorbelasteten Segmenten im Bereich der gesamten Wirbelsäule als Folge von direkten Störungen oder sekundären Reaktionen in der atlantookzipitalen Übergangszone unschwer nachvollziehbar.

Die parasympathischen Leitungsbahnen des Kopfes erreichen mit den Hirnnerven III, VII, IX und X ihre Ganglien, wo Verknüpfungen zum Sympathikus aufgrund der engen Nachbarschaft mit dessen durch das Ganglion hindurch ziehenden Fasern existieren. Eine entscheidende Rolle für die Ausgestaltung von komplexen vegetativen Syndromen im Gefolge von Erkrankungen der Schädeleingeweide scheint der N. vagus zu spielen.

Spätestens an dieser Stelle wird deutlich, daß eine Trennung zwischen komplexer Segmentstörung des Schädels und Herd-Störfeld-Geschehen zwangsläufig willkürlich sein muß und lediglich aus didaktischen Gründen noch sinnvoll erscheint. Die prozentuale „Herddominanz" der viszeralen Erkrankungen des Schädels dürfte durch die vielfältigen engen Verbindungen zwischen sensomotorischen und vegetativen Systemen sowie durch die Bedeutung der Schädelöffnungen für den kontrollierenden Kontakt mit der Umwelt begründet sein, der eine permanente Reizflut mit der daraus resultierenden Möglichkeit einer Dekompensation der Regulationsmechanismen beinhaltet.

Diagnostik

Anamnestische Angaben über lokale oder diffuse Schmerzempfindungen und Dysästhesien im Bereich des Kopfes, des Gesichtsschädels (z. B. „atypischer Gesichtsschmerz"), des Halses, der HWS, des Schultergürtels und der oberen Extremitäten, die ohne erkennbare äußere Ursachen meist schleichend entstanden sind, an wechselnden Lokalisationen in Erscheinung treten und durch einen rezidivierenden Verlauf gekennzeichnet sind, lassen den Verdacht auf eine viszerale Ursache im Schädel aufkommen. Weitere typische Angaben betreffen morgendliche Schwellungszustände periorbital und über den Wangen („Die Brille sitzt schief"), katarrhalische Erscheinungen des Nasen-Rachen-Raumes („Ich bin schon wieder erkältet"), diffuse Zahnbeschwerden, Schwankungen der Sehschärfe und konjunktivale Rötung ohne augenärztlichen Befund, nächtliches Zähneknirschen, Schwindel, Tinnitus, Globusgefühl und Schluckbeschwerden.

Je mehr Fachbereiche aufgrund der geschilderten Symptome mit einbezogen erscheinen, desto größer wird die Wahrscheinlichkeit, daß es sich um die chronische Affektion eines oder mehrerer trigeminal versorgten Organe(s) mit „segmentaler" Auswirkung über die oben dargestellte Vernetzung handelt.

Befunde an der Haut/der Muskulatur …

- Gesichtshaut lokal oder insgesamt verquollen, blaß, teigig, gelegentlich auch lokale Teleangiektasien, Falten verstrichen, Konjunktiven asymmetrisch gerötet, Narben?
- auffällige Kibler-Falte an der Nasenwurzel, im Bereich der Augenbrauen, am Kieferwinkel, über den Wangen und im Bereich des Schultergürtels, Kneifschmerz.
- Triggerpunkte: Mm. masseter, temporalis, recti et obliqui capitis, trapezius, sternocleidomastoideus, Schulter-Arm-Region.
- Kiefergelenk: dysfunktionell mit asymmetrischer Bewegungsfunktion, Druckschmerz; Kopfgelenke: hypomobile, nicht immer schmerzhafte Bewegungsstörung; HWS: sulzige, druckschmerzhafte Verquellung, besonders über C2/3, Blockierung.
- Nervenaustrittspunkte des N. trigeminus druckschmerzhaft, regionale Hyperästhesie, Dysästhesie, Hyperalgesie der Haut und Schleimhaut.
- Mundhöhle: Zahnfleischrötungen, Parodontose, Taschenbildung, Zahnstatus, Narben nach kieferchirurgischen Eingriffen; livide Verfärbung der Gaumenbögen und der Rachenschleimhaut, Zungenfarbe und -belag, Tonsillenstatus (besonders relevant: kleine, livide, zerklüftete Tonsillen), Narben nach Tonsillektomie? Schleimstraße im Rachen.
- Ergänzende bildgebende Verfahren: Röntgenaufnahme der Nasennebenhöhlen und eine sog. Panoramaaufnahme der Zähne (OPG) entdecken entzündliche Prozesse, zu denen alle unphysiologischen Befunde des Gebisses bis zum Beweis des Gegenteils zu zählen sind (s. Abschnitt 6.5 „Herd-Störfeld-Geschehen"). Die Röntgendarstellung der HWS belegt Anomalien, Fehlstellungen und degenerative Veränderungen.

Therapie

In der folgenden Übersicht werden alle Techniken der TLA aufgeführt, die bei Erkrankungen der Vis-

zera des Schädels eingesetzt werden können. Die erforderliche Kombination ergibt sich aus dem aktuellen klinischen Befund. Die technische Umsetzung ist im Kapitel 7 „Injektionstechniken" beschrieben. Der Erfolg einer Infiltrationstherapie steht und fällt mit der aktualitätsgerechten Erfassung und Behandlung aller an dem Geschehen beteiligten Strukturen.

Therapie über die Haut, die Subkutis und die Schleimhaut
- Infiltration der Akupunkturpunkte BaHui (Scheitelhöhe) und Yin Tang (Nasenwurzel),
- Infiltration am Kieferwinkel,
- Dornenkranz,
- Quaddelreihen paravertebral im Bereich der HWS und der oberen BWS bis Th5,
- zirkuläre Quaddeln im Bereich der oberen Thoraxapertur („lymph belt"),
- Quaddelmuster „Spinne",
- Quaddeln im Bereich der oberen Extremität (Segmente C5–8), Akupunkturpunkte der Yin- und Yang-Meridiane der oberen Extremität,
- Infiltration von Narben im Bereich der Haut, der Mundhöhle (Tonsillen, Zahnbogen) und der Nasennebenhöhlen.

Therapie über die Muskulatur
- Infiltration von Maximalpunkten der Kaumuskulatur,
- Infiltration der okzipitalen Insertionen von kurzer und langer Nackenmuskulatur,
- Injektion an die Muskelansätze am Querfortsatz des Atlas,
- Injektion an die Muskelansätze am Dornfortsatz C2,
- Infiltration der Triggerpunkte der Mm. sternocleidomastoideus und trapezius.

Therapie über Strukturen des lymphatischen Systems
- Injektion an die unteren Mandelpole,
- Injektion an die Tonsilla pharyngea,
- Injektion an die „Winkeldrüse".

Therapie über das Gelenk
- Injektion in und an das Kiefergelenk,
- Injektion an die Wirbelgelenke zervikal und thorakal (Th1–5).

Therapie über nervale Strukturen
- Injektion an die Nn. supra- und infraorbitalis des N. trigeminus,
- Injektion an die Nn. occipitales,
- Blockade des Ganglion sphenopalatinum,
- Blockade des Ganglion cervicale medium,
- Blockade des Ganglion cervicale inferius/stellatum,

- Blockade des Ganglion cervicale superius,
- Regionalanästhesie einzelner störfeldverdächtiger Zähne.

Therapie über vaskuläre Strukturen
- Intravenöse Gabe von 1,0 ml des LA,
- perivasale Infiltration: Kubitalvene, A. carotis.

9.3.2
C 3/4/5 – das Chamäleon

Funktionelle Anatomie

Während funktionelle Störungen der oberen HWS (Okziput/C1–C2/3) im Rahmen der Differentialdiagnose, insbesondere bei atypischer Antwort auf eine lokale Therapie, eher auf segmentale Einflüsse aus dem Schädelbereich zu untersuchen sind, leitet die segmentale Dysfunktion der mittleren HWS zusätzlich über zu den Erkrankungen der Brust- und Bauchhöhle. Die verantwortliche Struktur, über die eine Vielzahl von internistischen Krankheiten wie über einen Trichter nozizeptive Informationen in diese Region einspeist, ist der **N. phrenicus**. Diesem überwiegend motorischen Ast des Plexus cervicalis für die Versorgung des Zwerchfells, der seine Wurzeln aus den Segmenten C3–5 bezieht, schließen sich sensible Afferenzen aus dem Herzbeutel, der Pleura mediastinalis und dem Peritoneum des Oberbauches an.

Dadurch werden die mittleren zervikalen Segmente mit der Pathologie aller dem Zwerchfell benachbarten Organe und Strukturen verknüpft:

- Herz,
- Mediastinum,
- Pleura, Lunge, Bronchien,
- Leber,
- Gallenblase,
- Bauchspeicheldrüse,
- Pars pylorica des Magens,
- V. cava inferior,
- oberer Nierenpol,
- vordere Bauchwand.

Somatovegetative Verbindungen bestehen darüber hinaus zum Ganglion cervicothoracicum, dem 2. thorakalen Grenzstrangganglion und dem Ganglion coeliacum, wodurch zusätzliche viszerosensible Informationen aus weiteren inneren Organen über den N. phrenicus nach kranial in das zervikale Netzwerk fließen. Die sympathische Schnittstelle des Ganglion stellatum verbindet Kopf, Hals, Schulter, obere Extremität und Thorax zu einer vegetativ-funktionellen Einheit.

Klinische Syndrome

Das dominierende klinische Korrelat einer Organerkrankung in der Brust- oder Bauchhöhle kann bei entsprechender Bahnung neben nur diskreten organspezifischen Symptomen eine Quadrantensymptomatik der oberen Körperhälfte mit Zentrierung der Beschwerden in der Schulterregion sein. Eine darüber hinausgehende generalisierte Aktivierung des Sympathikus auf der Seite der Irritation, die in Abhängigkeit von der Zeit und/oder der Intensität des Reizes entstehen kann, erweitert dann evtl. das klinische Bild zum sog. Halbseitensyndrom mit der Angabe von multiplen Beschwerden „immer nur rechts bzw. links", begleitet von Ödemneigung, Hyperalgesie, Dysästhesie, Schmerz, Durchblutungsstörungen (kalte Extremitäten, Gesichtshälfte etc.). Dieser anamnestisch geäußerten Selbstbeobachtung des Patienten entspricht fast immer ein seitendifferentes Erleben der therapeutischen Maßnahme: Der Quaddelschmerz, das Nadelgefühl in der Muskulatur (aktiver Triggerpunkt), aber auch das De-Qi-Gefühl bei der Akupunktur oder die Bindegewebsmassage u.a. werden je nach Reaktionslage auf der symptomatischen Körperseite entweder verstärkt oder gedämpft wahrgenommen.

Jeder Medizinstudent lernt beispielhaft den projizierten rechtsseitigen Schulterschmerz bei der Gallenkolik als die Head-Zone der Gallenblase kennen. Diese oft noch unter der Rubrik „Exotisches und Kurioses" vermittelte Information am Rande findet nur selten eine ihrer Bedeutung entsprechende Umsetzung im Rahmen der klinischen Untersuchung. Noch seltener wird hieraus eine Behandlungskonsequenz abgeleitet. Die reflextherapeutische Beeinflussung von Erkrankungen innerer Organe über die „orthopädische Domäne" der zervikalen Strukturen ist auch heute noch weitgehend der Initiative von Physiotherapeuten überlassen. Ausnahmen stellen stationäre Rehabilitationsmaßnahmen in entsprechend geführten Kliniken dar.

Zervikobrachiales Syndrom und Schulterschmerz

Die reiche Vielfalt von klinischen Syndromen, deren bunte Symptomkonstellation nur über die segmentalreflektorische Drehscheibe der mittleren HWS verständlich wird, verlangt a priori eine ganzheitliche Betrachtung. Das wichtigste Medium zur Erkenntnis ist die klinische Untersuchung: mit einer Anamnese, die sich nicht darauf beschränkt, die Indikation für eine apparative Diagnostik herauszufiltern, und mit der in Abschnitt 6.4.5 dargestellten funktionellen Untersuchung mit dem Ziel, die geklagten Beschwerden in Bezug zur aktuellen Symptomatik zu setzen. Nur so lassen sich vordergründig vorgetragene akute Beschwerden des Bewegungssystems einer u. U. gravierenden, jedoch noch oligo- oder asymptomatischen Grunderkrankung zuordnen.

Einige Beispiele aus dem eigenen Patienten- und Überweisungsklientel mögen dies warnend beleuchten:

- therapieresistente Periarthropathia humeroscapularis links bei primärem Leberzellkarzinom des linken Leberlappens mit Infiltration des Zwerchfells;
- rezidivierender rechtsseitiger Schulterschmerz mit chronischer Bursitis subacromialis bei Gallenblasenkarzinom;
- progrediente diffuse Nackenschmerzen und Singultus bei Pankreaskarzinom;
- anfallsartige Schmerzen am linken Kieferwinkel und am Hals bei Koronarsklerose (ohne weitere Symptome);
- rechtsseitiger Schulterschmerz mit prompter, allerdings nur kurzer, positiver Reaktion auf eine lokale Infiltrationstherapie bei Hinterwandinfarkt;
- rezidivierende hypomobile Funktionsstörung der mittleren HWS bei Hiatushernie;
- chronischer zervikogener Spannungskopfschmerz bei Corpusdrüsenzysten des Magens;
- beidseitiger quälender Schulterschmerz bei Zustand nach Laparoskopie (Pneumoperitoneum) ohne Ansprechen auf Analgetika;
- rezidivierender diffuser Schulterschmerz rechts ohne Bewegungseinschränkung bei Lebermetastasen eines Kolonkarzinoms;
- Schluckbeschwerden, Heiserkeit, heftige Nackenschmerzen und Myalgien der Schulter bei Zustand nach basaler Pleuropneumonie beidseits.

Kennzeichnend für alle angegebenen Beschwerdebilder ist die führende orthopädische Symptomatik mit den Kriterien der Therapieresistenz, der Chronifizierung oder des Rezidivierens nach zunächst erfolgreicher Behandlung, in die teilweise auch die Infiltrationstherapie eingebunden war. Die zwingende Konsequenz, die sich daraus ergibt, ist die frühzeitige Revision der Erstdiagnose einer lokal verursachten Störung im zervikalen Abschnitt des Bewegungssystems, falls die Symptomatik unter der Therapie nicht wie erwartet stabil rückläufig ist. Entscheidend ist – so, wie bei dem Symptom „Husten" auch einmal an die selten gewordene Tuberkulose zu denken – frühzeitig die Möglichkeit einer viszeralen Ursache von Beschwerden im Nacken-Schulter-Bereich in Erwägung zu ziehen. Die kausale Behandlung einer zugrunde liegenden Organopathie kann dann wirkungsvoll unterstützt werden durch reflextherapeutische Verfahren, unter denen die TLA eine führende Rolle einnimmt.

Therapie

Der Komplexität der Symptomatik entspricht die Vielfalt der einzusetzenden Infiltrationstechniken (Einzelheiten in Kap. 12 „Praxis der TLA").

Therapie über die Haut

- Quaddeln paravertebral in den Segmenten C3–5,
- Quaddeln des sog. „lymph belt",
- Quaddelmuster „Spinne",
- Infiltration der Subkutis am Kieferwinkel,
- Quaddeln über der unteren Thoraxapertur,
- Quaddeln an Akupunkturpunkten,
- Quaddeln in den Segmenten beteiligter Organe,
- Infiltration von Narben.

Therapie über die Muskulatur

- Infiltration der Maximalpunkte in der paravertebralen autochthonen Muskulatur C3–5,
- Infiltration der Triggerpunkte in den Mm. trapezius, sternocleidomastoideus, levator scapulae,
- Infiltration der Maximalpunkte in der infrahyoidalen Muskulatur,
- evtl. Infiltration der Triggerpunkte im M. deltoideus und weiteren Muskeln der Schulterregion bei akzessorischem N. phrenicus mit Wurzeln aus C5–6.

Therapie über Strukturen des lymphatischen Systems

- Infiltration am Kieferwinkel („Winkeldrüse").

Therapie über das Gelenk

- Infiltration der Wirbelgelenke C3/4/5,
- Infiltration des Akromioklavikulargelenkes,
- Infiltration des subakromialen Raumes (Bursitis, Tendopathie),
- Infiltration des Sternoklavikulargelenkes,
- evtl. Infiltration des Schultergelenkes,
- Infiltration der Kostosternalfugen I–IV.

Therapie über nervale Strukturen

- Blockade des N. phrenicus,
- Blockade des Ganglion stellatum.

Unverzichtbar für einen dauerhaften Erfolg ist bei allen genannten Infiltrationstechniken im Bereich der Zervikalregion die Kombination mit einer Injektionsbehandlung im organspezifischen Segment bei einer Beteiligung von Viszera der Brust- und Bauchhöhle und – nie zu vergessen – die Kausaltherapie der Organstörung (operativ, medikamentös, weitere Reflextherapieverfahren).

Diese Zusammenhänge verwischen erneut die Grenze zwischen segmentaler Dysfunktion und Herd-Störfeld-Geschehen.

Herd und abhängige Fernstörung sind gleichzusetzen mit einer plurisegmentalen Nozireaktion auf einen unterschwelligen Dauerreiz mit pointierter Symptommanifestation in den am meisten vorbelasteten Strukturen eines labilisierten Segmentes:

a) zunächst im homolateralen Quadranten,
b) dann übergreifend auf die homolaterale Körperhälfte und
c) zuletzt generalisiert bilateral.

Eine überlastete Kette bricht an ihren schwächsten Gliedern.

Die Systematik der Darstellung, die den Versuch unternimmt, das „Mysterium" des Herd-Störfeld-Geschehens und des Sekundenphänomens logisch nachvollziehbar zu machen, führt über die Kette

- Viszera des Schädels → Occiput/C1 → **C3/4/5/ Schulter/Arm → BWS**

zu den Viszera der Brust- und Bauchhöhle.

9.3.3
Viszera der Brust- und Bauchhöhle

Die vorausgegangenen Erörterungen erlauben es, die folgende Darstellung der viszerovertebralen Problematik bei Erkrankungen von inneren Organen im Bereich der Brust- und der Bauchhöhle zu vereinfachen. Eine modulare Präsentation, die auf eine dezidierte Abhandlung der einzelnen Organe verzichtet, soll es dem Anwender ermöglichen, vom Allgemeinen auf das Spezifische der aktuellen und individuellen Behandlungssituation zu schließen.

Der therapeutische Zugang zu den inneren Organen über die kutanen, bindegewebigen und muskulären Strukturen des Segmentes ist altes Erfahrungsgut der Volksmedizin und vieler, z.T. daraus abgeleiteter, physiotherapeutischer Behandlungsmethoden wie der Bindegewebs- und anderer Massagen, der Reflexzonentherapie, der Elektrotherapie, des Schröpfens etc. Die gleichen Zielstrukturen werden im Rahmen der Infiltrationstherapie mit LA benutzt, um die typischerweise mehrsegmentale Symptomatik von viszerovertebralen Syndromen zu behandeln.

Diagnostik

Gegenüber den komplizierten Verhältnissen bei der segmentalen Zuordnung von Palpationsbefunden an

den Extremitäten und insbesondere am Schädel ist die Topographie der Segmente am Rumpf klar und übersichtlich. Die ursprünglich vorhandene metamere Gliederung des Embryos ist in dem Bereich zwischen der oberen Thoraxapertur und dem Beckenkamm (dorsal) bzw. der Inguinalregion (ventral) erhalten geblieben: die Spinalnerven Th2–L2 innervieren deutlich abgrenzbare, von kranial nach kaudal aufeinanderfolgende Abschnitte des Rumpfes. Dermatom, Myotom, Sklerotom und Neurotom können ohne die an den Extremitäten verwirrenden Schwierigkeiten einer plexusbedingten Verzerrung von Innervationsarealen wesentlich leichter der zugehörigen Etage des Achsenorgans zugeordnet werden. Eine diagnostisch relevante und therapeutisch umsetzbare Information aus den Segmentstrukturen bedarf dann allerdings noch der Ergänzung durch das Wissen um die segmentale Zuordnung der einzelnen Organe (Abb. 9.3).

Die Qualität der Befunde in den einzelnen Schichten (Haut, Muskulatur etc.) ist unabhängig von der Art des erkrankten Organs in jedem beteiligten Segment prinzipiell gleich.

Dermatom

Die Hautoberfläche des Rückens kann in Kenntnis der Dermatomanordnung diagnostisch wie eine Landkarte der inneren Organe benutzt werden (Abb. 9.4). Neben den an der neuroanatomischen Struktur des Spinalnervs ausgerichteten Organzonen gibt es eine Reihe von empirisch entdeckten (sub)kutanen, nicht streng segmentgebundenen Arealen, die bei verschiedenen Massageformen diagnostisch und therapeutisch benutzt werden.

Die Topographie der Dermatome wird in einschlägigen Lehrbüchern aufgrund einer gewissen Variabilität der Nervenverläufe nicht übereinstimmend angegeben. Eine anatomisch „gemittelte" Darstellung der besonders differierenden Nackenregion zeigt Abb. 9.5.

Bei der Untersuchung der Haut am Rücken ist zu beachten, daß sich die lateralen Äste der Rr. dorsales der thorakalen Spinalnerven, die von oben nach unten an Mächtigkeit gegenüber dem medialen Ast zunehmen, von ihrer zugehörigen Wirbelkörperetage nach kaudal-lateral entfernen. Während die Region um den Dornfortsatz und unmittelbar paravertebral im Bereich der gesamten Wirbelsäule immer vom medialen Ast des segmententsprechenden R. dorsalis versorgt wird, liegt z.B. der Beginn der Versorgungszone des lateralen Astes von Th9 auf Höhe des 12. BWK, die von Th12 über dem dorsola-

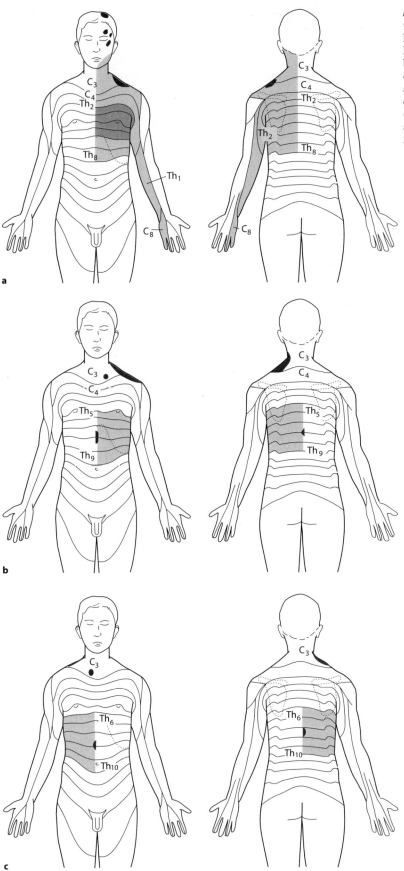

Abb. 9.3a–i. Head-Zonen von Brust- und Bauchorganen. In den dunkel gehaltenen Dermatomen und Hautarealen treten die projizierten Schmerzen besonders häufig und intensiv auf, in den heller gerasterten seltener und abgeschwächter. **a** Herz, **b** Magen, **c** Zwölffingerdarm.
(Nach Hansen u. Schliack 1962; aus Lanz u. Wachsmuth 1993, 2. Band, Teil 6)

Abb. 9.3 d–f. (Fortsetzung)
d Leber und ableitende Gallenwege,
e Bauchspeicheldrüse, **f** Milz.
(Nach Hansen u. Schliack 1962;
aus Lanz u. Wachsmuth 1993,
2. Band, Teil 6)

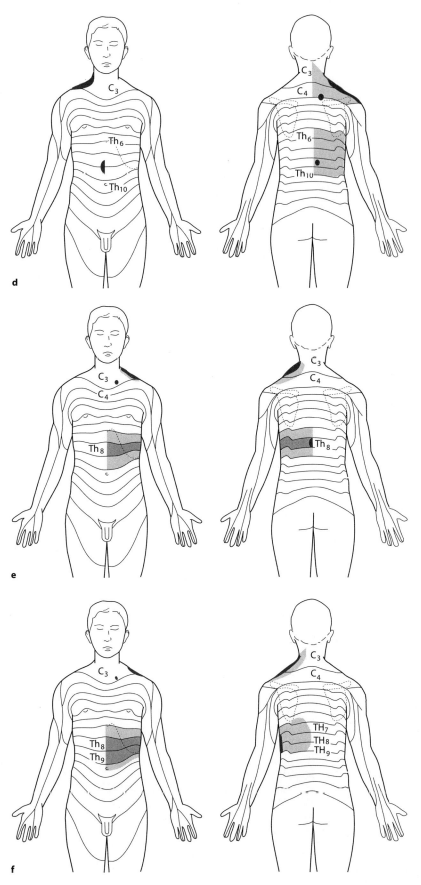

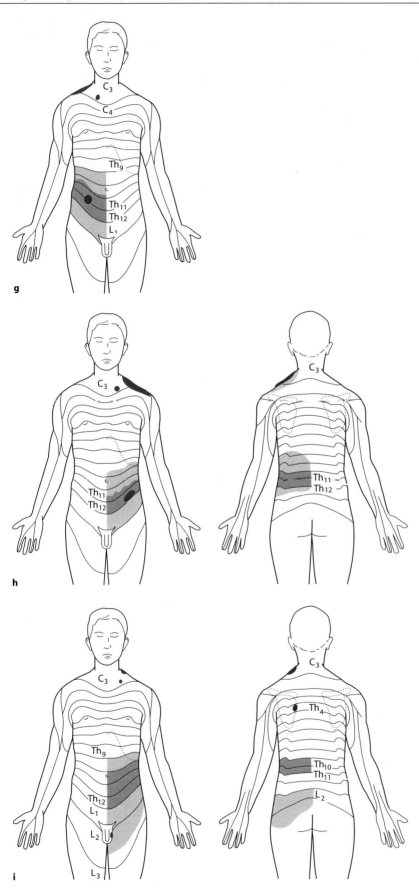

Abb. 9.3 g–i. (Fortsetzung)
g aufsteigender Dickdarmanteil, Blinddarm und Wurmfortsatz, **h** absteigender Dickdarmanteil, Sigma, **i** linke Niere.
(Nach Hansen u. Schliack 1962; aus Lanz u. Wachsmuth 1993, 2. Band, Teil 6)

Abb. 9.4. Somatotopie viszeraler Schmerzzonen

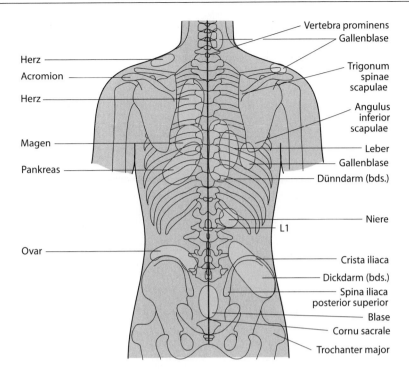

teralen Anteil des Beckenkamms, bereits in die Regio glutaea hinabreichend (Abb. 9.6). In diesem mehr als handbreit lateral der Medianen gelegenen Korridor ist die Haut leichter abhebbar und daher bezüglich selbst kleiner Qualitätsunterschiede im Vergleich zur Gegenseite besser zu beurteilen als unmittelbar über der Faszie des M. erector spinae. Deswegen wird üblicherweise in diesem Bereich die Hautuntersuchung durch Bindegewebsstrich und Kibler-Falte vorgenommen. Um den passenden Organbezug herstellen zu können und eine notwendige paravertebrale Injektion in die autochthone Rückenmuskulatur oder an das entsprechende Wirbelgelenk auch in der dem Hautbefund korrespondierenden Etage des Achsenorgans richtig zu plazieren, ist daher ein Extrapolieren der auffälligen Hautzonen in das Ursprungssegment erforderlich. *Beispiel:* Kibler-Falte über dem Beckenkamm rechts positiv → Th12 → z. B. Colon ascendens oder Niere → Therapie über die Strukturen der thorakolumbalen Übergangszone.

Befunde im Dermatom (Kutis und Subkutis)
- Hautrelief verändert, Orangenhautphänomen,
- Hautfarbe: Rötung oder Abblassung,
- Temperaturdifferenz zur Umgebung,
- Hyperalgesie, Dysästhesie, Allodynie,
- Konsistenz zäh, derb, körnig,
- Kneifschmerz,
- verminderte Abhebbarkeit der verbreiterten Kibler-Falte,

- Abbruch des Bindegewebsstrichs, „Barriere",
- Dermographismus,
- veränderte Schweißsekretion,
- Narben!

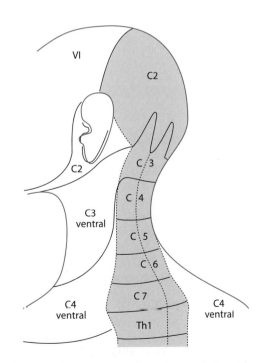

Abb. 9.5. Korrigiertes Segmentschema im Zervikalbereich

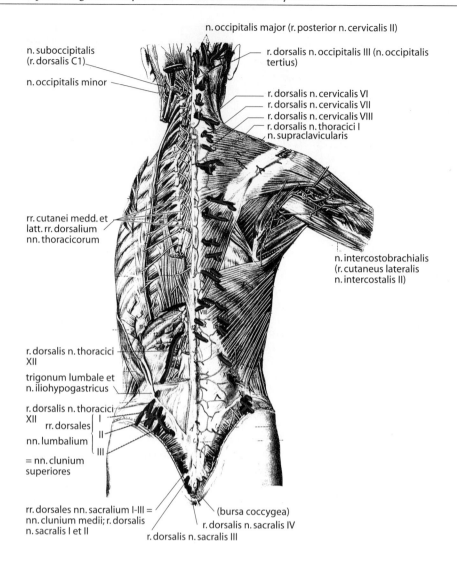

n. occipitalis major (r. posterior n. cervicalis II)

n. suboccipitalis
(r. dorsalis C1)

n. occipitalis minor

r. dorsalis n. occipitalis III (n. occipitalis
tertius)

r. dorsalis n. cervicalis VI
r. dorsalis n. cervicalis VII
r. dorsalis n. cervicalis VIII
r. dorsalis n. thoracici I
n. supraclavicularis

rr. cutanei medd. et
latt. rr. dorsalium
nn. thoracicorum

n. intercostobrachialis
(r. cutaneus lateralis
n. intercostalis II)

r. dorsalis n. thoracici
XII

trigonum lumbale et
n. iliohypogastricus

r. dorsalis n. thoracici
XII   rr. dorsales   I

nn. lumbalium   II

                        III

= nn. clunium
superiores

rr. dorsales nn. sacralium I-III =
nn. clunium medii; r. dorsalis
n. sacralis I et II

(bursa coccygea)
r. dorsalis n. sacralis IV
r. dorsalis n. sacralis III

Abb. 9.6. Hautinnervation des
Rückens. (Aus Sobotta u.
Becher 1965)

Myotom

Im Bereich der BWS und der oberen LWS erleichtert die hier sowohl dorsal als auch ventral anzutreffende, auf die ursprüngliche Metamerie zurückzuführende segmentale Gliederung der Muskulatur eine Zuordnung des Myotoms zum Dermatom. Zu berücksichtigen ist allerdings die Kaudalverschiebung der Hautzonen gegenüber den daruntergelegenen Schichten, wie sie oben dargestellt wurde (Abb. 9.7).

Die muskuläre Reizantwort stellt die pathodynamische Komponente der segmentalen Störung dar. Sie ist eine unmittelbare Funktion der Muskulatur, die im Rahmen der Nozireaktion jede Irritation im Segment syndromgestaltend verarbeitet. Sowohl die primäre artikuläre Dysfunktion als auch eine in das Segment einspeisende Organopathie verursachen

eine reflektorische Tonusänderung, die zunächst in der segmentalen **autochthonen Muskulatur des M. multifidus** und dem **M. intercostalis** bzw. den **Mm. obliqui abdominis internis et externis** beginnt und im Gefolge auf die funktionell zugeordneten Abschnitte der langen Systeme des **M. erector spinae (M. iliocostalis, M. longissimus)** übergreift. Weitere, u. U. in das segmentale Geschehen einbezogene Muskeln sind die **Mm. serratus posterior superior et inferior,** die **Mm. semispinalis thoracis/cervicis,** der **M. rhomboideus** und der **M. quadratus lumborum.** Gemeinsam ist den letztgenannten die fingerförmige Insertion an Wirbelteilen oder Rippen und die segmentale Versorgung durch die Nn. intercostales, wodurch ihnen unmittelbare Informationen über den aktuellen Zustand der von ihnen mit gesteuerten Wirbelsäulenabschnitte sowie der korrespondierenden Organe zukommen.

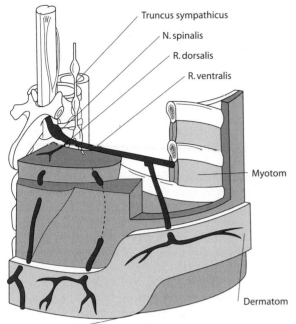

Truncus sympathicus

N. spinalis

R. dorsalis

R. ventralis

Myotom

Dermatom

Neurale Segmentverschiebung innerhalb der Rumpfwand

Abb. 9.7. Neurale Segmentverschiebung innerhalb der Rumpf-wand

Monosegmentale oder serielle Dysfunktion?

Häufig finden sich im Bereich der BWS mehrsegmentale hypomobile Funktionsstörungen. Differentialdiagnostisch ist dabei zu klären, ob die insgesamt regional anmutende Einschränkung der Bewegung das Resultat einer monoartikulären Blockierung eines Wirbelgelenkes als Folge einer Fehlbewegung, eines degenerativen oder eines entzündlichen Prozesses mit einer reflektorischen segmentüberschreitenden Muskelverspannung ist oder ob die Erkrankung eines vegetativ und sensibel plurisegmental versorgten Organs eine entsprechende plurisegmentale Muskel- und evtl. auch Gelenkreaktion induziert hat. Eine eindeutige Unterscheidung ist nur möglich durch die manualmedizinische Funktionsuntersuchung und eine manipulative Probebehandlung des gestörten Bewegungssegmentes. Handelt es sich um eine Problematik, deren Wurzel im Gelenk selbst liegt, so beseitigt die Manipulation meist sofort die Ursache der reflektorischen Muskelverspannungen und der Motilitätsstörung in allen beteiligten Segmenten. Liegt dagegen eine Organopathie vor, persistiert auch nach erfolgreicher Manipulation die primär viszeromuskulär induzierte und myogen bestimmte Bewegungseinschränkung der Region. Die Blockierung(en) war(en) in diesem Fall sekundär, ein Rezidiv ist vorprogrammiert.

In diesem Feld der reflektorischen Muskelverspannungen bei viszerovertebralen Syndromen dominiert in der Therapie die TLA, während der manuellen Medizin die führende Rolle bezüglich der diagnostischen Grundlagen, bei der Behandlung eher eine adjuvante Rolle zukommt.

Befunde an der Muskulatur

- Endgradig zäh-weiche Einschränkung der regionalen Wirbelsäulenbeweglichkeit,
- regionaler oder segmentaler Bewegungsschmerz, verstärkt bei Anspannung gegen Widerstand,
- gürtelförmiger bis flächiger Schmerz bei muskulärer Aktivierung durch die Atmung, beim Betätigen der Bauchpresse, beim Husten („Interkostalneuralgie"),
- Triggerpunkte paravertebral in der autochthonen Muskulatur,
- Triggerpunkte am Angulus costae im Bereich der lateralen Insertionen des oberflächlichen Anteils des M. erector spinae (M. iliocostalis),
- Druckschmerz bei Palpation an der seitlichen Begrenzung der Dornfortsätze (M. spinalis),
- Maximalpunkte im Bereich des M. intercostalis,
- diffuser Schmerz interskapulovertebral bei dorsaler Annäherung der Schulterblätter gegen Widerstand (M. rhomboideus).

Eine reflektorische Verkürzung des M. psoas! bei Erkrankungen der Bauchorgane kann die Ursache für rezidivierende ISG-Probleme, Hüftbeschwerden oder einen tiefsitzenden Kreuzschmerz sein. Diese segmental im Bereich des thorakolumbalen Überganges wurzelnde Reaktion verknüpft die viszerovertebralen Syndrome über die LBH-Region mit den unteren Extremitäten. Klassisch geworden ist die vielzitierte Prima-vista-Diagnose „akute perforierte Appendizitis", die der erfahrene Kliniker beim Anblick des Patienten mit der Facies abdominalis äußert, dessen rechtes Bein sich unter der Bettdecke in Außenrotation/leichter Abduktion und Flexion abzeichnet.

Die Untersuchung der Muskulatur leitet unmittelbar über zur segmentalen Prüfung der artikulären Bewegungsfunktion. Zielstrukturen im Segment sind das Wirbelgelenk und das Kostotransversalgelenk sowie deren kapsuläre und ligamentäre Elemente.

Sklerotom

Die differentialdiagnostischen Überlegungen zur Beurteilung des pathogenetischen Stellenwertes einer schmerzhaften artikulären Dysfunktion betreffen die Möglichkeiten

- der Blockierung infolge einer Irritation artikulärer Rezeptoren durch mechanische oder funktionelle Überlastung, entzündliche oder degenerative Prozesse und segmentalreflektorische Einflüsse auf die nozi- und propriozeptive Reizschwelle oder

- der hypermobilen Funktionsstörung mit Steigerung des nozizeptiven Zustroms zum segmentalen Hinterhornkomplex aus überlasteten periartikulären Strukturen.

Als gemeinsame Elemente bei der hypo- wie der hypermobilen Funktionsstörung finden sich hyperalgetische Zeichen in der segmentalen Muskulatur.

Die Blockierung, d. h. die reversible hypomobile artikuläre Dysfunktion von thorakalen Wirbelgelenken, die meist in Kombination mit einer Störung der zugehörigen Rippengelenke einhergeht, stellt im Zusammenhang mit der hier zu besprechenden viszerovertebralen Problematik sicher die weitaus häufigere Konstellation dar.

Befunde am Gelenk

- Regionaler oder segmentaler Bewegungsschmerz ohne Verschlimmerung durch isometrische Anspannung gegen Widerstand,
- endgradig „feste" Einschränkung der segmentalen Beweglichkeit,
- mangelhaftes Federverhalten der Rippe,
- einseitige Einschränkung der Thoraxexkursion, Angabe von Dyspnoe bei Belastung,
- tiefer Druckschmerz ca. 1 QF paravertebral über der Facette und/oder 2 QF paravertebral über dem Kostotransversalgelenk,
- Druckschmerz über der Kostosternalfuge,
- Dehnungsschmerz bei anhaltender passiver Distraktion der gelenkbildenden Partner durch dosierte Krafteinwirkung senkrecht zur Gelenkebene der Wirbelgelenke.

Serielle Blockierungen, die häufig im Bereich der mittleren BWS anzutreffen sind (Herz-/Lungensegmente) werden meist von einer kompensatorischen Hypermobilität in den Nachbarsegmenten begleitet.

Der therapeutische Zugang zu beiden Formen der segmentalen artikulären Dysfunktion (hypo- und hypermobil) ist in der TLA (Reizsubtraktion) identisch bei gegensätzlichem manualmedizinischem Ansatz: Mobilisation oder Manipulation bei der Blockierung/Trainingstherapie zur Stabilisierung bei der Hypermobilität.

Therapie

Die Behandlung der viszerovertebralen (und vice versa) Symptomatik bei Erkrankungen im Bereich thorakaler und hochlumbaler Segmente ist wegen der übersichtlichen metameren Ordnung prinzipiell in jedem Segment gleich. Variable Größen sind die Höhe des/der zu behandelnden Segmente(s) und die Kombination von erforderlichen Techniken, die sich wieder nach der jeweiligen Struktur- und Funktionsanalyse der segmentalen Strukturen richten muß.

Im folgenden werden die Injektionstechniken, wiederum unter dem Aspekt des schichtweisen Vorgehens, als Modul aufgelistet, das unabhängig von der Art der betroffenen Strukturen des Bewegungssystems und/oder der inneren Organe auf jedes Segment angewendet werden kann. Ob eine unilaterale und monosegmentale oder aber eine bilaterale und plurisegmentale Behandlung erforderlich ist, richtet sich ausschließlich nach den objektivierbaren Befunden und den daraus abzuleitenden funktionellen Verbindungen zur näheren und weiteren Nachbarschaft.

Segmentale Behandlung über die Haut (Abb. 9.8)

- Quaddel über der Dornfortsatzspitze,
- Quaddel am Shu-Punkt des Blasenmeridians, ca. 1,5 Daumenbreiten paramedian (s. Anhang),
- Quaddel am korrespondierenden Mu-Punkt auf der Vorderseite des Rumpfes (s. Anhang),
- Quaddeln im Verlauf des gesamten Dermatoms von paravertebral bis ventral-median,
- organspezifische Quaddelmuster,
- intra- und subkutane Infiltration von Narben im Segment.

Segmentale Behandlung über bindegewebige Strukturen (Abb. 9.9)

- Injektion an die Ligg. supraspinale und interspinale,
- Injektion an Periostpunkte mit starker Druckschmerzhaftigkeit,
- Injektion an die Kostosternalfuge mit ihren Bändern.

Segmentale Behandlung über die Muskulatur (Abb. 9.10)

- Unmittelbar paravertebral (ca. 1/2 Daumenbreite) im Bereich der Huatuo-Punkte: von lateral an den Dornfortsatz sowie nach Zurückziehen und erneutem Vorschieben der Nadel in die Tiefe bis zum Knochenkontakt an der Lamina des Wirbelbogens (M. spinalis und M. multifidus),
- ca. 1 Handbreit paramedian an den Angulus costae der zugehörigen Rippe (M. iliocostalis),
- Maximalpunkte des M. intercostalis,
- in Abhängigkeit von der Segmenthöhe: ventral gelegene Triggerpunkte der Mm. pectoralis, serratus anterior, obliquus abdominis, rectus abdominis, die z.T. mit den Mu-Punkten der Akupunktur übereinstimmen.

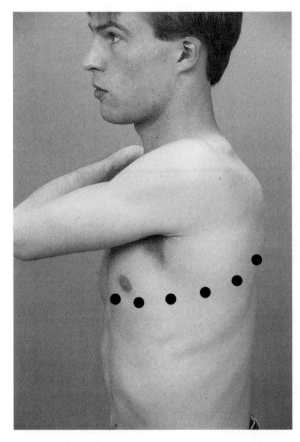

Abb. 9.8. Segmentale Quaddeln

Behandlung über das Gelenk (Abb. 9.11)
- Injektion an/in das Wirbelgelenk,
- Injektion an das Kostotransversalgelenk.

Behandlung über nervale Strukturen (Abb. 9.12)
- Blockade des N. intercostalis,
- Blockade der Spinalnervenwurzel,

- Blockade des Grenzstrangganglions (indirekte Technik nach Mink),
- Blockade des Ganglion stellatum,
- Blockade des Ganglion coeliacum.

9.3.4
Viszera der Beckenhöhle

Der Hiatus zwischen L3 und S1 bezüglich einer segmentgebundenen vegetativen Versorgung von inneren Organen läßt eine gesonderte Betrachtung der Viszera des Beckens sinnvoll erscheinen. Die sympathische Innervation von Blase, Prostata, Uterus, Adnexen und Rektum erfolgt über absteigende Fasern aus den Seitenhornbereichen Th10–L2, die in den Plexus hypogastricus einmünden. Hierhin entsendet auch der in den Abschnitten S2–S4 wurzelnde Parasympathikus seine Fasern, welche auf dem Weg dorthin streckenweise die Rr. ventrales des 2.–4. sakralen Spinalnervs benutzen. Die Verknüpfung dieser z. T. sehr weit auseinandergelegenen Segmente erklärt die Komplexität der klinischen Symptomatik, die sich sowohl direkt in der Beckenregion als auch im thorakolumbalen Übergang und von dort – u. a. über den M. psoas weitergeleitet – auch im proximalen Abschnitt der unteren Extremitäten präsentieren kann.

Diagnostik

Typische Beschwerden, die in ähnlicher Form sowohl bei Erkrankungen des knöchernen Beckens als auch seiner Viszera geklagt werden, sind:

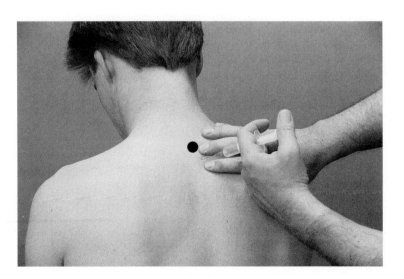

Abb. 9.9. Injektion an das Lig. supraspinale

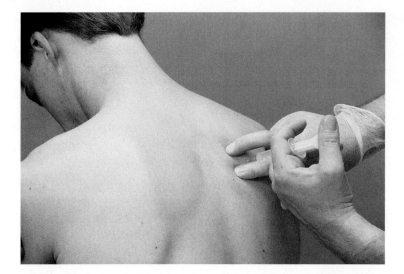

Abb. 9.10. Injektion an den M. iliocostalis

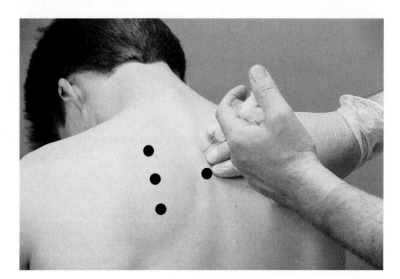

Abb. 9.11. Injektion an das thorakale Wirbelgelenk

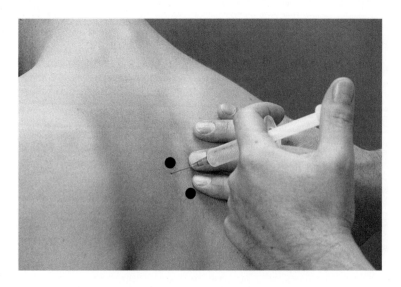

Abb. 9.12. Injektion an die thorakale Spinalnervenwurzel

- tiefer Kreuzschmerz, oft mit Ausstrahlung in die Glutäalregion, gelegentlich auch nach inguinal,
- Symphysenschmerz,
- Steiß- und Dammschmerzen,
- bewegungsabhängige Schmerzen im thorakolumbalen Übergang mit Einschränkung der Rotation des Oberkörpers gegenüber dem Becken, evtl. begleitet von Leistenschmerz (M. psoas),
- diffuse Unterbauchbeschwerden,
- Kältemißempfindung im unteren Rückenbereich,
- Dysurie, Proktalgie, Menstruationsbeschwerden, Beschwerden beim Stuhlgang.

Befunde an der Haut, der Muskulatur, ...

- Duckschmerzhafte Verquellung über den Dornfortsätzen T12–L2,
- Schwellung über dem Kreuzbein mit kühler, berührungsempfindlicher Haut,
- auffällige Kibler-Falte über dem lateralen Anteil des Beckenkamms (T12) und über dem Sakrum sowie in der Leistenbeuge (T12/L1),
- bis kirschgroße schmerzhafte subkutane Fettgewebsknoten in Projektion auf die Foramina sacralia dorsalia,
- Maximalpunkte im M. erector spinae auf der Höhe von T12 und über dem gesamten Sakrum,
- Triggerpunkte in der Glutäalmuskulatur,
- Verkürzung des M. psoas, tiefer Druckschmerz in der Leiste über dem Trochanter minor,
- erhöhter analer Sphinktertonus, evtl. hier Rhagaden und sog. äußere Hämorrhoiden,
- hypomobile artikuläre Dysfunktion T12,
- ISG-Störung.

Therapie

Die Behandlung von Störungen im thorakolumbalen Übergangsbereich entspricht der Segmenttherapie bei Erkrankungen von Organen der Brust- und Bauchhöhle.

Da die vegetative Reflektorik der Beckenregion sowohl bei Störungen des Bewegungssystems als auch bei Organerkrankungen – ähnlich wie im Kopfbereich – sehr stark ausgeprägt ist, kommt den Infiltrationsverfahren mit Zugang zum Vegetativum eine hervorragende Rolle zu. Vergleichbar der kalottenartigen Fettgewebsschwellung über dem zervikothorakalen Übergang mit dem Dornfortsatz C7 im Zentrum bei Störungen im Versorgungsbereich des Ganglion stellatum ist über dem Sakrum bei allen Erkrankungen des Beckens eine z.T. monströse Weichteilschwellung zu bemerken, die als Ausdruck der vegetativen Reizantwort aus dem Plexus hypogastricus zu werten ist. Ein indirekter Zugang ist über die Quaddeltherapie möglich, der unmittelbare Zugang führt direkt an die vegetativen Strukturen.

Therapie über die Haut und die Subkutis
- Quaddeln über den Foramina sacralia dorsalia (entsprechen Akupunkturpunkten auf dem Blasenmeridian) in Form eines „V",
- suprapubische Quaddeln z.B. an den Akupunkturpunkten MP13, Ma29, Ni11 und Ren3 in Form eines „W",
- Quaddeln über dem Beckenkamm lateral.

Therapie über die Muskulatur
- Injektion an die Ursprünge des M. erector spinae über dem Sakrum,

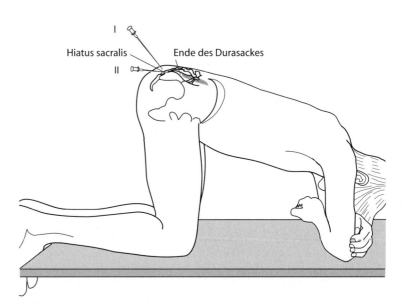

Abb. 9.13. Epiduralanästhesie. *I* Einstich rechtwinklig zur Membran, *II* Absenken des freien Nadelendes um ca. 40°, Vorschieben um maximal 3 cm. (Aus Lanz u. Wachsmuth 1982, 2. Band, Teil 7)

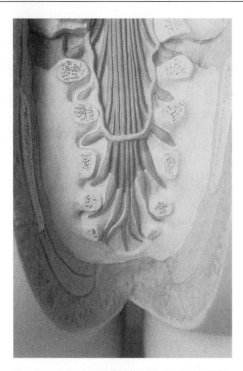

Abb. 9.14. Sakrales Ende des Duralsacks in Höhe von S 2, Normalbefund

- Infiltration der Triggerpunkte in der Glutäalmuskulatur und den Bauchmuskeln,
- Injektion an die Symphyse.

Therapie über das Gelenk
- Injektion an das Iliosakralgelenk.

Therapie über nervale Strukturen
- Injektion an den Plexus hypogastricus (suprapubischer Zugang),
- epidurale sakrale Injektion (Zugang über den Hiatus sacralis) zur Blockade der sensiblen und der parasympathischen Fasern aus den Segmenten S 2 – S 4; durch Abfließen des LA per diffusionem nach ventral durch die Foramina sacralia ventralia werden meist auch die hier gelegenen präsakralen sympathischen Ganglien mit erfaßt (Abb. 9.13 und Abb. 9.14).

KAPITEL 10

Zusammenfassung

Die Infiltrationstherapie mit LA ist eine hoch effiziente, risikoarme und kostengünstige Behandlungsmethode. Aufgrund des basalen Wirkmechanismus der Natriumkanalblockade sowohl im afferenten Schenkel der Nozizeption als auch im efferenten Schenkel des neuralen Anteils der Nozireaktion kann sie bei allen Erkrankungen eingesetzt werden, die mit Schmerzen und/oder reversiblen Funktionsstörungen des Bewegungssystems und der Organe einhergehen. Sie ist damit gleichermaßen ein Verfahren der Schmerztherapie wie der Reflextherapie. Das Indikationsspektrum reicht von der unkomplizierten Akuterkrankung des Bewegungssystems mit lokal begrenzter Symptomatik bis zur komplexen chronifizierten Störung, die sich multilokulär und polysymptomatisch manifestiert. Ihr rechtzeitiger Einsatz bei der Akuterkrankung kann wesentlich dazu beitragen, die Chronifizierung von Beschwerden, insbesondere von Schmerzen, zu verhindern. Die konsequente Beseitigung von funktionellen Störungen über eine gezielte und wiederholte Segmenttherapie dient der Prophylaxe einer pathomorphlogischen strukturellen Fixierung.

Eine Trennung zwischen der TLA und der Neuraltherapie im Sinne von Huneke ist nicht begründet. Wie die obigen Ausführungen darlegen, repräsentiert die Lehre vom Herd-Störfeld-Geschehen und der Einsatz der Blockadetechniken im Bereich des Vegetativums, die ideologisch der „Neuraltherapie im eigentlichen Sinne" zugerechnet werden, gewissermaßen die Meisterklasse der Methode. Nur über das Erlernen der einfachen Indikationen und Techniken und ein darauf begründetes Beherrschen der segmentalen Dysfunktion ist die interdisziplinäre Komplexität des ganzheitlichen Herd-Störfeld-Geschehens zu erfassen. Der Verständniszugang gelingt über die zentrale Rolle der segmentalen Steuerungsmechanismen, die das Wesen des Störfeldes als der speziellen Form einer lokal asymptomatischen Irritation mit segmentüberschreitender Bedeutung begreifbar machen. Die sog. Fernstörung wird damit zum Symptom einer poly- oder pansegmentalen Nozireaktion, die sich im Bereich vorgeschädigter Strukturen manifestiert. Das sofortige Verschwinden der Fernsymptome nach der Infiltration an den Herd (Sekundenphänomen nach Huneke) erscheint dann als die logische Folge einer reizsubtrahierenden Maßnahme.

Im Mittelpunkt der diagnostischen wie der therapeutischen Überlegungen stehen das multimodale Hinterhornneuron mit seiner zentralen Rolle bei der Verarbeitung von nozizeptiven Informationen und das vegetative System als Effektor der neuralen Nozireaktion. Die Behandlung zielt auf eine Reizsubtraktion und die Beseitigung der sympathischen Systemaktivierung.

Die Logik der neuralen Prozesse bei der individuellen Ausgestaltung der Nozireaktion diktiert die Gesetze des therapeutischen Handelns. Die Injektionsstrategie orientiert sich an den Ergebnissen der Funktions- und Strukturanalyse, die Aufschluß über die Hierarchie der beteiligten Strukturen und Systeme gibt. Der Weg zu einer vollständigen Diagnose führt in erster Linie über die unverzichtbare manualmedizinische Untersuchung, mit deren Hilfe erst die pathoneurophysiologischen Funktionszusammenhänge des aktuellen Geschehens transparent gemacht werden können. Jede hieraus abgeleitete Injektion hat den Charakter einer Probebehandlung, die differentialdiagnostische Rückschlüsse zuläßt und zur Diagnosesicherheit beiträgt. Dies gilt auch für alle Wiederholungsinjektionen, deren Effizienz oder Wirkungslosigkeit über den weiter einzuschlagenden Verlauf entscheidet.

Eine meist unmittelbar nach der Injektion mögliche Aussage bezüglich einer Auswirkung auf die aktuellen Beschwerden erlaubt, wenn nötig, die sofortige Ergänzung durch andere Maßnahmen noch in der gleichen Sitzung. Eine sinnvolle Kombination mit anderen Verfahren der Reflextherapie und der medikamentösen Therapie verlangt allerdings eine zumindest orientierende Kenntnis von deren Grundlagen, um eine gezielte Weiterleitung des Patienten zur interdisziplinären Mitbehandlung veranlassen zu können. Weder eine dogmatische Monomanie noch die unreflektierte Wiederholung von starren Injektionsschemata entsprechen dem Wesen dieser dynamischen Methode, die vom ständigen Dialog zwischen Patient, Behandler und Mitbehandlern lebt.

Die vielfältigen Indikationen, eine unkomplizierte Handhabung und eine hervorragende Kompatibilität mit fast allen anderen Behandlungsverfahren machen die TLA/Neuraltherapie zu einer unverzichtbaren Standardmethode für jede Fachdisziplin.

KAPITEL 11

Ausrüstung

Der größte Aufwand für eine kunstgerechte Durchführung der Infiltrationstherapie betrifft den Erwerb der nötigen Kenntnisse und Fertigkeiten. Demgegenüber sind nur wenige und preiswerte Anschaffungen zur Ergänzung des schon vorhandenen Praxismaterials erforderlich. Die folgende Aufstellung gibt einen Überblick über die Grundausstattung.

Material

- Von allen Seiten frei zugängliche, möglichst höhenverstellbare Behandlungsliege mit beweglichem Kopfteil und Nasenschlitz,
- mobiles Beleuchtungselement zur Ausleuchtung von Mundhöhle, Rachen und Ohr, zumindest ein beleuchteter Spatelhalter,
- Injektionsspritzen: 2 ml, 5 ml und 10 ml,
- Qualitätsinjektionsnadeln mit scharfem Schliff: 0,40 × 20, 0,40 × 40, 0,60 × 60, 0,60 × 80, 1,0 × 100, evtl. 1,0 × 120,
- Karpulenspritze mit Aspirationsvorrichtung und aufschraubbaren Injektionsnadeln von 2,0–4,0 cm Länge für intraorale Applikationen z.B. im Bereich der Zähne (Dentalbedarf),
- Desinfektionsmaterial für chirurgische Zwecke,
- sterile Handschuhe, (Mundschutz),
- Verbandmittel,
- Lokalanästhetika: Lidocain 0,5% oder 1,0%, Bupivacain 0,25%, Procain 1,0% in Ampullen ohne Zusatz von Konservierungsmitteln. Durchstechflaschen sind zu vermeiden. Procainkarpulen für die Injektionen im Bereich der Mundhöhle (vermindern wegen des vasodilatatorischen Effektes des Procain das Risiko einer Provokation von schlummernden bakteriellen Infektionen im Bereich der Zähne und des paratonsillären Gewebes),
- Notfallkoffer,
- zusätzlich bei der Durchführung von Maßnahmen der „speziellen Schmerztherapie" gemäß den Vereinbarungen mit den Krankenkassen:
  - Infusionsbereitschaft durch Anlegen eines venösen Zugangs,
  - Pulsmonitoring,
  - Oxymetrie.

Nützliche Hilfsmittel

- Anatomische Modelle der Wirbelsäule und des Schädels[1],
- Torso mit eröffnetem Rücken[1],
- Übersichtskarten der Akupunkturmeridiane,
- Schmerztagebücher mit visueller Analogskala (STK),
- Dokumentationsbögen „TLA/Neuraltherapie".

---

[1] Z.B. Fa. Erler-Zimmer in Lauf/Baden.

KAPITEL 12

Praxis der TLA: Indikationen, Anamnese, Befund, Therapie 　　　　**12**

Die folgenden Unterkapitel sollen dem Anwender in systematisierter und übersichtlicher Form praxisorientierte Daten zu häufigen Indikationen, den hierfür typischen anamnestischen Äußerungen und entsprechenden Untersuchungsbefunden vermitteln. Die Angabe von „kritischen Details" soll den Blick und das Ohr für das rasche Wiedererkennen von Syndromen schärfen und so dazu beitragen, den Untersuchungs- und Behandlungsaufwand gerade bei intensivem Praxisbetrieb möglichst gering zu halten.

Die konsequente Berücksichtigung des Aspektes der Probebehandlung, der auch eine Kontrollfunktion beinhaltet, erlaubt häufig ein Zurückgreifen auf diese Daten, um im meist turbulenten Praxisalltag zielstrebig zum gewünschten Behandlungsergebnis zu kommen. Die Rückmeldung seitens des Patienten, die immer direkt nach der Injektion zu erfragen ist, bewahrt mit großer Sicherheit vor einer oberflächlichen Behandlungsroutine und ermöglicht, falls erforderlich, eine sofortige Ergänzung durch additive Maßnahmen.

Die Darstellungen zur Injektionstechnik beinhalten überwiegend bewußt knapp gehaltene Angaben zur Nadelgröße (wobei u. U. Abweichungen durch die individuelle Anatomie gegeben sind), zur durchschnittlich erforderlichen Menge des LA und zur Durchführung der Injektion. Wo es notwendig oder sinnvoll erscheint, wird auf Besonderheiten wie Risiken, technisch bedingte Komplikationsmöglichkeiten oder bewährte Praxistricks hingewiesen.

Die Gliederung der Abschnitte erfolgt nach Regionen des Körpers, wobei willkürliche, anatomisch und funktionell nicht immer ideale Unterteilungen aus didaktischen Gründen unvermeidlich erschienen. Innerhalb der abgehandelten Regionen wird weitgehend das bekannte Einteilungsprinzip nach „Schichten" (Befund an der Haut – Therapie über die Haut etc.) verfolgt.

Die Übersichten im Anhang dienen zum Einbeziehen von Akupunkturpunkten, die auch der bisher in der Akupunktur Unerfahrene in sein Therapiekonzept aufnehmen kann.

Kein Lehrbuch kann die praktischen Erfahrungen ersetzen, die nur in einem spezifischen Kurssystem der TLA/Neuraltherapie erworben werden können. Auf die gleiche Notwendigkeit einer Grundausbildung in den Untersuchungstechniken der manuellen Medizin sei an dieser Stelle noch einmal ausdrücklich hingewiesen.

„Dornenkranz"

Indikationen

- Diffuser Kopfschmerz.
- Auch: Schwindel, Tinnitus, Schlafstörungen, Konzentrations- und Gedächtnisstörungen.

Anamnese

- Haubenförmiger, diffus und meist seitengleich empfundener Schmerz ohne Anfallscharakter.

Befund

- Sulzige, druckschmerzhafte Schwellung über der Scheitelhöhe, multiple Maximalpunkte im Bereich der gesamten Kalotte.

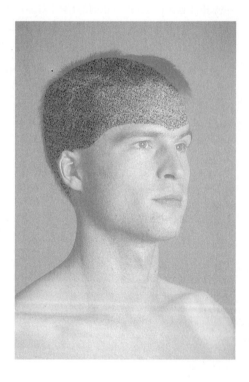

Therapie

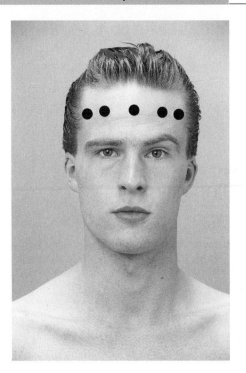

- Nadel 0,42 × 20.
- 8–10 Injektionen von 0,5–1,0 ml des LA über der größten Zirkumferenz des Schädels, begonnen als Quaddel, dann durch die Quaddel hindurch bis an das Periost der Kalotte. Zusätzlich 1,0 ml präperiostal auf der Scheitelhöhe (Kreuzungspunkt der Mediansagittalen mit der Verbindungslinie beider Ohrspitzen).

Tip

Verbesserung der Injektionswirkung durch Einbeziehen vorhandener Triggerpunkte des M. occipitofrontalis in den „Dornenkranz".

Akupunkturpunkte „NNH"

Indikationen

- Gesichtsschmerz.
- Auch: adjuvant bei Sinusitis und Zahn-Kiefer-Beschwerden infolge Störungen des stomatognathen Systems.

Anamnese

- Teils dumpf-pochender, teils neuralgiformer, reißender Schmerz im Ausbreitungsgebiet der Äste 1 und 2 des N. trigeminus.
- Angabe über aktuell bestehende bzw. zurückliegende Sinusitis oder Zahnprobleme.

Befund

- Nasenwurzel und Augenbrauenbogen verquollen, periorbitales Ödem (meist induriert).
- NAP der Trigeminusendäste 1 und 2 druckschmerzhaft.
- Lymphatischer Stauungszustand im Bereich des Kieferwinkels.
- Oft Schleimstraße im Rachen, livide Schleimhaut der Gaumenbögen und des Rachens.
- Gelegentlich schmerzlose, geringgradige Lymphknotenschwellung submandibulär.

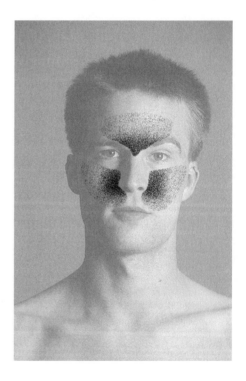

Therapie

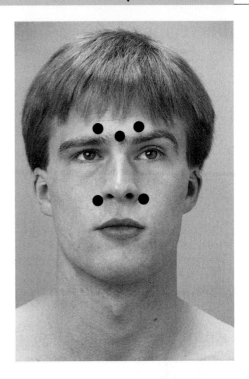

- Nadel 0,42 × 20.
- Je 0,5 ml an die Akupunkturpunkte Yin Tang, B2 und Di20 beidseits.
- Ergänzend: Einlegen von mit Lidocain getränkten Watteträgern in die Nasengänge.

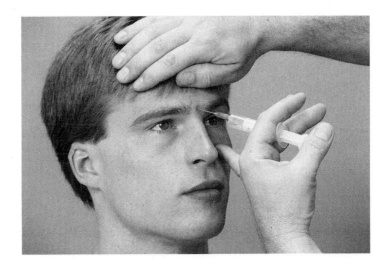

„Ohrsegment"

Indikationen

- Otalgien unterschiedlichster Genese (otogen, vertebragen, arthrogen/Kiefergelenk) mit möglicher Ausstrahlung in den Kiefer, nach retroaurikulär, zum Mastoid oder zum Scheitel.
- Auch: Tinnitus, Schwindel, Tubenkatarrh.

Anamnese

- Ohrschmerz, u. U. in Verbindung mit inkonstanter Hörminderung (Hypakusis), Kau- und Schluckbeschwerden, unspezifischem Schwindel, Hinterkopf- und Nackenschmerzen.

Befund

- TP retromastoidal, u. U. hypomobile Funktionsstörung der Kopf- und der oberen zervikalen Wirbelgelenke bis C4, Funktionsstörung der Kiefergelenke.
- Einziehung des Trommelfells, Paukenerguß, chronische Tonsillitis.

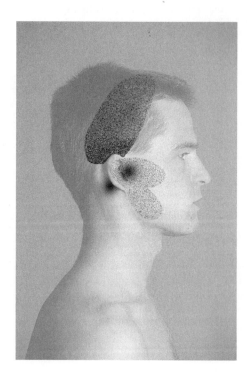

Therapie

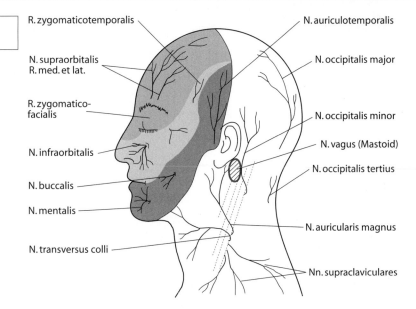

R. zygomaticotemporalis

N. supraorbitalis
R. med. et lat.

R. zygomatico-
facialis

N. infraorbitalis

N. buccalis

N. mentalis

N. transversus colli

N. auriculotemporalis

N. occipitalis major

N. occipitalis minor

N. vagus (Mastoid)

N. occipitalis tertius

N. auricularis magnus

Nn. supraclaviculares

- Nadel 0,42 × 20.
- Injektion präaurikulär als Quaddel und anschließend flach subkutan mit 0,5 ml; jeweils 0,5 – 1,0 ml subkutan-präperiostal über dem Mastoid und ca. 2 Querfinger oberhalb im Bereich der Spina supra meatum hinter der Ohrmuschel.

Cave

- Facialisparese bei tieferer Injektion präaurikulär! *Aufklärung.*

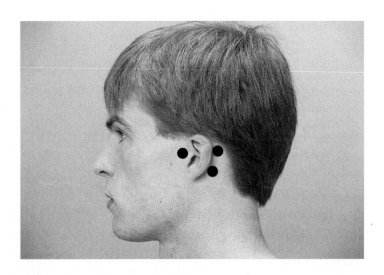

„Kieferwinkel"

Indikationen

- Erkrankungen der Viszera des Schädels.
- Therapieresistente Beschwerden im Bereich des Kopfes, der HWS, der Schulter und des Armes. Probatorisch auch bei Verdacht auf herdbedingte Fernstörung der Wirbelsäule, der unteren Extremitäten oder innerer Organe.

Anamnese

- Chronischer Kopfschmerz.
- Morgendliche Lidödeme, rezidivierende konjunktivale Injektion ohne greifbare Ursache.
- Chronischer Katarrh der oberen und auch der unteren Atemwege.
- Rezidivierende Blockierungen der HWS, wandernde weichteilrheumatische Beschwerden im Schulter-Arm-Bereich („Tennisarm", Schultersteife).
- Vegetative Beschwerden wie Müdigkeit, Erschöpfung, Leistungsschwäche, Schlafstörungen, Schwindel, Kreislaufschwäche, depressive Verstimmung.
- *Kritisches Detail:* „Nichts hat bisher geholfen."

Befund

- Allgemeine Erschöpfung, energetische Leere, depressive Stimmungslage.
- Haut des Gesichtes meist blaß, sukkulent.
- Seitendifferenter Status der Subkutis, besonders deutlich tastbar am Kieferwinkel, mit druckschmerzhafter Induration, z. T. weit am Hals nach kaudal hinabreichend.
- Multiple Triggerpunkte an Hinterkopf und Nacken sowie an der Schulter und der oberen Extremität homolateral.
- Quadrantenorientierte Verquellung der Haut, evtl. spürbare Temperaturdifferenz rechts/links.

Cave

- Nicht selten beidseitige Störung! Dann keine verwertbare Seitendifferenz der pathologischen Befunde. Hilfreich: Vergleich vegetativer Parameter (Temperatur, Hautturgor, Schmerzschwelle) kranial/kaudal.

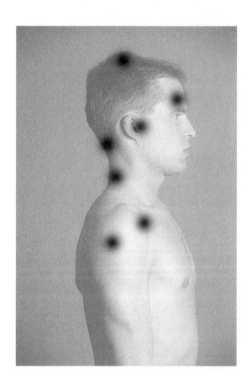

Therapie

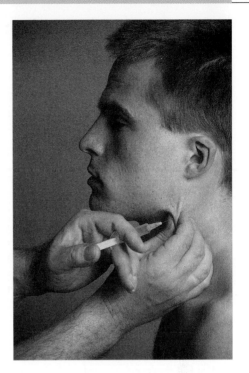

- Nadel 0,42 × 20.
- Etwa 1,0 ml tief subkutan in die abgehobene Hautfalte am Kieferwinkel.
- Eventuell Zugabe von 1 Amp. Lymphomyosot zur Förderung der lymphatischen Abflußverhältnisse.
- Zur Verbesserung der Wirkung zusätzlich 8–10 Quaddeln von 0,1–0,2 ml im Bereich des sog. „lymph belt".

M. temporalis (Innervation: N. trigeminus, 2. Ast)

Indikationen

- Schläfenkopfschmerz mit/ohne Schmerzen im Oberkiefer.
- Kaubeschwerden bei Arthropathie des Kiefergelenks. Bruxismus. Otalgie.
- Ergänzend bei Störungen der Kopfgelenke.

Anamnese

- Kopfschmerzen temporal, oft beim Aufwachen besonders intensiv.
- Schmerzverstärkung beim Kauen.
- Frustrane Therapieerfahrungen wegen „Trigeminusneuralgie".

Tip

Nach zahnärztlicher oder kieferorthopädischer Behandlung in der letzten Zeit fragen: Aufbißschiene?

Befund

- Psyche: angespannt, „verbissen".
- Inspektion: auffallend prominente Muskelmasse temporal.
- TP supra- und präaurikulär sowie okzipital bei allgemein gesteigertem Muskeltonus. Dysfunktion der Kiefergelenke mit asymmetrischer Kieferöffnungsbewegung. Hypomobile Funktionsstörung der Kopfgelenke.
- *Kritischer Befund:* Kauflächen der Molaren meist flachgeschliffen, ohne Profil, Kanten der stummelförmig verkürzten Schneidezähne abgeschrägt.

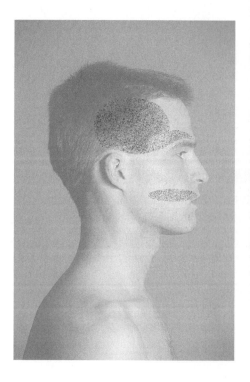

Therapie

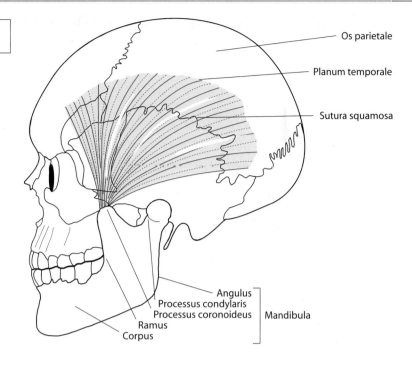

- Nadel 0,42 × 20.
- Je 0,5–1,0 ml in die palpatorisch entdeckten TP im Ursprungsbereich temporal und am Ansatz des Muskels am Processus coronoideus der Mandibula.

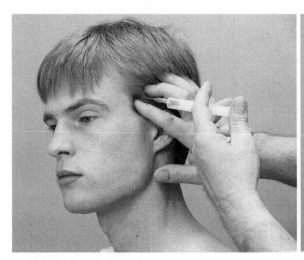
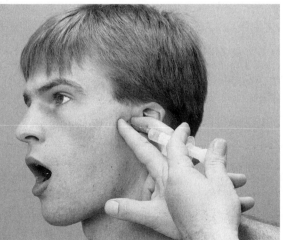

M. masseter (Innervation: N. trigeminus, 2. Ast)

Indikationen

- Mittelgesichtsschmerz.
- Bruxismus. Zahnschmerzen im Ober- und Unterkiefer.
- Otalgie.
- Störung der Kopfgelenke, rezidivierende Blockierungen der oberen HWS.

Anamnese

- Schmerzen prämaxillar mit Ausstrahlung in den Unterkiefer und das Ohr.
- Ohrenschmerzen beim Kauen.
- Spannungskopfschmerz.

Befund

- TP in der Tiefe unterhalb des Jochbogens vor dem Ohr, am Kieferwinkel und angrenzend am horizontalen Ast des Unterkiefers, z. T. auch im Muskelbauch.
- Funktionsstörung der Kopfgelenke. TP okzipital und zervikal.

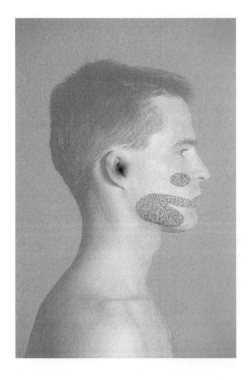

Therapie

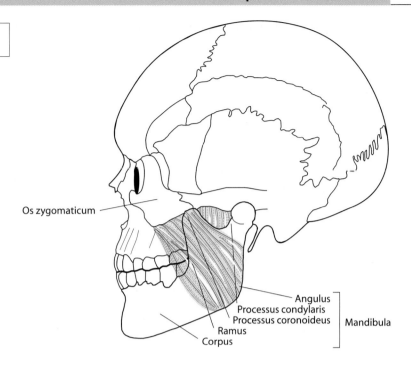

Os zygomaticum

Angulus
Processus condylaris
Processus coronoideus   Mandibula
Ramus
Corpus

- Nadel 0,42 × 20.
- Je 0,5–1,0 ml in die TP; am Kieferwinkel und am Unterkieferast mit Knochenkontakt.

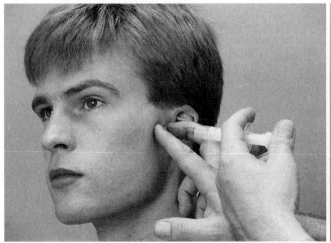

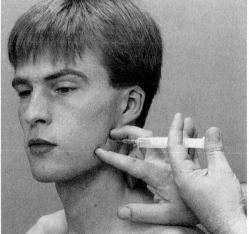

M. sternocleidomastoideus (Innervation: N. accessorius, C 4)

Indikationen

- Einseitiger atypischer Spannungskopfschmerz mit Beteiligung des Gesichts.
- Atypische Gesichtsneuralgie bei Skoliose der Wirbelsäule.
- Zervikozephalgie bei hyper- oder hypomobiler Funktionsstörung der mittleren HWS, speziell C 4.
- Trockener Reizhusten ohne Schleimhautbefund (reflektorisch!).

Befund

- Ein bis mehrere TP am Mastoid, im Muskelverlauf (durch Zangengriff zu definieren) und am sternoklavikulären Ansatz.
- Segmentale Dysfunktion der mittleren HWS. Internistisch-pulmologischer Befund.

Anamnese

- Auslösen von Schmerzen in den oben angegebenen Bereichen durch Belastungen des Schultergürtels, auch muskuläre Verspannung bei Distreß.
- Bei bronchopulmonalen Erkrankungen (chronische Bronchitis, Emphysem, Asthma) Auslösung durch forcierte Atmung (Atemhilfsmuskel).

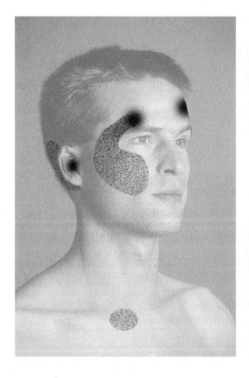

Therapie

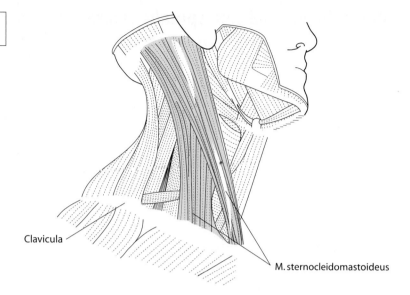

Clavicula

M. sternocleidomastoideus

- Nadel 0,42 × 20.
- Menge: je 0,5 – 1,0 ml in jeden TP.

Tip
Sternoklavikulargelenk untersuchen und ggf. mitbehandeln.

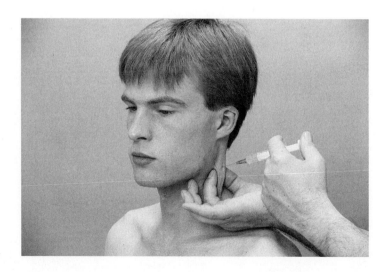

Mm. splenius und semispinalis capitis, trapezius, sternocleidomastoideus (Innervation: C 1 – 4/8 – Th 3, N. accessorius)

Indikationen

- Anteflexionskopfschmerz. Spannungskopfschmerz.
- Funktionsstörungen im Bereich der Kopfgelenke sowie der Wirbelgelenke der HWS und der oberen BWS.
- Schmerzhafte Einschränkung der HWS-Funktionen: Flexion–Extension/Rotation.

Anamnese

- Schmerzauslösung bzw. -verstärkung bei längerem Lesen, Schreiben, Arbeiten vor dem Körper in angestrengter Haltung mit flektierter HWS.
- Schmerzen beim Einparken oder Rückwärtsfahren auf der Seite der Rotation.

Befund

- Schmerzhafte Einschränkung der passiven HWS-Flexion und aktiven Extension/Rotation homolateral gegen Widerstand.
- TP okzipital im Bereich der Linea nuchae superior und ca. 2–3 cm paramedian über den Querfortsätzen von C2 bis Th4/5.

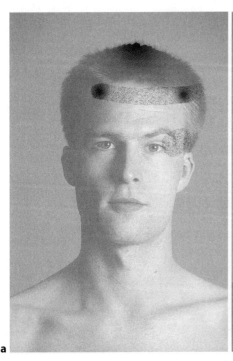 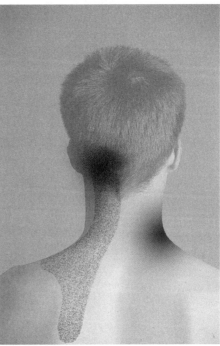

a   b

Therapie

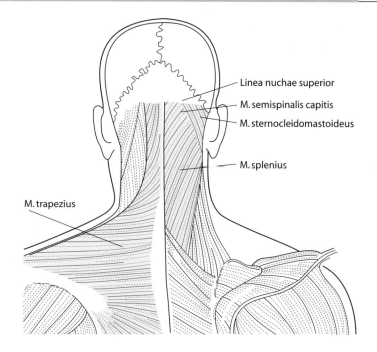

- Nadeln 0,42 × 20, 0,42 × 40, 0,6 × 60 in Abhängigkeit von der Lokalisation.
- Menge: je 0,5 – 1,0 ml pro TP.
- Stichrichtung: okzipital aszendierend, über den Querfortsätzen sagittal. Knochenkontakt.

Cave

- Pneumothorax im Bereich der thorakalen Segmente!

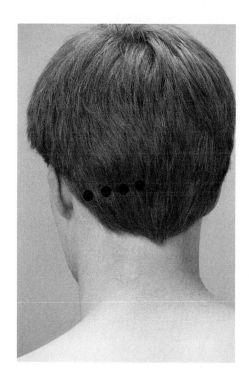

Subokzipitale Muskulatur – Mm. recti et obliqui capitis (Innervation: C 1)

Indikationen

- „Schulkopfschmerz"/Anteflexionskopfschmerz ohne Schmerzausstrahlung nach kaudal.

Anamnese

- Meist dumpfer, beidseitiger Kopfschmerz, ausgelöst durch langdauernde Fehlhaltung des Kopfes in Anteflexion unter gleichzeitiger „innerer Spannung" (auch: Hyperextension mit Rotation zur Seite des Schmerzes).

Befund

- Gegen die darüberliegenden Maximalpunkte der langen Nackenmuskulatur nur vage abgrenzbare tiefe TP im Bereich der Linea nuchae inferior mit Ausstrahlung von okzipital nach parietal, z. T. bis retrobulbär. Konsistenz: „Gummibärchen".
- Druckschmerz am dorsalen Atlasbogen unmittelbar subokzipital hinter dem Mastoid.
- Druckschmerzhafte Verquellung am Dornfortsatz C 2 lateral.

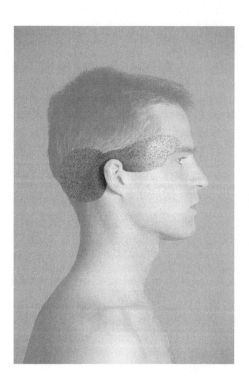

Therapie

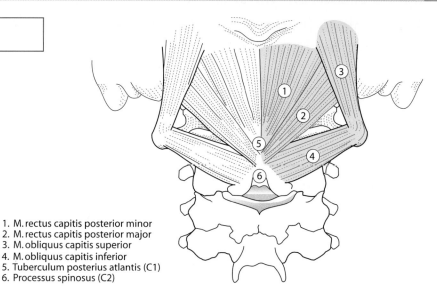

1. M. rectus capitis posterior minor
2. M. rectus capitis posterior major
3. M. obliquus capitis superior
4. M. obliquus capitis inferior
5. Tuberculum posterius atlantis (C1)
6. Processus spinosus (C2)

- Nadel 0,42 × 20.
- Menge: je 0,5–1,0 ml pro Infiltration.
- Stichrichtung okzipital: aszendierend. Knochenkontakt. Aspiration.
- Injektion Dornfortsatz C2: Dornfortsatz (erste knöchern-feste Struktur unterhalb des Okziputs bei Palpation in der Medianen) mit dem Zeigefinger markieren, Einstich von lateral unmittelbar neben der Fingerspitze, Stichrichtung horizontal, nach median konvergent bis zum Knochenkontakt, Nadel 1 mm zurückziehen, Infiltration.
- Injektion an den Atlas:
  a) Einstich im Winkel zwischen Okzipitalschuppe und Mastoid, Stichrichtung horizontal in der Frontalebene. Injektion nur bei sicherem Knochenkontakt und nach sorgfältiger negativer Aspirationsprobe (in mindestens 2 Ebenen!).

b) Aufsuchen des lateralen Abschnittes des Atlasquerfortsatzes zwischen Mastoid und aufsteigendem Unterkieferast. Markieren des Punktes zwischen 2 Fingern.
Horizontaler Einstich von lateral auf der Rückseite der tastbaren knöchernen Resistenz bis zum Knochenkontakt. Aspiration (s. oben).

Cave

- Die A. vertebralis befindet sich bei ihrem Durchtritt durch das Foramen transversarium atlantis nur wenige Millimeter entfernt!
- Falsch-negative Aspirationsprobe bei dünnem Nadelquerschnitt!
- Durch den Nadelreiz am Atlasbogen können Husten, Kreislaufstörungen oder Schwindel ausgelöst werden.

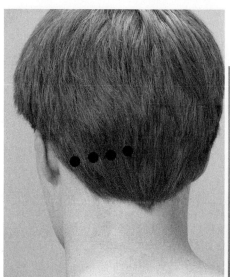

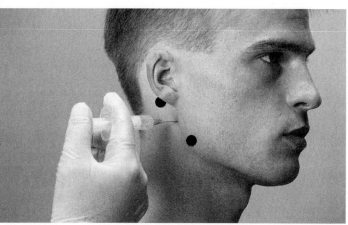

Kiefergelenk (Innervation: N. trigeminus, 3. Ast – N. auriculotemporalis)

Indikationen

- Myarthropathie des Kiefergelenks. Kieferklemme nach zahnärztlichem Eingriff.

Anamnese

- Mundöffnung spontan, nach Fehlbiß oder seit traumatisierendem Eingriff schmerzhaft behindert.

Befund

- Zahnreihenabstand bei aktiver Mundöffnung meist nur maximal 1 Querfinger breit möglich.
- Druckschmerz über dem Kiefergelenk, evtl. Erguß tastbar.
- TP in der Kaumuskulatur.

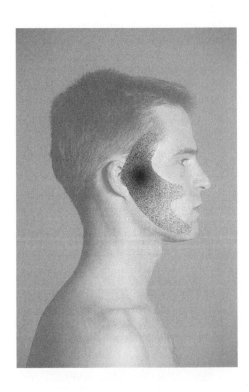

Therapie

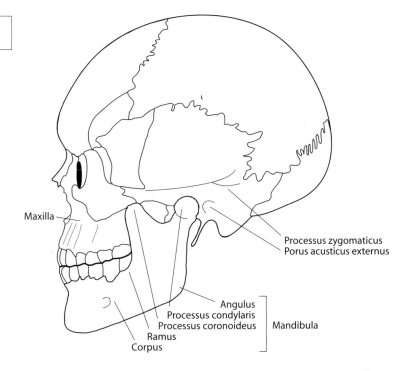

Maxilla

Processus zygomaticus
Porus acusticus externus

Angulus
Processus condylaris
Processus coronoideus | Mandibula
Ramus
Corpus

- Nadel 0,42 × 20.
- Insgesamt ca. 1,0 ml an und in das Kiefergelenk, das durch Kaubewegungen leicht vor dem Tragus des Ohres lokalisiert werden kann. Injektion bei halb geöffnetem Mund.

Cave

- Injektion in den Discus intraarticularis (hoher Infiltrationswiderstand/Nadellage korrigieren).
- Facialisparese!

Tip Nach der Injektion vorsichtige Kiefermobilisation, Dehnung der Kaumuskulatur.

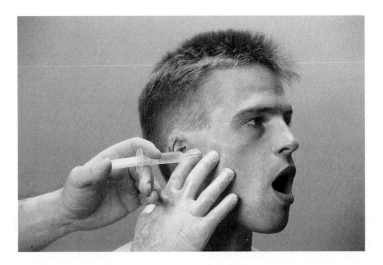

N. supraorbitalis (N. ophthalmicus)

Indikationen

- Frontalkopfschmerz.
- Sinusitis frontalis, ethmoidalis und sphenoidalis.

Anamnese

- Stirnkopfschmerz ein- oder beidseitig, u. U. durch Bücken, Husten oder Schneuzen verstärkt. Zur Zeit bestehende oder durchgemachte Affektion der oberen Atemwege mit Beteiligung der Nasennebenhöhlen.
- Pollenallergie.
- Okzipitalkopfschmerz. Schmerzhafte Bewegungseinschränkung des Kopfes und der oberen HWS.

Befund

- Druckschmerzhafter NAP des N. supraorbitalis. Schmerzhafte Verquellung der Augenbraue und der Nasenwurzel. Lidödem mit morgendlich verstärkter Ausprägung.
- Kopfgelenke und obere HWS auf Funktionsstörungen untersuchen. TP in der subokzipitalen Muskulatur.

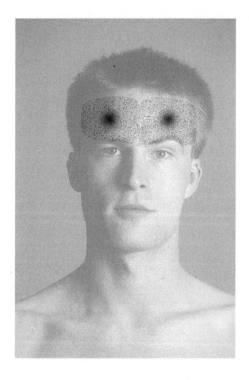

Therapie

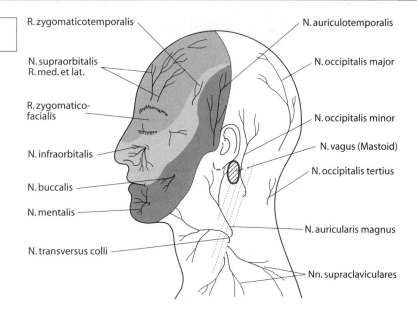

R. zygomaticotemporalis

N. auriculotemporalis

N. supraorbitalis
R. med. et lat.

N. occipitalis major

R. zygomatico-
facialis

N. occipitalis minor

N. infraorbitalis

N. vagus (Mastoid)

N. occipitalis tertius

N. buccalis

N. mentalis

N. auricularis magnus

N. transversus colli

Nn. supraclaviculares

- Nadel 0,42 × 20.
- Maximal 1,0 ml *an, nicht in!* den N. supraorbitalis im Bereich seiner Austrittsstelle am Übergang vom inneren zum mittleren Drittel des oberen knöchernen Orbitarandes.

Cave

- Injektion intraneural!
- Bulbusverletzung! Injektionshand sicher am Schädel abstützen, Stichrichtung aszendierend. Alternativ: flacher Einstich von medial über der Nasenwurzel nach lateral zum Foramen supraorbitale.

Tip

Immer TP okzipital mitbehandeln.

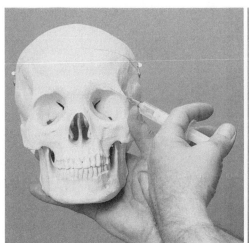

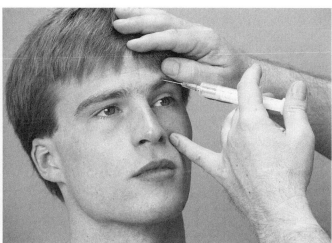

N. infraorbitalis (N. maxillaris)

Indikationen

- Mittelgesichtsschmerz.
- Sinusitis maxillaris. Zahnerkrankungen des Oberkiefers.

Anamnese

- Teils dumpf-bohrender, teils reißender Schmerz im Mittelgesicht bei oder nach Affektion der Kieferhöhle und der Oberkieferzähne. Schmerz z.T. verstärkt beim Kauen.
- Morgendliche Gesichtsschwellung, Spannungsgefühl.
- Schleimhautsymptome des Nasen-Rachen-Raumes (müssen oft erst erfragt werden!).

Befund

- Druckschmerzhafter NAP des N. infraorbitalis. Schwellung prämaxillar bis präaurikulär, u. U. Unterlidödem, konjunktivale Injektion. TP in der Kaumuskulatur.

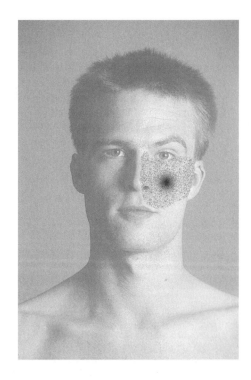

Therapie

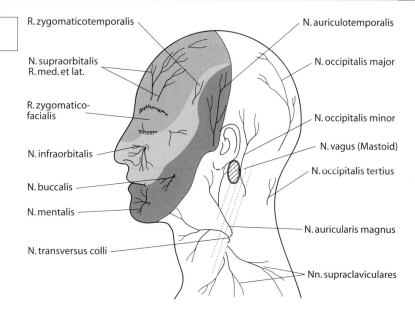

R. zygomaticotemporalis

N. auriculotemporalis

N. supraorbitalis
R. med. et lat.

N. occipitalis major

R. zygomatico-
facialis

N. occipitalis minor

N. infraorbitalis

N. vagus (Mastoid)

N. occipitalis tertius

N. buccalis

N. mentalis

N. auricularis magnus

N. transversus colli

Nn. supraclaviculares

- Nadel 0,2 × 20.
- Menge: ca. 1,0 ml perineural.
- Zugang:
  a) Von oral: fast schmerzfreies Durchstoßen der Schleimhautumschlagfalte hinter und oberhalb des 3. Oberkieferzahnes. Vorführen der Nadelspitze um ca. 1–2 cm nach kranial bis zum Knochenkontakt in der Gegend des Foramen infraorbitale.
  b) Transkutan: ca. 1 Querfinger unterhalb des knöchernen Orbitarandes ist das Foramen infraorbitale als flaches Grübchen tastbar. Der markierende Daumen liegt mit kräftigem Druck (zur Verminderung des Einstichschmer-

zes) unterhalb des Foramens. Einstich horizontal direkt über der Daumenkuppe bis an das Foramen heran (Ausstrahlungsschmerz signalisiert Nervenkontakt!).

Cave

- Injektion intraneural!

Tip

Immer TP in der Kaumuskulatur mitbehandeln.

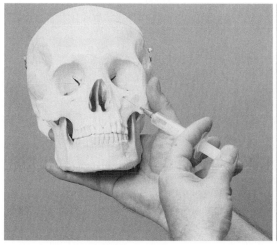
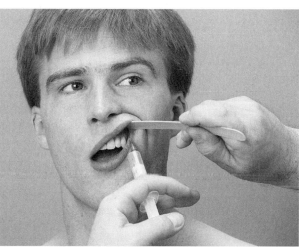

N. mentalis (N. mandibularis)

Indikationen

- Alle Affektionen mit und ohne Schmerz im Ausbreitungsgebiet des 3. Trigeminusastes: Erkrankungen der Unterkieferzähne, des Mundbodens, der Zunge, der Wangenschleimhaut, der Tonsillen, des Kiefergelenks, des Ohres.
- Störung der Kopfgelenke und der Wirbelgelenke der oberen HWS.

Anamnese

- Durch Kauen und Schlucken ausgelöste oder verstärkte Schmerzen im Unterkiefer- und Mundbodenbereich, u. U. ausstrahlend in Ohr und Nacken.
- (Teil)prothetische Versorgung des Unterkiefers mit resultierendem Fehlbiß, nicht selten schon länger zurückliegend.

Befund

- Druckschmerzhafter NAP des N. mentalis unterhalb und hinter dem 4. Unterkieferzahn etwa in der Mitte des Kieferknochens.
- Dysfunktion des Kiefergelenkes. Dysfunktion der Kaumuskulatur mit TP in den MM. masseter, pterygoidei und temporalis. TP okzipital und zervikal, besonders im Segment C2/3.

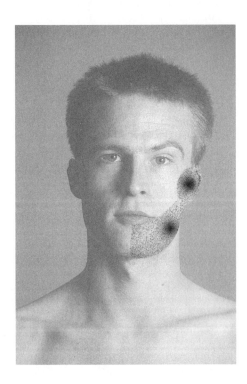

Therapie

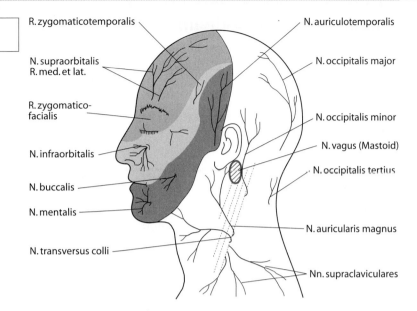

R. zygomaticotemporalis

N. auriculotemporalis

N. supraorbitalis
R. med. et lat.

N. occipitalis major

R. zygomatico-
facialis

N. occipitalis minor

N. infraorbitalis

N. vagus (Mastoid)

N. occipitalis tertius

N. buccalis

N. mentalis

N. auricularis magnus

N. transversus colli

Nn. supraclaviculares

- Nadel 0,42 × 20.
- Etwa 0,5 ml an den NAP, der von außen oder von oral nach Durchstoßen der Schleimhautumschlagfalte an der oben angegebenen Lokalisation fast schmerzfrei nach wenigen Millimetern erreicht wird.

im Bereich des aufsteigenden Unterkieferastes markiert. Von kontralateral (Gegend des 4. Zahnes) Einstich direkt oberhalb der Fingerspitze submukös bis zum vorsichtigen Knochenkontakt, dann medialwärtiges Einrichten und Vorführen der Nadel um ca. 2 cm parallel zum Knochen bis an das Foramen mandibulare. Applikation von 2,0 ml.
Immer TP in der Kaumuskulatur mitbehandeln.

Bei unzureichendem Effekt der Injektion zusätzlich Blockade des N. mandibularis.
Technik: Schienung der Dentalnadel (0,40 × 40) durch den Zeigefinger, der auf der unteren Zahnreihe aufliegend die Einstichhöhe

Cave

- Injektion intraneural!

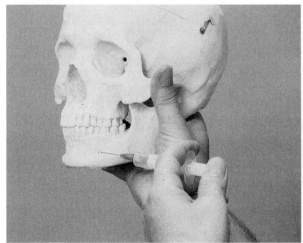

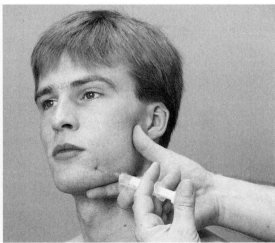

Ganglion sphenopalatinum

Indikationen

- Atypischer Kopf-, Gesichts- und Nackenschmerz.
- Clusterkopfschmerz.
- Erkrankungen der Nase und der Nasennebenhöhlen: Rhinitis vasomotorica, allergische Rhinitis, akute und chronische Sinusitis.
- Chronische Tonsillitis, Tubenkatarrh, Paukenerguß, Tinnitus, Otalgie.
- Adjuvant bei Erkrankungen des Auges: Augenjucken/-brennen, Konjunktivitis; probatorisch auch bei Glaucoma simplex.

Anamnese

- Rezidivierender oder chronischer Kopfschmerz mit Beteiligung von Hirn- und Gesichtsschädel, ein- oder beidseitig, teils migränoid, teils vom Spannungstyp, teils neuralgiform.
- Chronischer Katarrh der oberen Atemwege mit Reizhusten ohne Auswurf, besonders abends und nachts sowie bei Temperaturwechsel (draußen/drinnen).
- Morgendliche Halsschmerzen, Schluckbeschwerden.
- Therapieresistente Augensymptome wie Brennen, Jucken, Tränenfluß; unzureichende Wirksamkeit einer lokalen und/oder systemischen Glaukomtherapie.

Befund

- Fachärztlicher Befund häufig „o.B." bzw. „keine Behandlungsindikation" (HNO-Arzt, Augenarzt, Pulmologe).
- Erhöhter Hautturgor im Bereich der Augenbrauen, des Lidwinkels, prämaxillar und am Kieferwinkel.
- Hyperpathie, Allodynie oder Dysästhesie der Haut im Mittelgesicht. NAP maxillar druckempfindlich.
- Schleimstraße im Rachen.
- TP okzipital und im Segment C 2/3 paravertebral.

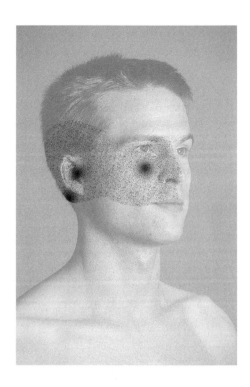

Therapie (s. S. 129/130)

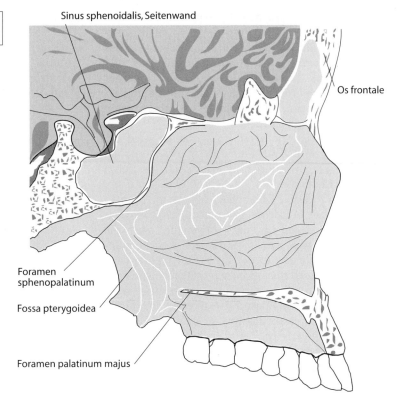

Sinus sphenoidalis, Seitenwand

Os frontale

Foramen sphenopalatinum

Fossa pterygoidea

Foramen palatinum majus

- Nadel 0,6 × 60 (a), Nadel 0,4 × 40 (b).
- Zugang:
  a) Von temporal: Einstich direkt oberhalb des Jochbogens auf der Mitte der Verbindungslinie von Porus acusticus externus und Lidwinkel. Stichrichtung auf den Weisheitszahn (Region 8) im Oberkiefer der Gegenseite. Vorsichtiges Vorschieben bis zum Knochenkontakt auf der Rückseite des Os maxillare in der Nähe des Foramen sphenopalatinum in der Fossa sphenopalatina. Nach sorgfältiger Aspiration (venenreiche Region mit Verbindung zur Orbita!) langsame Infiltration mit 2,0–3,0 ml.

Komplikationen: Hämatom in der Fossa sphenopalatina, Kieferklemme durch Blutung im M. temporalis. Reversible Amaurose bei Injektion größerer Mengen des LA im Bereich der Orbitarückfläche. *Aufklärung!*

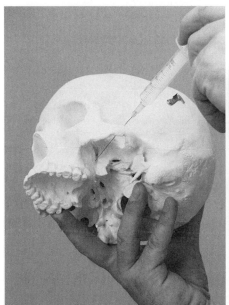

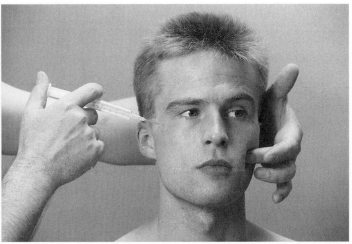

b) Von oral: Aufsuchen des Foramen palatinum majus, des distalen Zugangs zum Canalis sphenopalatinus, an dessen kranialem Eingang das Ganglion liegt. Das Foramen befindet sich medial des Oberkieferzahnbogens auf Höhe der Region 8 (Weisheitszahn) im Winkel zum harten Gaumen, knapp vor dessen Übergang in den weichen Gaumen.

Vorgehen: Am liegenden Patienten wird bei weit geöffnetem Mund zunächst der Gaumen mit der noch durch die Plastikhülle geschützten Nadel sondiert. Tastbefund über Sonde: federnd-weiche Schleimhaut über dem Foramen in einer Ausdehnung von ca. 3–4 mm im Durchmesser. In der Umgebung sitzt die Schleimhaut direkt straff dem Knochen der Gaumenplatte auf, der Tastbefund ist hier hart. Einstich über dem weichen Grübchen von kontralateral (3./4. Zahn des Unterkiefers), langsame Instillation von 2,0–3,0 ml des LA, das im Canalis sphenopalatinus aufsteigt und so das Ganglion erreicht.

Vorteil: Einfacher, übersichtlicher Zugang. Weder Blutungskomplikation noch Amaurose.

Cave

● Absprengen der Nadel vom Spritzenkonus durch hohe Druckentwicklung bei geringem Nadelquerschnitt und großer Nadellänge! Gefahr des Verschluckens bzw. der Aspiration.

Tip

Bei starkem Brech- und Würgereiz vorherige Anästhesie des Rachens und Gaumens mit Lidocainspray.

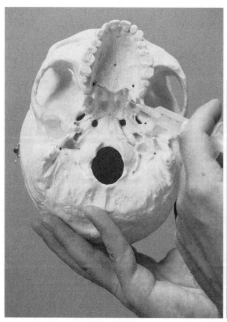
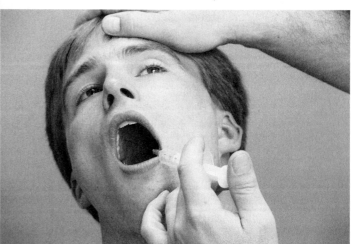

Ganglion stellatum

Indikationen

- Therapieresistente Schmerzen im Bereich des oberen Körperquadranten.
- Sympathisch-dysfunktionelle Syndrome des oberen Quadranten:
  - vasomotorische Zephalgie;
  - vasomotorische Rhinitis/Konjunktivitis;
  - Hörsturz, Tinnitus;
  - sympathische Reflexdystrophie (SRD), Sudeck-Syndrom, alle posttraumatischen Zustände mit ausgeprägten oder chronifizierten Symptomen im Bereich von Schulter-Arm und Kopf;
  - Raynaud-Syndrom,
  - Apoplexie.
- Einzige, allerdings absolute Indikation für eine gleichzeitige beidseitige Stellatumblockade ist die Lungenembolie.

Kontraindikationen

- Frischer Herzinfarkt.
- Bradykardie.
- AV-Block 2. und höheren Grades.

Anamnese

- Quadrantenorientierte Beschwerden mit vegetativer/vaskulärer und/oder muskulärer Ausprägung.
- Therapieresistenz gegenüber allen bisherigen Behandlungsversuchen.
- Intensivierung der Beschwerden unter physischer und psychischer Belastung.
- Trauma (auch banal!) im Bereich des Schädels, der HWS oder der oberen Extremität mit anschließendem Auftreten der jetzigen Symptomatik, u. U. Wiederauftreten bzw. Verschlimmerung früher bestehender Beschwerden.
- Schmerz, Gefühlsstörungen, Globus, Schwellung, Hyperhidrosis, muskuläre und artikuläre Dysfunktion in komplexer Ausprägung.
- Kardiopulmonale Beschwerden.

Befund

- Eventuell Pupillendifferenz (Mydriasis der erkrankten Seite).
- Temperaturdifferenz der Haut der oberen Extremitäten, Zyanose, Ödem.
- Allodynie, Hyperpathie, Dysästhesie.
- Multiple TP, seitendifferent (wichtiges Unterscheidungsmerkmal gegenüber der Fibromyalgie, hier symmetrische Anordnung von „tender points" ohne die TP-typische pseudoradikuläre Schmerzausstrahlung).
- Eventuell Blutdruckdifferenz rechts/links. Tachykardie, Rhythmusstörungen.
- Funktionsstörung der Kopfgelenke, (Serien-)Blockierungen der HWS und oberen BWS inklusive der Rippengelenke. Schmerzhafte Bewegungseinschränkung von Gelenken der oberen Extremität, speziell der Schulter, z. B. „frozen shoulder".

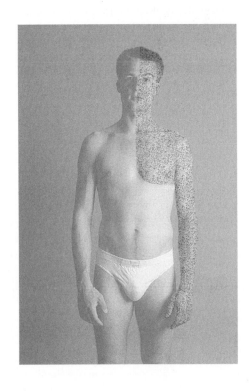

Therapie

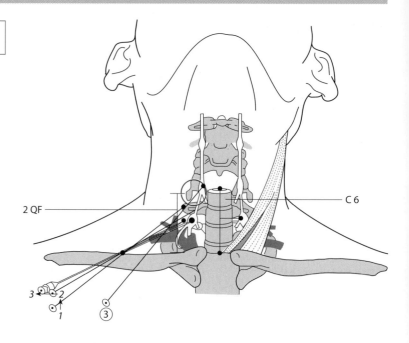

2 QF

C 6

3 ← 2
1
3

a) Anterolateraler Zugang nach Leriche/LaFontaine/Dosch:

Nadel 0,42 × 20.

Menge: 2,0–3,0 ml.

Knöcherne „Landmarke": Processus transversus von C6.

Der Kopf des sitzenden oder liegenden Patienten wird ganz leicht zur Seite der Injektion geneigt und ca. 45° zur Gegenseite rotiert (Entspannung des M. sternocleidomastoideus und Herausdrehen der Querfortsätze, die dadurch fast subkutan tastbar werden).

2–3 Querfinger über dem Sternoklavikulargelenk, lateral des M. sternocleidomastoideus, liegt der obere Tastfinger, der die Muskulatur und das Gefäßbündel mit der A. carotis und der V. jugularis sanft nach medial drängt, direkt auf dem Querfortsatz von C6 und damit auf dem Ganglion cervicale medium.

Einstich unmittelbar oberhalb des Fingers in Richtung auf die Dornfortsatzspitze von C7, nach ca. 0,5–1,0 cm Knochenkontakt am Querfortsatz. Zurückziehen der Nadel um 2–3 mm. Sorgfältige Aspiration in mindestens 2, besser 3 Richtungen. Fixieren der Nadelposition. Erst nach offensichtlicher Verträglichkeit einer Probeinjektion von 0,1 ml (abwarten!) langsame Infiltration des Restes von 2,0–3,0 ml.

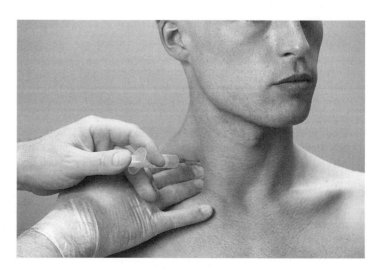

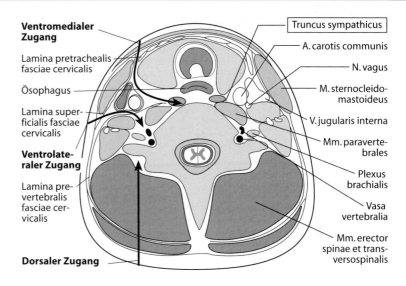

Ventromedialer Zugang

Lamina pretrachealis fasciae cervicalis

Ösophagus

Lamina superficialis fasciae cervicalis

Ventrolateraler Zugang

Lamina prevertebralis fasciae cervicalis

Dorsaler Zugang

Truncus sympathicus

A. carotis communis

N. vagus

M. sternocleidomastoideus

V. jugularis interna

Mm. paravertebrales

Plexus brachialis

Vasa vertebralia

Mm. erector spinae et transversospinalis

b) Dorsaler Zugang nach Reischauer:
   Nadel 0,6 × 60 oder 0,6 × 80.
   Menge: 2,0–3,0 ml.
   Patient sitzt mit leicht anteflektierter HWS. Sagittaler Einstich 3 cm lateral der Mittellinie in Höhe des Interspinalraumes C6/C7. Vorgehen bis zum Kontakt mit dem Wirbelbogen, Zurückziehen der Nadel bis fast subkutan und erneutes, mehr seitliches Vorgehen bis zum Verlust des Knochenkontaktes an der unteren Kante des Wirbelbogens von C6. Vorschieben der Nadel um etwa 1,0 cm, Aspiration, Infiltration von 2,0–3,0 ml.

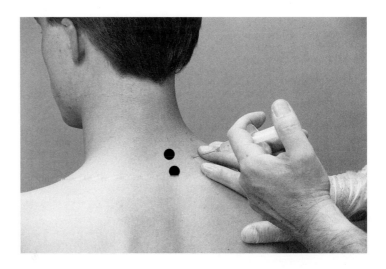

Segmentale Quaddeln in der Nackenregion

Indikationen

- Basistherapie bei:
  - Zervikozephalgie,
  - mittlerem Zervikalsyndrom,
  - Zervikobrachialgie.

Anamnese

- Knirschen und Reiben bei Rotation der HWS.
- Nackensteife, Hinterkopfschmerz.
- Schweregefühl im Nacken-Schulter-Bereich („Zentnerlast") und in den Armen.
- Globusgefühl, Schluckbeschwerden.

Befund

- Verquellung der Haut des Nackens.
- Multiple TP okzipital, nuchal und in der Muskulatur des Schultergürtels. Verkürzung der infrahyoidalen Muskulatur.
- Einschränkung der HWS-Beweglichkeit, zervikale Blockierungen.

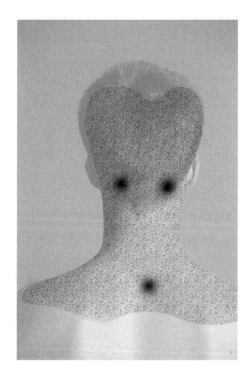

Therapie

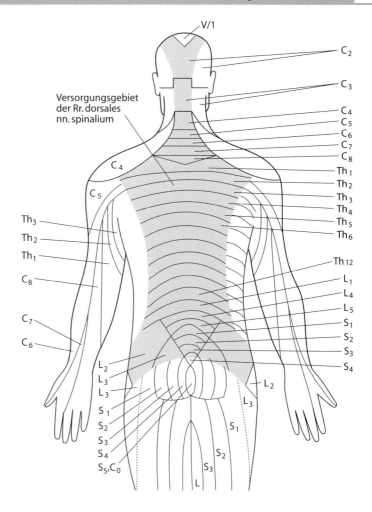

- Nadel 0,42 × 20.
- Menge: pro Quaddel 0,1–0,2 ml.
- Mediane Quaddelreihe über den Dornfortsätzen. Auf gleicher Höhe, ca. 2 Querfinger paramedian, beidseits segmentale Quaddeln in das Ausbreitungsgebiet der Rr. dorsales der zervikalen Spinalnerven.

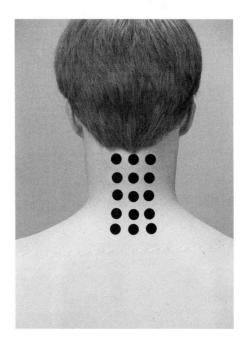

„Spinne"

Indikationen

- Wie unter „Segmentale Quaddeln", zusätzlich probatorisch oder adjuvant bei:
  - Karpaltunnelsyndrom,
  - Fibromyalgie,
  - essentieller arterieller Hypertonie,
  - funktionellen Herzbeschwerden,
  - Störungen des zervikothorakalen Übergangs,
  - als „Stellatumersatz".

Anamnese

- Psychisch und muskulär angespannt. Kopf, Hals, Brust „zum Bersten gefüllt". Unruhe.
- Diffuser Schmerz oder Mißempfinden im Bereich der oberen Körperhälfte.

Befund

- Patient angespannt, aggressiv oder bedrückt.
- Kibler-Falte von T6 aufwärts bis C2 pathologisch, oft sehr stark schmerzhaft, besonders in den Segmenten T6–T4 links und ab T1 aufwärts. Weichteilbuckel mit Zentrum über dem Dornfortsatz C7. Deutlich sicht- und tastbarer Niveausprung der Haut an der Grenze der Segmente T2/C4 (Rr. ventrales).
- Multiple TP im Schulterbereich beidseits.

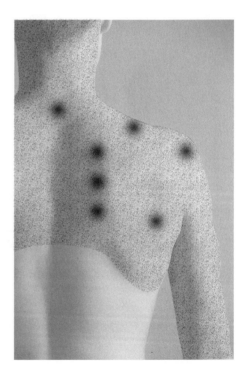

Therapie

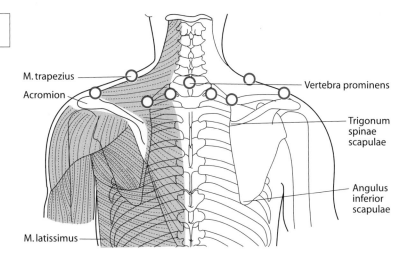

M. trapezius

Acromion

Vertebra prominens

Trigonum spinae scapulae

Angulus inferior scapulae

M. latissimus

- Nadel 0,42 × 20.
- Menge: pro Quaddel 0,1–0,2 ml.
- Unter Verwendung der „Very-point-Technik" der Akupunktur Aufsuchen der Injektionspunkte, Quaddeln.

„Very-point-Technik". Die tangential zur Haut gehaltene Nadel klopft mit der Spitze in kurzen stichelnden Bewegungen, die locker aus dem Handgelenk kommen, zart (unblutig!) die Hautoberfläche, während die Hand langsam entlang dem Meridianverlauf weitergleitet. Einstich am empfindlichsten Punkt.

Tip

Die Anzahl der Quaddeln richtet sich nach der Konstitution des Patienten. Hyperreagibel: u. U. nur 1 kleine Quaddel über Du 13 (DFS T 1). Hyporeagibel: alle Punkte rasch und mit hohem Injektionsdruck quaddeln.

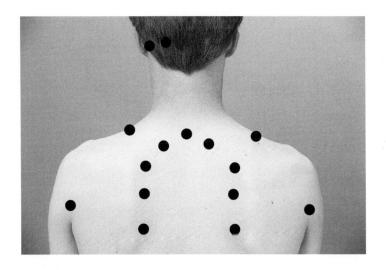

M. levator scapulae (Innervation: C3/C4)

Indikationen

- Nackensteife mit Einschränkung der Rotation.
- Schulter-Nacken-Schmerzen.

Anamnese

- Nackensteife und Schulterschmerzen z.B. nach physischer oder psychischer Anstrengung, u.U. in Verbindung mit Abkühlung durch Zugluft/ Schwitzen, Regen, Wind.
- Wiederkehrende oder ungewöhnlich lange eingenommene Rotationsfehlhaltung beim Arbeiten mit ergonomisch ungünstig plazierter Schreibmaschine, PC o.a.
- Benutzen von Gehhilfen mit unpassender Länge (nachmessen!).
- Infektanamnese: Grippe, Herpes, Tonsillitis.

Befund

- Wirbelsäulenunabhängiger ein- oder beidseitiger Schulterhochstand mit deutlich sichtbarer muskulärer Komponente (gewölbter M. trapezius, synergistisch innerviert).
- Einschränkung der Rotation gegen Widerstand auf der schmerzhaften Seite bei freier Extension und meist normaler Flexion.
- TP am Angulus medialis superior und Margo medialis der Scapula sowie ca. 2–3 Querfinger kranial hiervon in Höhe des Querfortsatzes C7.

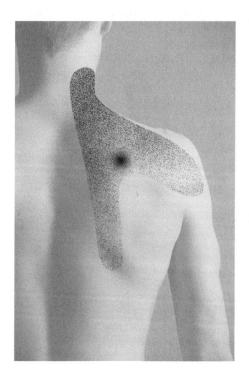

Therapie

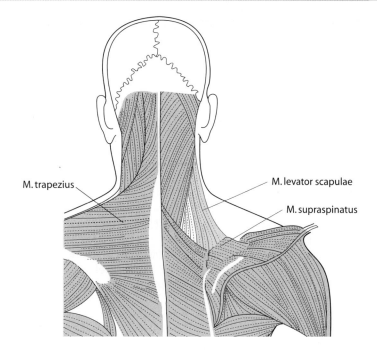

M. trapezius

M. levator scapulae

M. supraspinatus

- Nadel 0,7 × 30.
- Menge: je TP 0,5–1,0 ml.
  a) Aufsuchen des unteren TP durch quere Palpation der Muskelfasern unmittelbar oberhalb des Ansatzes am Schulterblatt. Fixieren der Schulterblattecke zwischen 2 Fingern, Infiltration von kranial.

b) Für die Infiltration des wichtigen oberen TP entspannte Seitenlagerung des Patienten mit Unterstützung des Kopfes zur Entspannung der oberen Trapeziusfasern. Aufsuchen des TP unter den nach dorsal abgeschobenen Fasern des M. trapezius, Fixieren des Muskels gegen die knöchernen Strukturen der HWS, Infiltration.

Cave

- Pneumothorax bei zu steiler Injektionsrichtung mit langer Nadel.

Cave

- Punktion der A. vertebralis oder einer zervikalen Wurzeltasche bei Injektion von ventrolateral!

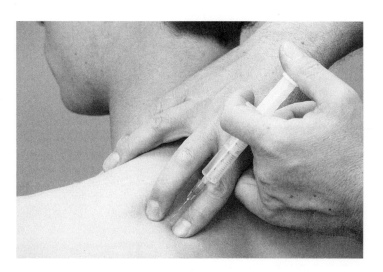

M. trapezius (Innervation: N. accessorius, C 4)

Indikationen

- Spannungskopfschmerz mit okzipitaler und temporaler Komponente.
- Seitlicher Nackenschmerz bis zum Mastoid.
- Kopf-Nacken-Schmerz bei Skoliose der Wirbelsäule infolge signifikanter Beinlängendifferenz.
- Schulterschmerz.
- HWS-Beschleunigungstrauma.

Anamnese

- „Steifer Nacken".
- Unverträglichkeit schwerer Jacken oder Mäntel.
- Halbseitenkopfschmerz, Nackenschmerz (TP 1, 2, 3).
- Kälteparästhesie der Schulter-Nacken-Region.
- Brennen interskapulovertebral (TP 4) oder über dem Akromioklavikulargelenk (TP 5).
- Schulterschmerz kranial (TP 6).
- „Gänsehaut" am Oberarm dorsolateral (TP 7).

Befund

- Aktive HWS-Rotation zur Gegenseite schmerzhaft eingeschränkt.
- Ein bis mehrere TP, am häufigsten in der Mitte der Schulterwölbung am Rand der Pars descendens.

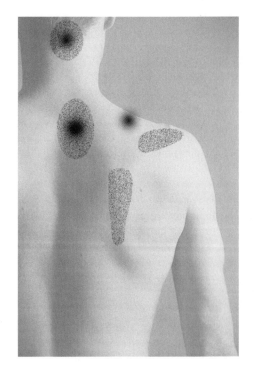

Therapie

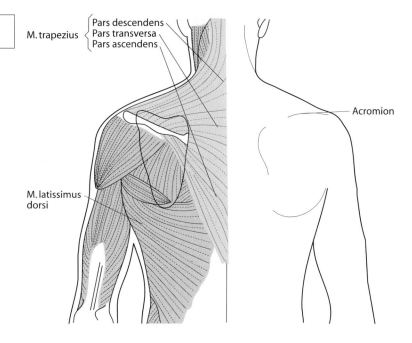

- Nadel 0,42 × 20.
- Menge: je TP 0,5–1,0 ml.
- Injektion der TP im Bereich des freien Muskelrandes mittels fixierendem Zangengriff.
- Übrige TP gegen knöcherne Unterlage fixieren, Infiltration mit Knochenkontakt.

Cave

- Pneumothorax!

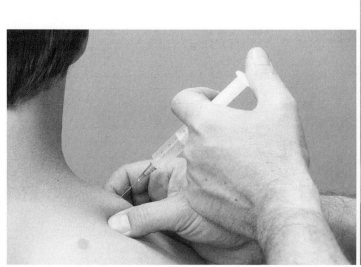

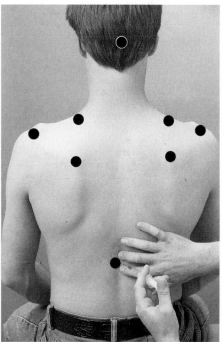

Wirbelgelenk (Innervation: C 2/3 und entsprechend weiter kaudal)

Indikationen

- Nackenschmerzen mit Ausstrahlung zum Kopf oder in den Arm.
- Funktionsstörung der Wirbelgelenke der HWS, u. U. ergänzend zur manuellen Therapie.
- Facettenarthrose mit pseudoradikulärer Symptomatik.

Anamnese

- Bewegungsabhängig einschießende Schmerzen im Nacken, z. T. mit pseudoradikulärer Ausstrahlung in den Arm oder zum Hinterkopf.
- Nackensteife mit Einschränkung einer oder mehrerer Bewegungsrichtungen der HWS.
- Schwindel, Benommenheit, uncharakteristische Gleichgewichtsstörungen (Funktionsstörung C 2/3 in Verbindung mit Kopfgelenksstörungen).

Befund

- Meist hypomobile Funktionsstörung eines oder mehrerer zervikaler Wirbelgelenke, u. U. auch begleitet von hypermobilen Störungen von Nachbarsegmenten.
- Schmerzhafte Verquellung über dem/den betroffenen Gelenk(en), tiefe TP („Gummibärchen").

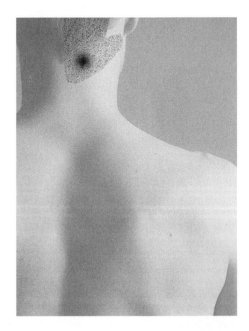

Therapie

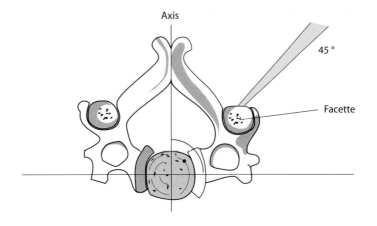

Axis

45°

Facette

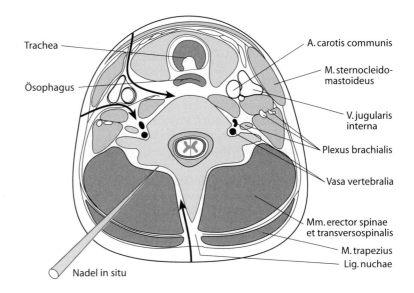

Trachea

Ösophagus

A. carotis communis

M. sternocleidomastoideus

V. jugularis interna

Plexus brachialis

Vasa vertebralia

Mm. erector spinae et transversospinalis

M. trapezius

Lig. nuchae

Nadel in situ

- Nadel 0,42 × 20 oder 0,6 × 60.
- Menge: pro Gelenk 0,5–1,0 ml, 1,0–2,0 ml periartikulär.
- Definition des zu behandelnden Gelenkes durch manuelle Funktions- und Segmentdiagnostik.
- In Neutralstellung („Augen geradeaus") Fixieren der gelenkbildenden Partner mit 2 Fingern. Einstich von dorsolateral, in einem Winkel von 45° zu der Frontalebene durch den tastbaren Querfortsatz, bis zum Knochenkontakt. Infiltration an/in das Gelenk.

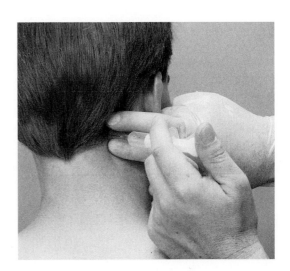

Blockade der Wurzel von zervikalen Spinalnerven

Die zervikale Spinalwurzelblockade ist wegen möglicher Komplikationen, die ein rasches intensivmedizinisches und anästhesiologisches Eingreifen erfordern (z. B. hoher Querschnitt bei versehentlicher Punktion einer Duratasche), für den Einsatz in der allgemeinen Schmerztherapie in der Praxis nicht geeignet. Sie sollte der speziellen Schmerzambulanz in der Klinik oder dem anästhesiologisch versierten Therapeuten vorbehalten bleiben.

Indikationen

- Radikuläre Schmerzsyndrome bei zervikalen Bandscheibenerkrankungen oder knöchern bedingten Engpaßsyndromen infolge Facettenarthrose und Uncovertebralarthrose.

Bei Vorliegen einer dieser Indikationen ist an die therapeutische Möglichkeit der Wurzelblockade zu denken und eine entsprechende Mitbehandlung zu veranlassen.

Ganglion stellatum

Indikationen

- Therapieresistente Schmerzen im Bereich des oberen Körperquadranten.
- Sympathisch-dysfunktionelle Syndrome des oberen Quadranten:
  - vasomotorische Zephalgie;
  - vasomotorische Rhinitis/Konjunktivitis;
  - Hörsturz, Tinnitus;
  - sympathische Reflexdystrophie (SRD), Sudeck-Syndrom, alle posttraumatischen Zustände mit ausgeprägten oder chronifizierten Symptomen im Bereich von Schulter-Arm und Kopf;
  - Raynaud-Syndrom;
  - Apoplexie.
- Einzige, allerdings absolute Indikation für eine einzeitige beidseitige Stellatumblockade ist die Lungenembolie.

Kontraindikationen

- Frischer Herzinfarkt
- Bradykardie
- AV-Block 2. und höheren Grades.

Anamnese

- Quadrantenorientierte Beschwerden mit vegetativer/vaskulärer und/oder muskulärer Ausprägung.
- Therapieresistenz gegenüber anderen bisherigen Behandlungsversuchen.
- Intensivierung der Beschwerden unter physischer und psychischer Belastung.
- Trauma (auch banal!) im Bereich des Schädels, der HWS oder der oberen Extremität mit anschließendem Auftreten der jetzigen Symptomatik, u.U. Wiederauftreten bzw. Verschlimmerung früher bestehender Beschwerden.
- Schmerz, Gefühlsstörungen, Schwellung, Hyperhidrosis, muskuläre und artikuläre Dysfunktion in komplexer Ausprägung.

Befund

- Eventuell Pupillendifferenz (Mydriasis der erkrankten Seite).
- Temperaturdifferenz der Haut der oberen Extremitäten, Zyanose, Ödem.
- Allodynie, Hyperpathie, Dysästhesie.
- Multiple TP, seitendifferent (wichtiges Unterscheidungsmerkmal gegenüber der Fibromyalgie, hier symmetrische Anordnung der „tender points" ohne die TP-typische pseudoradikuläre Schmerzausstrahlung).
- Eventuell Blutdruckdifferenz rechts/links. Arterielle Hypertonie. Rhythmusstörungen.
- Funktionsstörung der Kopfgelenke, (serielle) Blockierungen der HWS und oberen BWS inklusive der Rippengelenke. Schmerzhafte Bewegungseinschränkung von Gelenken der oberen Extremität, speziell der Schulter, z.B. „frozen shoulder".

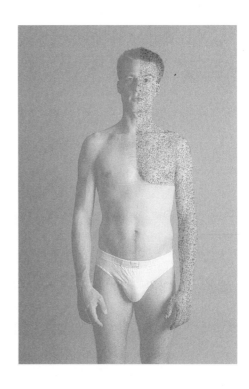

Therapie

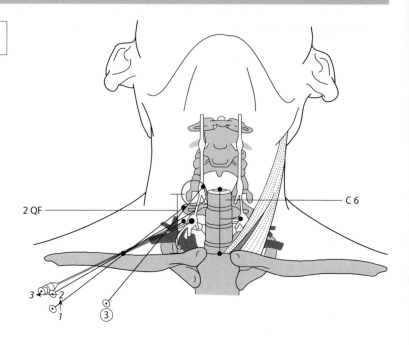

2 QF

C 6

3 2
1
③

a) Anterolateraler Zugang nach Leriche/LaFontaine/ Dosch:
Nadel 0,42 × 20.
Menge: 2,0 – 3,0 ml.
Knöcherne „Landmarke": Processus transvs. von C6.
Der Kopf des sitzenden oder liegenden Patienten wird ganz leicht zur Seite der Injektion geneigt und ca. 45° zur Gegenseite rotiert (Entspannung des M. sternocleidomastoideus und Herausdrehen der Querfortsätze, die dadurch fast subkutan tastbar werden).
2 – 3 Querfinger über dem Sternoklavikulargelenk, lateral des M. sternocleidomastoideus, liegt der obere Tastfinger, der die Muskulatur und das Gefäßbündel mit der A. carotis und der V. jugularis sanft zur Seite drängt, direkt auf dem Querfortsatz von C6 und damit auf dem Ganglion cervicale medium.
Einstich unmittelbar oberhalb des Fingers in Richtung auf die Dornfortsatzspitze von C7, nach ca. 0,5 – 1,0 cm Knochenkontakt am Querfortsatz. Zurückziehen der Nadel um 2 – 3 mm. Sorgfältige Aspiration in mindestens 2, besser 3 Richtungen. Fixieren der Nadelposition. Erst nach offensichtlicher Verträglichkeit einer Probeinjektion von 0,1 ml (abwarten!) langsame Infiltration des Restes von 2,0 – 3,0 ml.

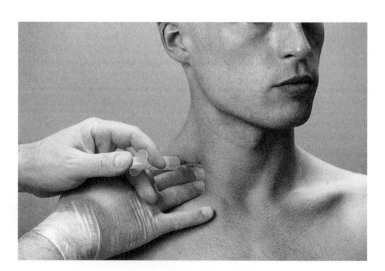

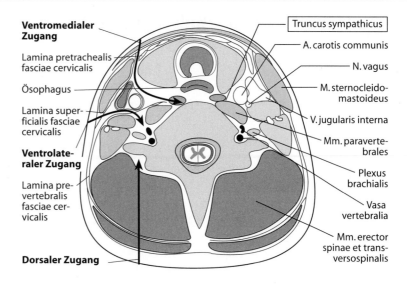

b) Dorsaler Zugang nach Reischauer:
Nadel 0,6 × 60 oder 0,6 × 80.
Menge: 2,0–3,0 ml.
Patient sitzt mit leicht anteflektierter HWS. Einstich sagittal 3 cm lateral der Mittellinie in Höhe des Interspinalraumes C6/C7. Vorgehen bis zum Kontakt mit dem Wirbelbogen, Zurückziehen der Nadel und erneutes, mehr seitliches Vorgehen bis zum Verlust des Knochenkontaktes an der unteren Kante des Wirbelbogens von C6. Vorschieben der Nadel um etwa 1,0 cm, Aspiration, Infiltration von 2,0–3,0 ml.

Cave

● Injektion in die A. carotis communis, Punktion einer Wurzeltasche, Pneumothorax bei irrtümlicher Injektion auf der Höhe des 7. zervikalen Querfortsatzes.

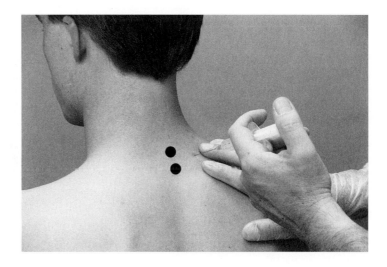

Quaddeln über dem Schultergelenk (Innervation: C 4/C 5/C 6)

Indikationen

- Basistherapie bei schmerzhafter Schulter.
- Schultersteife; „frozen shoulder"; Schultermyatrophie (Reiztherapie im Segment).
- Schmerzsyndrome bei Affektionen der mittleren und unteren HWS.

Anamnese

- Schmerzhafte Einschränkung der Schulterbeweglichkeit bis zur völligen Schultersteife.
- Mißempfinden in der Schulterregion und im proximalen Oberarm.

Befund

- Hyperpathie, Allodynie, Dysästhesie und subkutane Verquellungen in den Segmenten C4 (akromioklavikular), C5 (Regio deltoidea) und C6 (distaler Oberarm, z.T. bis zum Daumen ausstrahlend).
- Multiple TP in der Schultermuskulatur.
- Bewegungseinschränkung des Schultergelenkes.
- Kapselmuster: Abduktion > Außenrotation > Innenrotation schmerzhaft eingeschränkt.
- Segmentale Funktionsstörung der mittleren bis unteren HWS.

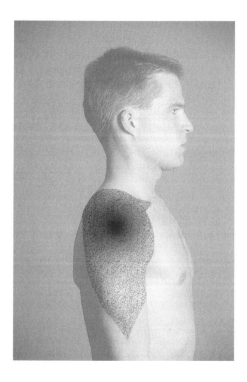

Therapie

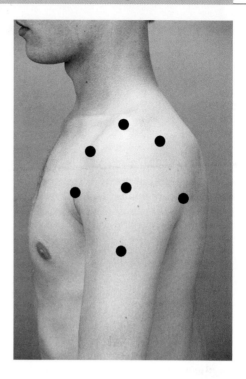

- Nadel 0,42 × 20.
- Menge: je Quaddel 0,1–0,2 ml.
- 5–7 Quaddeln über dem Schultergelenk in einer Reihe von der hinteren Axillarfalte über das Akromioklavikulargelenk zur vorderen Axillarfalte. Je 1 Quaddel über dem Ansatz des M. deltoideus und in die Mitte der Regio deltoidea.

Muskelansätze am Processus coracoideus

- M. biceps, caput breve (1) (Innervation: C5/C6)
- M. coracobrachialis (2) (Innervation: C6/C7)
- M. pectoralis minor (3) (Innervation: C8/T1)

Indikationen

- Vorderer Schulterschmerz mit Ausstrahlung:
  - zur Vorderseite des Oberarms (1),
  - zur Rückseite des ganzen Arms bis zum Hand-rücken (2),
  - zum oberen ventralen Thorax und auf die In-nenseite des Armes bis zum Hypothenar („Herzinfarkt!") (3).

Anamnese

- Schmerzen in Schulter und Arm bei kraftvoller Beugung im Ellbogengelenk verbunden mit Supi-nation (z.B. Tragen eines Tabletts, einer Palette etc.).
- Schmerzen bei pathologischer Hochatmung (Em-physem, Bronchitis, starkem Husten).

Befund

- Druckschmerzhafter Processus coracoideus.
- TP in den entsprechenden Muskelbäuchen am proximalen und distalen Oberarm medial sowie am Thorax über den Rippen 3–5.

- Rückenkratztest: Die Hand kann auf dem Rücken nicht über die Mittellinie geführt werden (1 und 2).
- Schulter nach ventral gezogen (3).

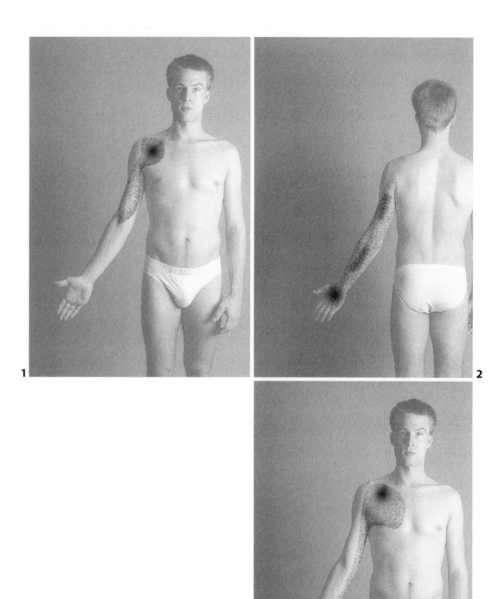

Therapie

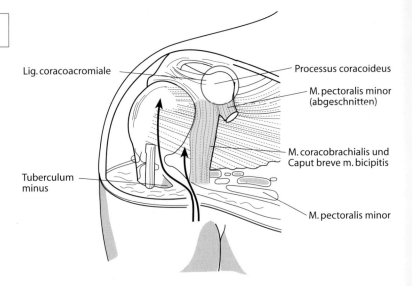

Lig. coracoacromiale

Processus coracoideus

M. pectoralis minor (abgeschnitten)

M. coracobrachialis und Caput breve m. bicipitis

Tuberculum minus

M. pectoralis minor

- Nadel 0,42 × 20.
- Menge: am Processus coracoideus 2,0–3,0 ml, je TP 0,5–1,0 ml.
- Abgrenzen des Processus coracoideus unmittelbar unterhalb der Clavicula zwischen Zeige- und Mittelfinger. Einstich sagittal bis zum Knochenkontakt. Nadel etwas zurückziehen, fächerförmig 2,0–3,0 ml infiltrieren.
- TP im Bereich der 3.–5. Rippe und am Oberarm mitbehandeln.

Cave

- Pneumothorax bei Injektion an die Rippeninsertionen des M. pectoralis minor!

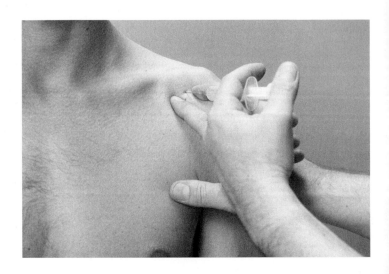

Muskelansätze am Tuberculum minus

- M. subscapularis (Innervation: C5/C6)
- TP M. subscapularis

Indikationen

- Vorwiegend dorsal, geringer auch ventral empfundener Schulterschmerz bei Bewegung.
- „Frozen shoulder".
- (Teil)defekt der vorderen Rotatorenmanschette.

Anamnese

- *Kritisches Detail:* Schwierigkeiten/Schmerzen beim Anziehen von Jacke oder Mantel.
- Nächtlicher Schulterschmerz, besonders dorsolateral.
- Schmerzen auf der Schulterrückseite beim Kämmen.
- Zurückliegender Sturz auf die ventrale Schulterpartie.
- Sturz nach hinten mit Versuch des Abfangens über den rückwärts gestreckten Arm.

Befund

- *Kritisches Detail:* Innenrotation gegen Widerstand schmerzhaft.
- Schmerzhafte Einschränkung der passiven und aktiven Abduktion und Außenrotation.
- Druckschmerz über dem Tuberculum minus.
- TP auf der thorakalen Fläche des Schulterblattes. Die Untersuchung erfolgt in Rückenlage mit passiv abduziertem Arm. Die Ventralfläche des Schulterblattes wird durch behutsames Vorschieben der Tastfinger zwischen Thoraxwand und Schulterblattrand, vorbei an den Muskelzügen der Mm. teres major und latissimus dorsi, in 5–8 cm Tiefe erreicht.

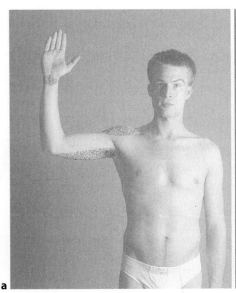
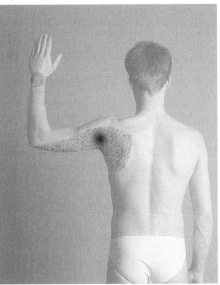

a b

Therapie

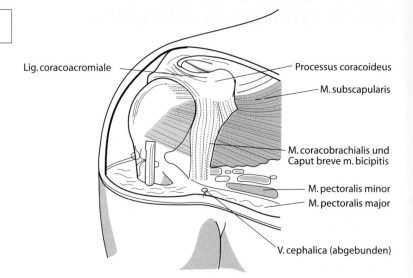

Lig. coracoacromiale

Processus coracoideus

M. subscapularis

M. coracobrachialis und Caput breve m. bicipitis

M. pectoralis minor
M. pectoralis major

V. cephalica (abgebunden)

- Nadel 0,42 × 20, 0,6 × 60 bzw. 0,6 × 80.
- Fächerförmig 2,0–3,0 ml an das Tuberculum minus, je 0,5–1,0 ml pro TP auf der Facies costalis scapulae.
- Injektion an das Tuberculum minus bei außenrotiertem Arm. Aufsuchen der breiten, parallel zur Oberarmachse verlaufenden Ansatzsehne lateral des Processus coracoideus und medial der langen Bizepssehne, welche deutlich im Sulcus intertubercularis als drehrundes Gebilde getastet werden kann. Infiltration mit Knochenkontakt, fächerförmig.
- Injektion in die TP der Facies costalis scapulae in Rückenlage (s. Untersuchung) mit langer Nadel. Knochenkontakt. Sehr anspruchsvolle Injektionstechnik!
- Zusätzlich: Infiltration subakromial. Technik: s. S. 165.

Tip

Da der M. subscapularis oft lediglich „Schlüsselmuskel" mit führender Symptomatik bei komplexen Störungen der Schulterregion ist, müssen für eine erfolgreiche Behandlung auch sekundäre TP in den folgenden Muskeln aufgesucht und mitbehandelt werden:

- M. teres major,
- M. latissimus dorsi,
- M. pectoralis major und minor,
- M. supra- und infraspinatus,
- M. deltoideus,
- M. biceps brachii (eine Tendinitis der Sehne des langen Kopfes ist oft sekundär!).

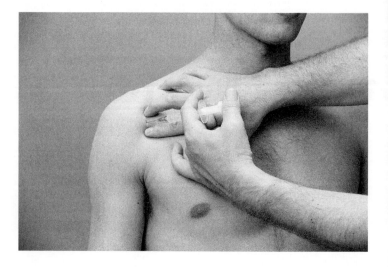

Muskelansätze am Tuberculum majus

- **ventral: M. supraspinatus (Innervation: C 5/C 6)**

Indikationen

- Schulterschmerz vorn und hinten mit Ausstrahlung bis in den Unterarm laterodorsal.
- Seitlicher Rotatorenmanschettendefekt.

Anamnese

- *Kritisches Detail:* Schmerzen beim Kämmen, Zähneputzen, Rasieren.
- Dumpfer Ruheschmerz in der Schulter, verstärkt bei Schulterhebung seitlich.
- Zurückliegender Sturz auf die Schulter lateral, u.U. mit Abstützversuch auf den seitlich ausgestreckten Arm.

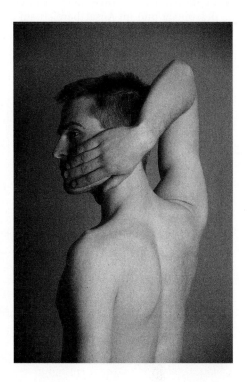

Befund

- *Kritisches Detail:* Abduktion gegen Widerstand schmerzhaft.
- Seitliche Armhebung über die Horizontale eingeschränkt bzw. aufgehoben, Ausweichbewegung über die Anteflexion („painful arc").
- TP im Bereich des Muskelbauchs in der Fossa supraspinata und im Ansatzbereich auf der ventralen Fläche des Tuberculum majus.

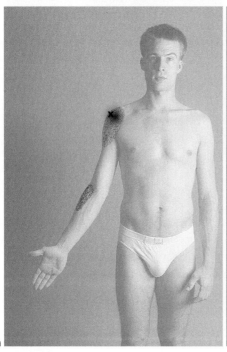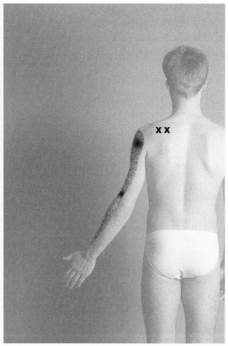

M. supraspinatus
x = TP, Ansatzsehne

M. supraspinatus
xx = TP, Muskelbauch

Therapie

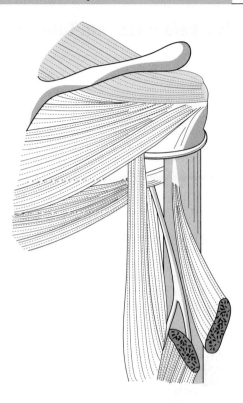

- Nadel 0,42 × 20 oder 0,7 × 30.
- Etwa 2,0 ml fächerförmig an den Ansatz am Tuberculum, je 0,5 – 1,0 ml je TP.
- Aufsuchen der TP, Fixation zwischen Zeigefinger und Mittelfinger. Einstich sagittal, Infiltration, am Tuberculum majus mit Knochenkontakt.

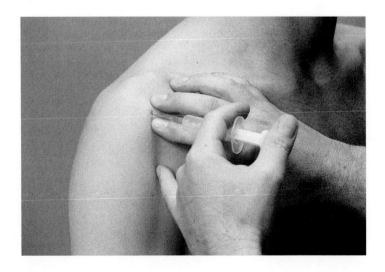

Muskelansätze am Tuberculum majus

- dorsolateral: M. infraspinatus (Innervation: C5/C6)

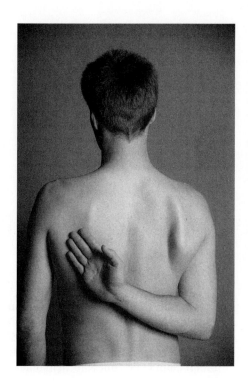

Indikationen

- Ventraler Schulterschmerz mit Ausstrahlung in den Arm lateroventral.
- Seitlicher Rotatorenmanschettendefekt.

Anamnese

- *Kritisches Detail:* nächtlicher Schulterschmerz, der in Seitlage sowohl beim Liegen auf der erkrankten als auch auf der gesunden Seite auftritt.
- Schmerzen beim Greifen nach hinten-unten und beim Griff zwischen die Schulterblätter, z. B. beim Schließen des BH, Hochziehen des Reißverschlusses am Kleid, Griff in die rückwärtige Hosentasche.
- Sturz auf die Schulter nach lateral bei seitlich anliegendem Arm (typische Skiverletzung).

Befund

- *Kritisches Detail:* Außenrotation gegen Widerstand schmerzhaft, Schmerz ventral > dorsal!
- Schürzengriff und Hand-Schulterblatt-Griff schmerzhaft eingeschränkt bis völlig aufgehoben.
- TP unterhalb der Spina scapulae und am medialen Schulterblattrand in der Fossa infraspinata sowie im Ansatzbereich am Tuberculum majus dorsolateral.

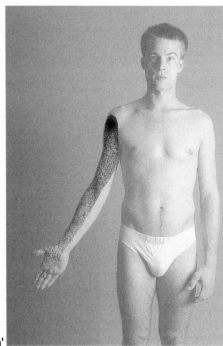 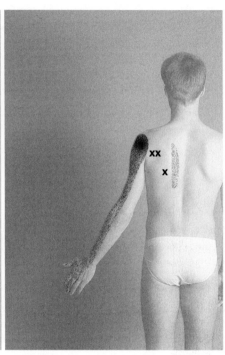

a'

M. infraspinatus

b'

M. infraspinatus
xx = obere TP
x = unterer TP

Therapie

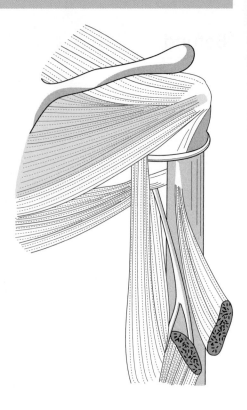

- Nadel 0,42 × 20.
- Menge: 0,5–1,0 ml pro TP.
- Fixieren der TP mit Zeige- und Mittelfinger. Infiltration, am Tuberculum majus mit Knochenkontakt.

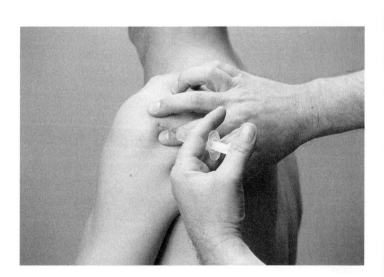

Muskelansätze am Tuberculum majus

- dorsal: M. teres minor (Innervation: C5/C6)
- TP am Margo lateralis scapulae

Indikationen

- Hinterer Schulterschmerz mit Ausstrahlung in den dorsolateralen Oberarm.

Anamnese

- Hinterer Schulterschmerz, oft kombiniert mit einem dominierenden vorderen Schulterschmerz bei gleichzeitiger Aktivierung von TP im synergistisch wirkenden M. infraspinatus bei der Außenrotation.
- Restierender hinterer Schulterschmerz nach erfolgreicher Behandlung des M. infraspinatus.

Befund

- *Kritisches Detail:* Außenrotation gegen Widerstand schmerzhaft, Schmerz dorsal.
- Hand-Schulterblatt-Griff schmerzhaft eingeschränkt bis unmöglich.
- TP am lateralen Schulterblattrand oder zwischen Schulterblatt und dem dorsalen Anteil des Tuberculum majus. Druckschmerzhafte Insertion an der Rückseite des Tuberculum majus.

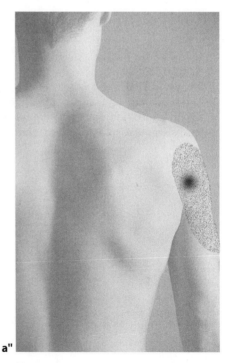

a"

M. teres minor

Therapie

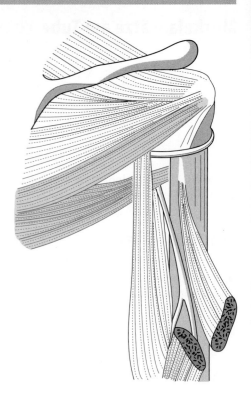

- Nadel 0,42 × 20.
- Menge: je TP 0,5–1,0 ml.
- Aufsuchen der TP, Fixieren mit Zeige- und Mittel-finger. Infiltration. Knochenkontakt am Margo lateralis scapulae und am Tuberculum majus.

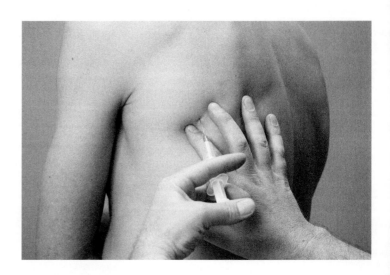

M. deltoideus (Innervation: C 5/C 6)

Indikationen

- Diffuser, tiefsitzender Schulterschmerz „rundum" bei den verschiedensten Armbewegungen.

Anamnese

- Meist nur ungenau lokalisierbarer diffuser Schmerz, der in allen Regionen der Schulter (ventral/lateral/dorsal) in Erscheinung treten kann. Zunahme bei Armbewegungen.
- Zustand nach heftigem stumpfem Schultertrauma.

Befund

- Bei Beteiligung ventraler Faserbündel: Einschränkung des Rückenkratzgriffes, TP ventral.
- Bei Beteiligung dorsaler Faserbündel: Einschränkung des Nackengriffs, TP dorsal.

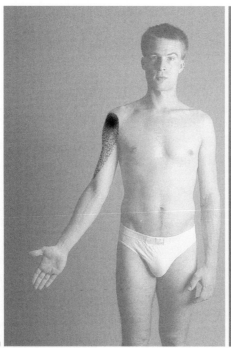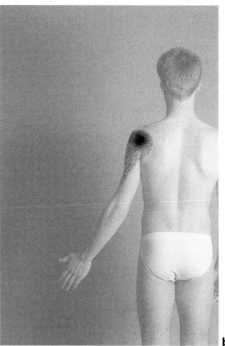

a   b

Therapie

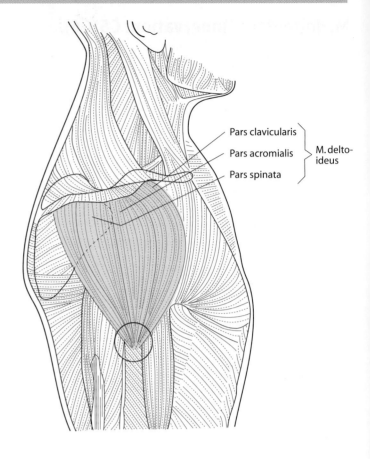

Pars clavicularis
Pars acromialis ⎱ M.delto-
Pars spinata ⎰ ideus

- Nadel 0,7 × 30.
- Menge: je TP 0,5–1,0 ml, bis insgesamt 5,0 ml, fächerförmig im gesamten Ursprungsbereich an Spina scapulae, Acromion und lateralem Drittel der Clavicula verteilt.

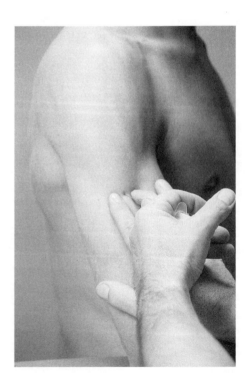

Subakromialer Raum (funktionelle Einheit mit dem Schultergelenk; Innervation: C 4/5/6)

Indikationen

- Schmerzhafte Schultersteife.
- Bursitis subacromialis.

Anamnese

- Schmerzhafte Einschränkung der Schulterfunktion, besonders der seitlichen Armhebung über die Horizontale („painful arc").
- Zustand nach Trauma. Zurückliegender Infekt der oberen Atemwege(?).

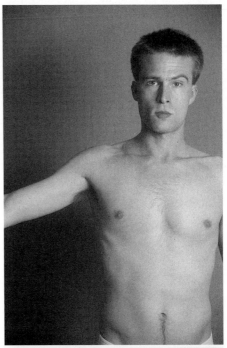

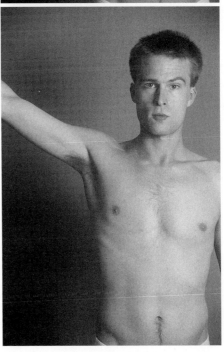

Befund

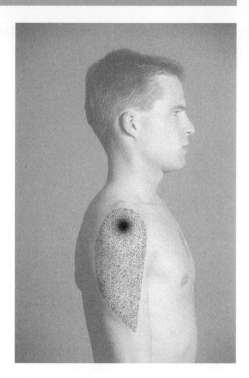

- Spontane Hebung des Armes über die Horizontale wird durch eine Ausweichbewegung über die Anteflexion bewerkstelligt, um eine reine Abduktion zu vermeiden.
- *Kritisches Detail:* „painful arc"(Schmerzbogen), Arm kann nur bis ca. 70–80° seitlich gehoben werden, dann Auftreten von Schmerzen, bis die Armhebung ca. 120° erreicht hat; darüber hinaus wieder Nachlassen des intensiven Schmerzes.
- Sowohl aktive als auch passive Beweglichkeit schmerzhaft eingeschränkt.
- *Kein Schmerz* bei Prüfung der Abduktion gegen Widerstand mit angelegtem Oberarm.

Therapie

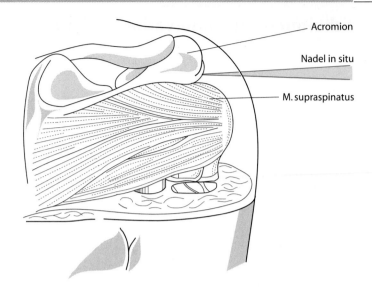

Acromion

Nadel in situ

M. supraspinatus

- Nadel 0,6 × 60.
- Menge: 5,0 ml.
- In Verfolgung der Spina scapulae erreicht der Tastfinger die hintere Acromionecke. Unterhalb und etwas ventral findet sich ein Muskelgrübchen. Hier erfolgt der Einstich mit leicht aszendierender Nadelführung unter das Acromion in Richtung auf das Sternoklavikulargelenk. Falls hoher Injektionswiderstand: Nadelkorrektur, da wahrscheinlich die Supraspinatussehne punktiert wurde!

Tip

Bei Ineffektivität der Probebehandlung mit dem reinen LA Zusatz eines kristallinen Kortikoids, z.B. 1,0 ml Supertendin Depot auf 5,0 ml LA.

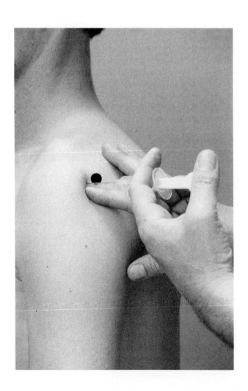

Schultergelenk (Innervation: C 5/C 6)

Indikationen

- Synovitis.
- „Frozen shoulder".

Anamnese

- *Kritisches Detail:* „Nichts geht mehr."
- Schulterbeweglichkeit in allen Ebenen weitgehend eingeschränkt bis völlig aufgehoben.
- An- und Auskleiden: Hemd-/Blusen- oder Jacken-ärmel wird zuerst über den reflektorisch ruhigge-haltenen Arm an- bzw. zuletzt ausgezogen.

Befund

- *Kritisches Detail:* typisches Kapselmuster. Abduktion > Außenrotation > Innenrotation schmerzhaft eingeschränkt.

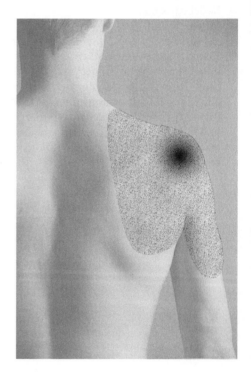

Therapie (s. S. 169/170)

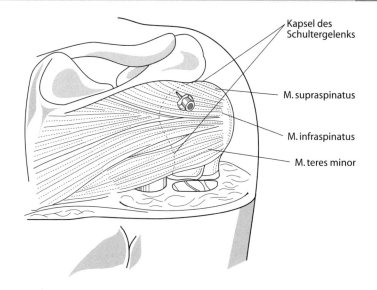

Kapsel des Schultergelenks

M. supraspinatus

M. infraspinatus

M. teres minor

- Nadel 0,42 × 40, 0,6 × 60.
- Menge: 2,0–3,0 ml.
- Zugang:
  a) Von dorsal: In Verfolgung der Spina scapulae erreicht der Tastfinger die hintere Acromionecke. Unterhalb und *hinter* dieser Ecke (im Gegensatz zum Einstich in den subakromialen Raum) findet sich ein Muskelgrübchen, das mit dem Daumen fixiert wird. Der Zeige- oder Mittelfinger der Tasthand überspannt bogenförmig die Schulter und markiert mit der Fingerspitze den Processus coracoideus. Direkt lateral des Daumens erfolgt der Einstich in Richtung auf das Korakoid. Einstichtiefe je nach Muskelmasse 3–5 cm.

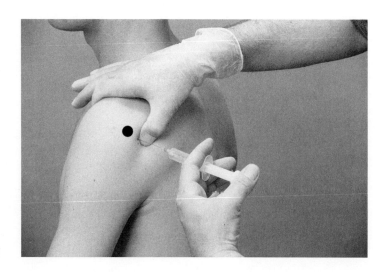

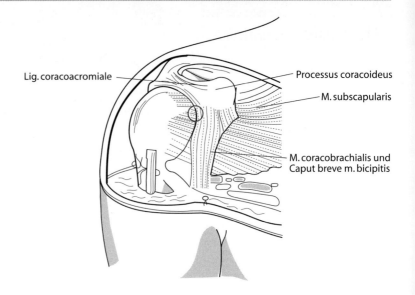

Lig. coracoacromiale

Processus coracoideus

M. subscapularis

M. coracobrachialis und
Caput breve m. bicipitis

b) Von ventral: Ertasten des Processus coracoideus bei hängendem und außenrotiertem Arm. Einstich unmittelbar lateral und etwas unterhalb des Korakoids.
Einstichtiefe nur ca. 2 cm.

Tip

Bei Ineffektivität der Probebehandlung mit dem reinen LA Zusatz eines kristallinen Kortikoids, z.B. 1,0 ml Supertendin Depot auf 5,0 ml LA.

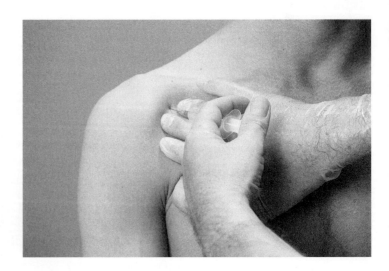

Akromioklavikulargelenk (Innervation: C 4)

Indikationen

- Seitlicher Schulterschmerz mit Ausstrahlung über den Hals zum Ohr.
- Auslösende Ursachen:
  - Arthrose,
  - Überbelastung,
  - Trauma.

Anamnese

- Schmerzen auf der Schulterhöhe beim Griff zur gegenüberliegenden Schulter.
- Schmerzen beim Heben des Armes weit über den Kopf.
- Schmerzen beim Griff in den Rücken mit innenrotiertem Arm (z. B. beim Kratzen).

Befund

- Hand-Schulterblatt-Griff ventral (Hyperadduktion) und dorsal (Retroflexion) schmerzhaft.
- Druckschmerz über dem Akromioklavikulargelenk.
- Hypomobile Funktionsstörung des Akromioklavikulargelenkes.
- Verkürzung des M. trapezius.

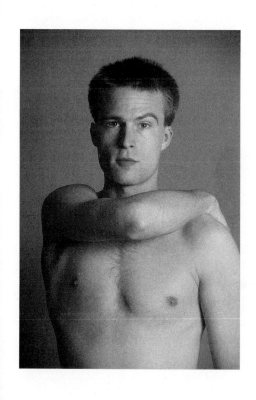

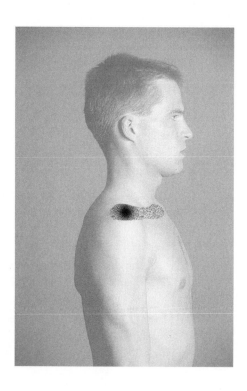

Therapie

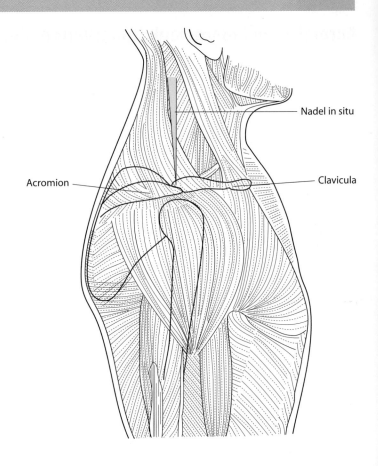

Nadel in situ

Acromion

Clavicula

- Nadel 0,42 × 20.
- Menge: 1,0 ml intra- und periartikulär.
- Aufsuchen des Gelenkspalts am lateralen Ende der Clavicula, wo meist eine deutliche Stufe zum Acromion tastbar ist. Der Gelenkspalt steht annähernd senkrecht und verläuft von mediodor-sal nach lateroventral. Senkrechter Einstich durch die Haut und die unmittelbar darunter gelegene Gelenkkapsel. Infiltration von ca. 0,2 ml, Gabe des restlichen LA in die Umgebung des Gelenkes beim Zurückziehen der Nadel.

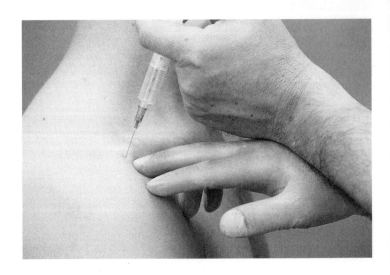

Sternoklavikulargelenk (Innervation: C 4)

Indikationen

- Paramedianer, hoch sitzender Thoraxschmerz, mit Ausstrahlung zum Hals und zum Mastoid, verstärkt beim Anheben der Schultern.

Anamnese

- Schmerzauslösung bzw. -verstärkung durch Heben des Armes über den Kopf z.B. beim Tennisaufschlag oder beim Schwingen bestielter Werkzeuge wie Hammer oder Beil.

Befund

- Verplumpung des medialen Claviculaendes.
- Druckschmerz über dem Gelenk und den Ansätzen des M. sternocleidomastoideus, der häufig verkürzt ist.
- Eventuell „Schiefhals".

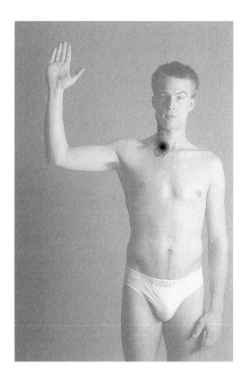

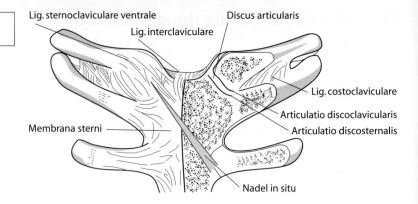

Lig. sternoclaviculare ventrale
Lig. interclaviculare
Discus articularis
Lig. costoclaviculare
Articulatio discoclavicularis
Articulatio discosternalis
Membrana sterni
Nadel in situ

Therapie

- Nadel 0,42 × 20.
- Menge: 1,0 ml intra- und periartikulär.
- Mit 2 Fingern werden von kaudal das mediane Ende und der Unterrand der Clavicula fixiert. Einstich im Winkel zwischen den Fingern von medial-kaudal mit Stichrichtung zum homolateralen Trapeziusrand.

Cave

- Bei hohem Injektionswiderstand Nadellage korrigieren, da wahrscheinlich der fibröse Meniskus im Gelenk punktiert wurde.

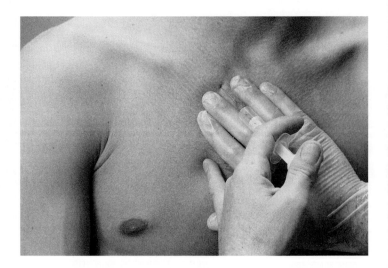

N. suprascapularis aus C 5/C 6

- **motorisch: Schulterblattmuskulatur**
- **sensibel: Schultergelenk**

Indikationen

- „Frozen shoulder".
- Diffuser Schulterschmerz.
- Differentialdiagnostische Aussage: Bleibt nach Versagen von peri- und intraartikulären Infiltrationen auch die Nervenblockade ohne Effekt, spricht dies für eine sekundäre Schultersymptomatik bei radikulärer oder pseudoradikulärer Ursache im HWS/BWS-Bereich.

Anamnese

- Sehr starke bis unerträgliche entzündliche Schulterschmerzen mit erheblicher Bewegungseinschränkung. Eine genaue Schmerzlokalisation kann vom Patienten nicht angegeben werden.

Befund

- Der betroffene Arm wird betont adduziert und innenrotiert gehalten, oft am Ellbogen mit der anderen Hand gestützt.
- Beweglichkeitsprüfung nicht möglich.
- Multiple Maximalpunkte im gesamten Schulterbereich.
- Haut der Peripherie kühl bis kalt, schwitzend.

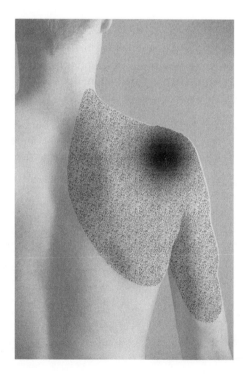

Therapie

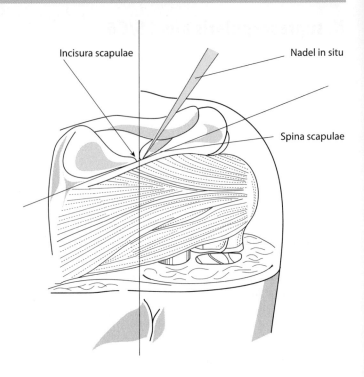

Incisura scapulae

Nadel in situ

Spina scapulae

- Nadel 0,6 × 60.
- Menge: 5,0 ml.
- Aufsuchen des Einstichpunktes über eine Hilfs-konstruktion: Halbieren der Kontur von Spina scapulae und Acromion durch eine Parallele zur Dornfortsatzreihe. Etwa 2 cm vom Schnittpunkt der beiden Geraden entfernt erfolgt der Einstich auf der Winkelhalbierenden des oberen äußeren Quadranten. Stichrichtung kaudal/medial/ventral (wenig) bis zum Knochenkontakt am Boden der Fossa supraspinata in der Nähe der Incisura sca-pulae, wo der Nerv das Schulterblatt erreicht.

Tip

Eventuell ergänzen durch die ventrale Injek-tion an und in das Schultergelenk zur Aus-schaltung der vorderen Kapselanteile.

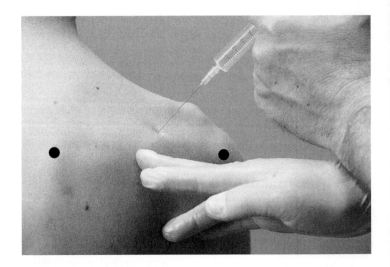

Quaddeln im Bereich der oberen Extremität

Indikationen

- Basistherapie bei radikulären und pseudoradikulären Beschwerden im Bereich des Armes, Segmente C5–T1.

Anamnese

- Mißempfinden in Form von Kälte, Kribbeln, Taubheit, Schwellgefühl etc. in einem unscharf begrenzten Areal des Ober- und/oder Unterarms, das bis in Teile der Hand und der Finger reicht. Finger I–II: C6; Finger II–IV: C7; Finger IV–V: C8.

Befund

- Hyperpathie, Allodynie, Dysästhesie der Haut. Bei Beteiligung der Finger I–II: C6; II–IV: C7; IV–V: C8.
- Segmentale Dysfunktion der HWS bei Arthrose/Bandscheibenerkrankung.

Therapie

- Nadel 0,42 × 20.
- Menge: 0,1–0,2 ml pro Quaddel.
- Besonders effektiv: interdigitale Quaddeln im Bereich der Schwimmhautfalten.
- Je nach Reaktionslage Quaddeln im gesamten Dermatomverlauf.

 Tip Ergänzen durch Quaddeln im Bereich des „lymph belt" und durch die Injektion an den Kieferwinkel.

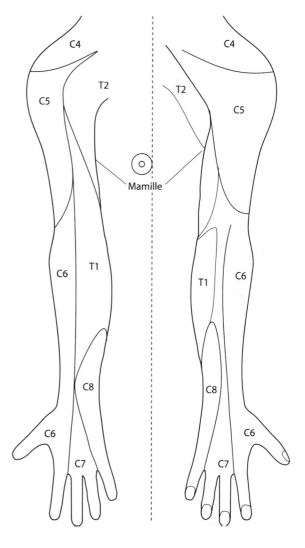

Muskelansätze am Epicondylus humeri lateralis

- M. extensor carpi radialis longus und brevis (1, 2) (Innervation: C6/C7)
- M. extensor carpi ulnaris (3) (Innervation: C6/C7/C8)
- M. extensor digitorum (4) (Innervation: C6/C7/C8)
- M. supinator (5) (Innervation: C5/C6)

Indikationen

- „Tennisarm" in Variationen.
- Schmerzen im Unterarm mit Ausstrahlung in die Hand und die Finger.

Anamnese

- Schmerzen
  - beim festen Zugreifen (4),
  - beim Händeschütteln, beim Anheben z. B. einer Kaffekanne (1, 2),
  - beim Drücken einer Türklinke, Drehen eines Schlüssels (5),
  - bei kombinierten Greif-Dreh-Bewegungen, z. B. Schraubendrehen (1–3) u. a. in Beruf/Freizeit/Sport/Hobby!
- Akuter Tonusverlust mit plötzlichem Fallenlassen von Gegenständen (1–4).

Befund

- Schmerzen bei Extension des Handgelenks bzw. der Finger gegen Widerstand.
- Schmerzen bei Supination des gebeugten Unterarms gegen Widerstand.
- Griffstärke abgeschwächt, kräftiger Faustschluß nicht möglich.
- TP am Epicondylus lateralis, über dem Radiohumeralgelenk und in den Muskelbäuchen am proximalen Unterarm.

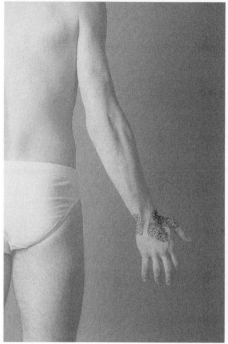

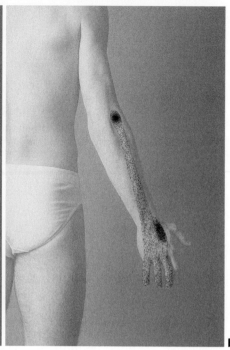

Mm. extensores
Carpi radialis et ulnaris

M. extensor digitorum

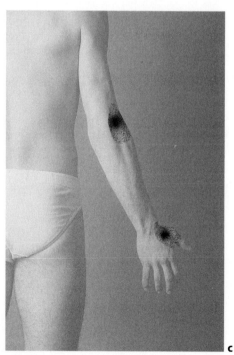

M. supinator

Therapie

- Nadel 0,42 × 20.
- Menge: je TP 0,5 – 1,0 ml.
- Durch Muskelfunktionsprüfung und exakte Palpation Definition des/der zu behandelnden TP, Fixation zwischen 2 Fingern. Infiltration.

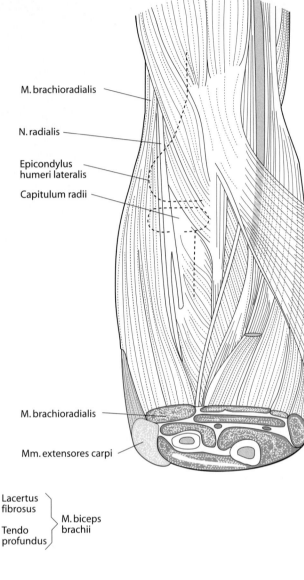

M. brachioradialis

N. radialis

Epicondylus humeri lateralis

Capitulum radii

M. brachioradialis

Mm. extensores carpi

N. radialis

Capitulum radii

Lacertus fibrosus

Tendo profundus

M. biceps brachii

M. supinator et Hiatus n. radialis

A. radialis

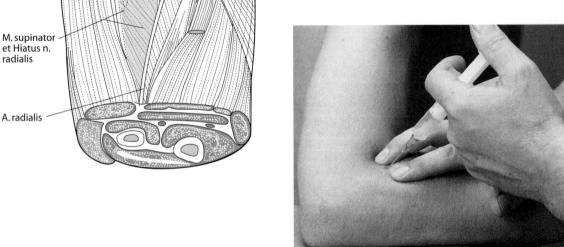

Muskelansätze am Epicondylus humeri medialis

- M. flexor carpi radialis (1) (Innervation: C6/C7)
- M. flexor carpi ulnaris (2) (Innervation: C8/D1)
- M. pronator teres (3) (Innervation: C6/C7)
- M. flexor digitorum (4) (Innervation: C7/C8)

Indikationen

- Schmerzen im Unterarm mit Ausstrahlung in das Handgelenk bzw. die Handinnenfläche oder die Finger volarseitig.
- Schnellender Finger.
- Morbus Dupuytren.

Anamnese

- Zum Teil blitzartig einschießende Schmerzen beim Greifen und Halten von Gegenständen, beim Gebrauch von Schere oder Zange, beim Tragen von Taschen, Eimern etc.
- Zurückliegende Überlastung durch längeres Tragen oder Halten von schweren Gegenständen mit gebeugten Fingern, wiederholte Kraft fordernde „Ziehbewegung" in Krallenstellung der Finger.
- Sturz auf die dorsalflektierte Hand mit Zerrung der Beugesehnen.

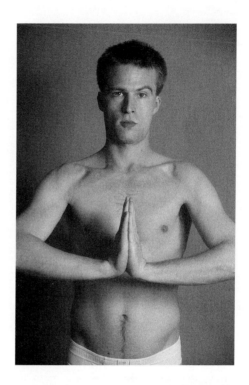

Befund

- Handgelenk- bzw. Fingerbeugung gegen Widerstand schmerzhaft.
- Schmerzhafte Einschränkung der aktiven Supination bei gestreckten Fingern.
- Pathologischer Fingerextensionstest.
- Griffabschwächung.

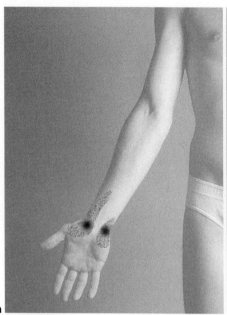

a

M. flexores carpi
radialis et ulnaris

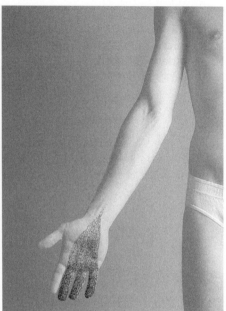

b

M. flexor digitorum

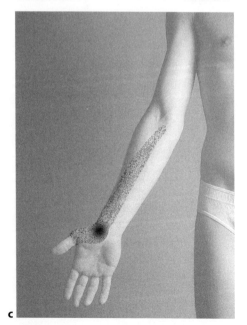

c

M. pronator teres

Therapie

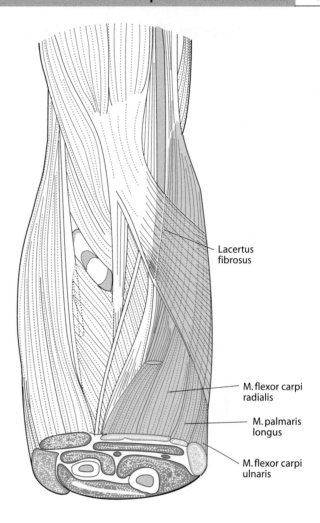

Lacertus fibrosus

M. flexor carpi radialis

M. palmaris longus

M. flexor carpi ulnaris

- Nadel 0,42 × 20.
- Menge: je TP 0,5–1,0 ml.
- Durch Muskelfunktionsprüfung und exakte Palpation Definition der zu behandelnden TP, Fixation zwischen 2 Fingern, Infiltration.

Tip

Tastbare Knoten im Bereich der Palmaraponeurose (Morbus Dupuytren) werden unter Zusatz eines kristallinen Kortikoids (z.B. 1,0 ml Supertendin Depot auf 5,0 ml LA) mit je 0,3–0,5 ml der Mischung infiltriert. Gleiches Vorgehen beim „schnellenden Finger" im Bereich der Beugesehne.

Cave

- Hohlhandphlegmone!

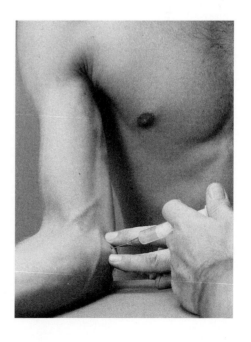

Mm. interossei (Innervation: C 8/T 1)

Indikationen

- Rheumatische Beschwerden in den Fingergelenken.

Anamnese

- Insbesondere frühmorgens verstärkte Steifigkeit der Fingergelenke.
- Entwicklung von Knoten an den Fingergelenken.

Befund

- Faustschluß inkomplett.
- Fingerspitzen-Hohlhand-Abstand vergrößert.
- TP zwischen den Metacarpalia.

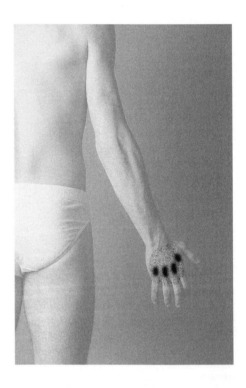

Therapie

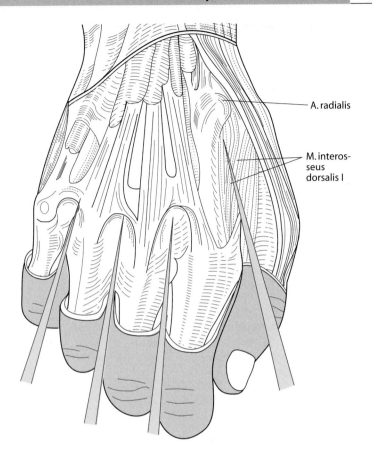

A. radialis

M. interos-
seus
dorsalis I

- Nadel 0,42 × 20 oder 0,42 × 40.
- Menge: je TP 1,0 ml.
  a) Nach Setzen einer Quaddel im Bereich der interdigitalen Schwimmhautfalte Vorschieben der Nadel parallel zu den Metacarpalia. Injektion ca. 2 Querfinger proximal der Metakarpophalangealgelenke.

b) Aufsuchen des TP auf dem Handrücken, senkrechter Einstich zwischen den Metacarpalia, Infiltration.

Cave

- Blockade der Fingernerven möglich. *Aufklärung!*

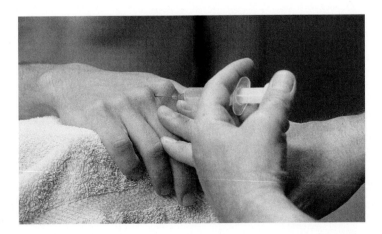

Ellbogengelenk (Innervation: C6–T1)

Indikationen

- Arthrose.
- Arthritis.

Anamnese

- Bewegungsschmerz, Schmerzen besonders beim Tragen von schwereren Gegenständen.
- Schmerzhafte Einschränkung sowohl der Beuge- wie der Streckfunktion.

Befund

- Aktive und passive Beugung und Streckung endgradig schmerzhaft bis z.T. deutlich eingeschränkt.
- Eventuell Erguß tastbar.

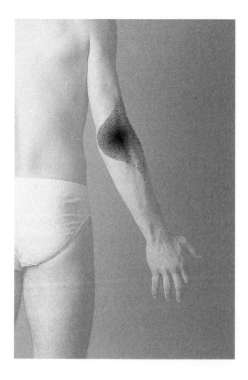

Therapie

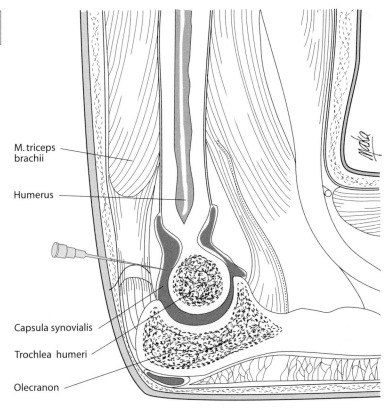

M. triceps brachii

Humerus

Capsula synovialis

Trochlea humeri

Olecranon

(Aus Pellegrini et al. 1996)

- Nadel 0,42 × 20.
- Menge: 2,0–3,0 ml.
- Lagerung des Unterarms in rechtwinkliger Beugung. 2 Palpationsfinger markieren die Olekranonspitze und die laterale Prominenz des Epicondylus humeri lateralis. Einstich in der Mitte zwischen diesen Fingern senkrecht zur Hautoberfläche, Einstichtiefe weniger als 1,0 cm. Auf widerstandsfreie Injektion achten.

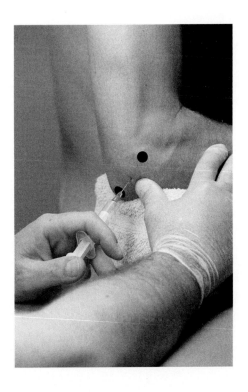

Handgelenk

- radiokarpal
- mediokarpal

Indikationen

- Schmerz und Funktionseinschränkung.
- Zurückliegendes Trauma mit/ohne Fraktur; längere Ruhigstellung, z. B. Gips.
- Einschränkung des kraftvollen Faustschlusses (z. B. Hammer halten): Mediokarpalgelenk.
- Einschränkung des Greifens mit hohler Hand (Hundeleine halten, Tasche tragen): Radiokarpalgelenk.

Befund

- *Kritisches Detail:*
  a) Schmerzhafte Einschränkung der kombinierten Bewegung Dorsalextension/Radialabduktion (Mediokarpalgelenk).
  b) Schmerzhafte Einschränkung der kombinierten Bewegung Palmarflexion/Ulnarabduktion (Radiokarpalgelenk).
- Druckschmerz distal des Processus styloideus radii und des Processus styloideus ulnae. Druckschmerz über dem 3. Fingerstrahl ca. 1 Querfinger distal des Radiusendes.

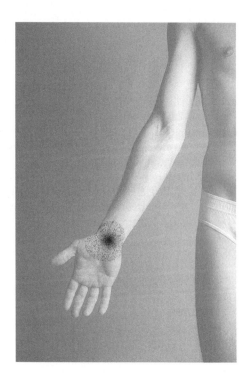

Therapie

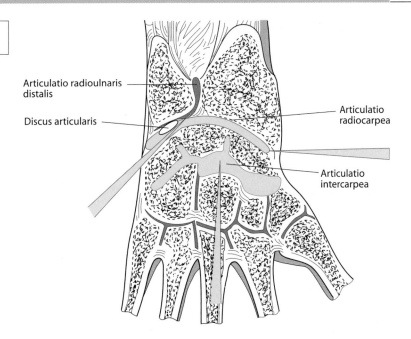

Articulatio radioulnaris distalis

Discus articularis

Articulatio radiocarpea

Articulatio intercarpea

- Nadel 0,42 × 20.
- Menge: Je 0,5–1,0 ml.
  a) Mediokarpalgelenk: Aufsuchen des druckempfindlichen Grübchens zwischen den Sehnenfächern der Fingerextensoren und des M. extensor carpi radialis brevis, ca. 1 Querfinger distal des Radiusendes auf dem 3. Fingerstrahl. Senkrechter Einstich ca. 0,8 cm tief.
  b) Radiokarpalgelenk: Knapp distal und ulnar der Spitze des Processus styloideus radii, zwischen den Sehnenfächern der Mm. extensores pollicis longus und brevis, schräger Einstich unter die Sehne des M. extensor carpi radialis longus, ca. 1,0–1,5 cm tief.

  Auf widerstandsfreie Infiltration achten.

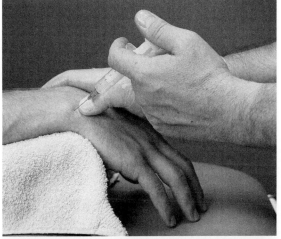

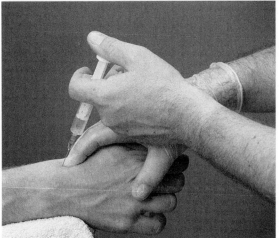

Daumensattelgelenk

Indikationen

- Daumensattelgelenkarthrose (Rhizarthrose).
- Zustand nach Trauma (Ski-, Fußballverletzung).

Anamnese

- *Kritisches Detail:* Öffnen von Konservengläsern und Flaschen mit Schraubverschluß nicht ohne Schmerzen möglich.
- Werkzeuggebrauch im Pinzettengriff nicht möglich.

Befund

- *Kritisches Detail:* Druckschmerz in der Tabatière.
- Schmerzhafte Bewegungseinschränkung der Abduktion und Opposition.
- Grobes Reiben und Knacken im Gelenk.

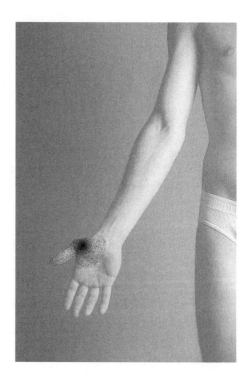

Therapie

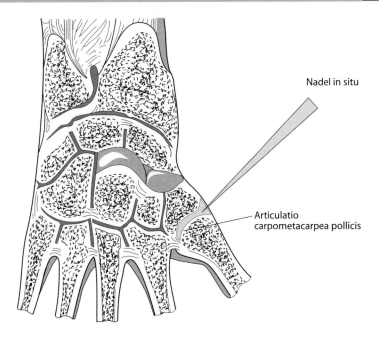

Nadel in situ

Articulatio
carpometacarpea pollicis

- Nadel 0,42 × 20.
- Menge: 0,3 – 0,5 ml.
- Senkrechter Einstich bei opponiertem Daumen in der Tabatière zwischen den Sehnen der Mm. abductor pollicis und extensor pollicis longus bis zum vorsichtigen Knochenkontakt.
  Auf widerstandsfreie Injektion achten.

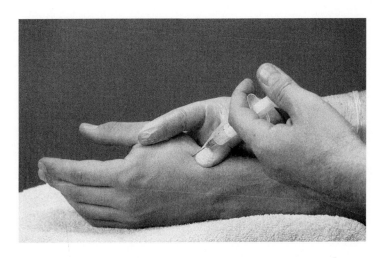

Fingergelenke

Indikationen

- Polyarthritis.
- Arthrose (Heberden/Bouchard).

Anamnese

- Morgensteife, Ruhe-/Bewegungsschmerz.

Befund

- Deformation der Fingergelenke, periartikuläre Knötchen, Deviation der Finger.
- Weichteilschwellung, Erguß.
- Faustschluß inkomplett.

Therapie

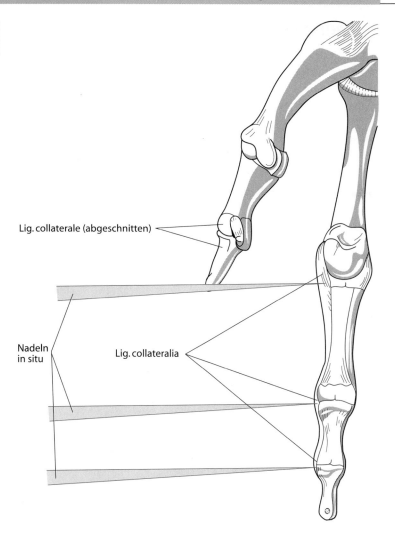

Lig. collaterale (abgeschnitten)

Nadeln in situ

Lig. collateralia

- Nadel 0,42 × 20.
- Menge: 0,1 – 0,2 ml.
- Injektion von medial oder lateral im Bereich der Kollateralbänder über dem entsprechenden Gelenkspalt. Auf widerstandsfreie Injektion achten.

Cave

- Injektion von dorsal oder ventral: Sehnenverletzung!

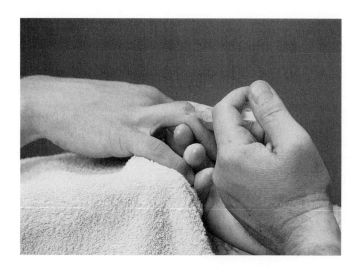

N. medianus

Indikationen

- Karpaltunnelsyndrom.

Anamnese

- *Kritisches Detail:* nächtliche Schmerzen, verbunden mit Schwellung(sgefühl) und Parästhesien in den Fingern I–III (IV). Besserung durch Hochhalten oder Ausschütteln der Hand.
- Zustand nach Sturz auf die dorsalflektierte Hand.
- Überlastung durch Arbeiten mit gestieltem oder vibrierendem Werkzeug.

Befund

- Hyp-/Dysästhesie im palmaren Bereich der Finger I–III (und IV, radialseitig).
- Pinzettengriff abgeschwächt.
- *Kritisches Detail:* Provokation der Symptome durch Daumendruck oder Klopfen mit dem Perkussionshammer auf das Lig. carpi transversum bei dorsalflektierter Hand.
- Atrophie der Daumenballenmuskulatur bei fortgeschrittener Erkrankung.
- Differentialdiagnose: Rheuma, Schilddrüsenfunktionsstörung, Diabetes, venöse Abflußbehinderung im Armbereich, alte Lunatumfraktur.

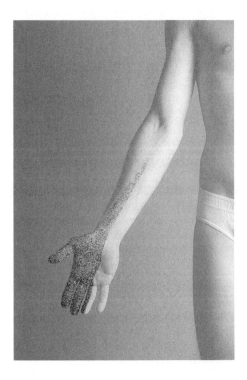

Therapie

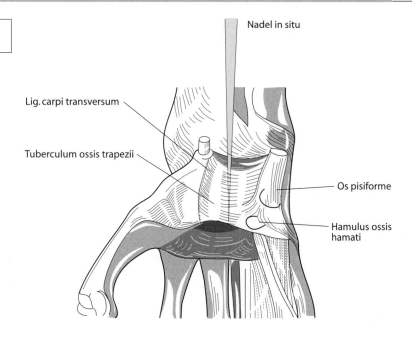

Nadel in situ

Lig. carpi transversum

Tuberculum ossis trapezii

Os pisiforme

Hamulus ossis hamati

- Nadel 0,42 × 20.
- Menge: 2,0 – 3,0 ml.
- Bei supinierter und leicht dorsalflektierter Hand Darstellung der Sehnen der Mm. palmaris longus und flexor carpi radialis durch „Ballgriff". Ganz flacher Einstich zwischen den Sehnen in Höhe der mittleren Handgelenkfalte, Vorschieben der Nadel nach distal unter das Lig. carpi transversum. Widerstandsfreie langsame Injektion.

Tip

Bei unzureichender Effektivität der Probebehandlung mit dem reinen LA Zusatz eines kristallinen Kortikoids, z. B. 1,0 ml Supertendin Depot auf 5,0 ml LA zur besseren Abschwellung des Ödems im Karpalkanal.

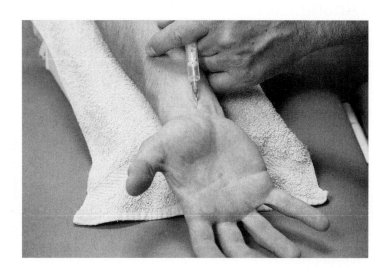

Ganglion stellatum

Indikationen

- Therapieresistente Schmerzen im Bereich des oberen Körperquadranten.
- Sympathisch-dysfunktionelle Syndrome des oberen Quadranten:
    - vasomotorische Zephalgie;
    - vasomotorische Rhinitis/Konjunktivitis;
    - Hörsturz, Tinnitus;
    - sympathische Reflexdystrophie (SRD), Sudeck-Syndrom, alle posttraumatischen Zustände mit ausgeprägten oder chronifizierten Symptomen im Bereich von Schulter, Arm und Kopf;
    - Raynaud-Syndrom;
    - Apoplexie.
- Einzige, allerdings absolute Indikation für eine einzeitige beidseitige Stellatumblockade ist die Lungenembolie.

Kontraindikationen

- Frischer Herzinfarkt.
- Bradykardie.
- AV-Block 2. und höheren Grades.

Anamnese

- Quadrantenorientierte Beschwerden mit vegetativer/vaskulärer und/oder muskulärer Ausprägung.
- Therapieresistenz gegenüber anderen bisherigen Behandlungsversuchen.
- Intensivierung der Beschwerden unter physischer und psychischer Belastung.
- Trauma (auch banal!) im Bereich des Schädels, der HWS oder der oberen Extremitäten mit anschließendem Auftreten der jetzigen Symptomatik, u. U. Wiederauftreten bzw. Verschlimmerung früher bestehender Beschwerden.
- Schmerz, Gefühlsstörungen, Schwellung, Hyperhidrosis, muskuläre und artikuläre Dysfunktion in komplexer Ausprägung.

Befund

- Eventuell Pupillendifferenz (Mydriasis der erkrankten Seite).
- Temperaturdifferenz der Haut der oberen Extremitäten, Zyanose, Ödem.
- Allodynie, Hyperpathie, Dysästhesie.
- Multiple TP, seitendifferent (wichtiges Unterscheidungsmerkmal gegenüber der Fibromyalgie, hier symmetrische Anordnung der „tender points" ohne die TP-typische pseudoradikuläre Schmerzausstrahlung).
- Eventuell Blutdruckdifferenz rechts/links. Arterielle Hypertonie. Rhythmusstörungen.
- Funktionsstörung der Kopfgelenke, (serielle) Blockierungen der HWS und oberen BWS inklusive der Rippengelenke. Schmerzhafte Bewegungseinschränkung von Gelenken der oberen Extremität, speziell der Schulter, z. B. „frozen shoulder".

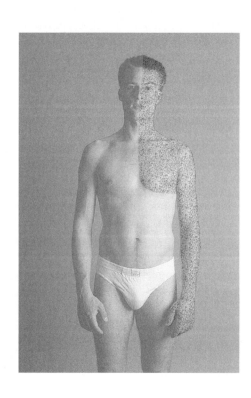

Therapie (s. S. 197/198)

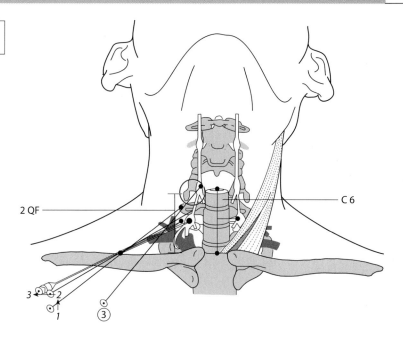

2 QF

C 6

a) Anterolateraler Zugang, modifiziert nach Leriche/LaFontaine/Dosch:
Nadel 0,42 × 20.
Menge: 2,0 – 3,0 ml.
Knöcherne „Landmarke": Processus transversus von C6.
Der Kopf des sitzenden oder liegenden Patienten wird ganz leicht zur Seite der Injektion geneigt und ca. 45° zur Gegenseite rotiert (Entspannung des M. sternocleidomastoideus und Herausdrehen der Querfortsätze, die dadurch fast subkutan tastbar werden).
2 – 3 Querfinger über dem Sternoklavikulargelenk, lateral des M. sternocleidomastoideus, liegt der obere Tastfinger, der die Muskulatur und das Gefäßbündel mit der A. carotis und der V. jugularis sanft zur Seite drängt, direkt auf dem Querfortsatz von C6 und damit auf dem Ganglion cervicale medium.
Einstich unmittelbar oberhalb des Fingers in Richtung auf die Dornfortsatzspitze von C7, nach ca. 0,5 – 1,0 cm Knochenkontakt am Querfortsatz. Zurückziehen der Nadel um 2 – 3 mm. Sorgfältige Aspiration in mindestens 2, besser 3 Richtungen. Fixieren der Nadelposition. Erst nach offensichtlicher Verträglichkeit einer Probeinjektion von 0,1 ml (abwarten!) langsame Infiltration des restlichen LA von 2,0 – 3,0 ml, das sich in der prävertebralen Weichteilzone bis nach kaudal zum Ganglion stellatum ausbreitet.

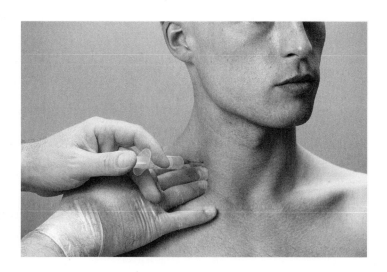

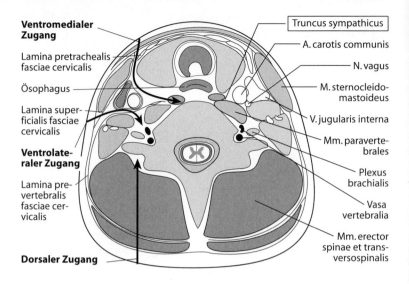

Ventromedialer Zugang

Lamina pretrachealis fasciae cervicalis

Ösophagus

Lamina superficialis fasciae cervicalis

Ventrolateraler Zugang

Lamina prevertebralis fasciae cervicalis

Dorsaler Zugang

Truncus sympathicus

A. carotis communis

N. vagus

M. sternocleidomastoideus

V. jugularis interna

Mm. paravertebrales

Plexus brachialis

Vasa vertebralia

Mm. erector spinae et transversospinalis

b) Dorsaler Zugang nach Reischauer:
   Nadel 0,6 × 60 oder 0,6 × 80.
   Menge: 2,0–3,0 ml.
   Sitzender Patient mit leicht anteflektierter HWS. Einstich sagittal 3 cm lateral der Mittellinie in Höhe des Interspinalraums C6/C7. Vorgehen bis zum Kontakt mit dem Wirbelbogen, Zurückziehen der Nadel und erneutes, mehr seitliches Vorgehen bis zum Verlust des Knochenkontaktes an der unteren Kante des Wirbelbogens von C6. Vorschieben der Nadel um etwa 1,0 cm, Aspiration, Infiltration von 2,0–3,0 ml.

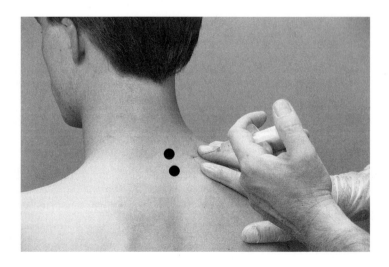

Quaddeln über der DFS-Reihe und paravertebral

Indikationen

- Basistherapie bei Funktionsstörungen der BWS mit und ohne Schmerz.
- Basistherapie bei funktionellen Störungen der inneren Organe in Brust- und Bauchhöhle.
- Begleittherapie bei pathomorphologischen Veränderungen der inneren Organe in Brust- und Bauchhöhle.
- Ergänzend zu bzw. als kostensparender Ersatz für eine Bindegewebemassage als Umstimmungstherapie im Sinne der Reflextherapie.

Anamnese

- *Kritisches Detail:* meist perakut beginnender, seltener schleichend einsetzender bewegungs- und atemabhängiger Schmerz im Rücken und ventral, oft fälschlich als Interkostalneuralgie bezeichnet.
- In Abhängigkeit von der Segmenthöhe:
  Brustenge, Herzklopfen/-stolpern, Belastungsluftnot ohne kardiopulmonalen Befund.
  Druck- und Völlegefühl im Oberbauch, Magen-Darm-Störungen im weitesten Sinne und andere unspezifische oder organische Störungen imitierende Bauchsymptome ohne gastroenterologischen Befund.
- Allgemeinsymptome wie Leistungsschwäche, rasche Ermüdbarkeit, Inappetenz u.a.
- Eventuell durchgemachte oder chronisch bestehende Organerkrankung im Bereich der Brust- oder Bauchhöhle.

Befund

- *Kritisches Detail:* Kibler-Falte mono- oder plurisegmental pathologisch.
- Orangenhautphänomen mit sicht- und tastbarem Niveausprung zu den Nachbarsegmenten. Hauttemperatur gegenüber der Umgebung herabgesetzt, seltener erhöht. Hyperpathie/Allodynie/Dysästhesie in dem/den Segment(en).

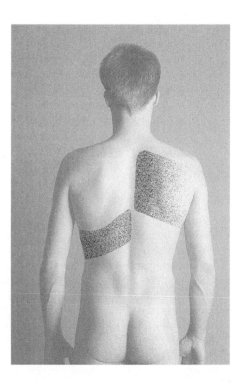

Therapie

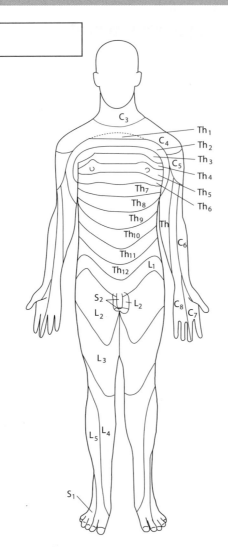

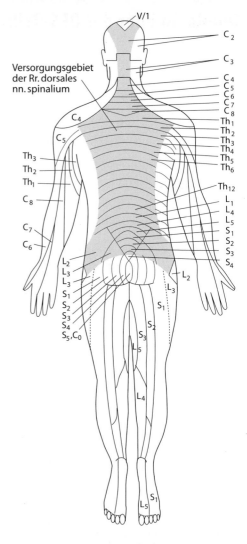

- Nadel 0,42 × 20.
- Menge: 0,1–0,2 ml pro Quaddel.
- Median über den Dornfortsätzen und knapp handbreit neben der Mittellinie je 1 Quaddel in den pathologisch veränderten Dermatomen.
- Bei ubiquitärer Verquellung des Bindegewebes 2 Quaddelreihen paramedian, beginnend bei T2 bis hinab nach T12/L1. Je nach Konstitution in segmentalem Abstand oder jeweils mehrere Segmente überspringend. Blasenmeridianpunkte!
- Anzahl: 10–20 Quaddeln.
- Eventuell zusätzliche Quaddeln im Bereich des „lymph belt" (s. HWS) und sakral (s. LBH).

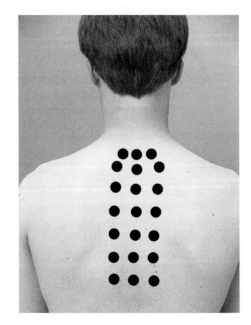

„Hosenträger"

Indikationen

- Begleittherapie bei Erkrankungen der Lunge und der Bronchien.
- Restbeschwerden nach bronchopulmonalen Affektionen.

Anamnese

- *Kritisches Detail:* Körpersprache: geballte Faust oder flache Hand auf dem Sternum, Ringen nach Atem.
- Akute oder chronische Bronchitis mit therapieresistentem Husten. Luftnot, Reizhusten, asthmatische Beschwerden, Brustenge beim Atmen, atemabhängiger Brustschmerz.

Befund

- *Kritisches Detail:* maximale Ausprägung der Kibler-Falte bei T2–T4, Druckschmerz über den Sternokostalgelenken T2–T4.
- Kibler-Falte beiderseits (u.U. asymmetrisch) von T2 bis T7/8 pathologisch.
- Rippenatmung global oder umschrieben eingeschränkt, Einsatz von Atemhilfsmuskeln.
- TP paravertebral bei T2–T4.

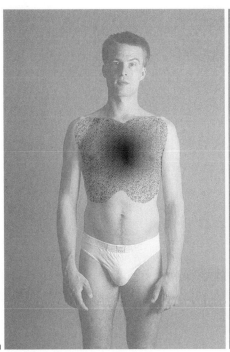
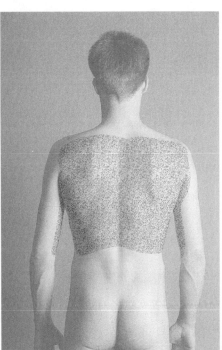

a

b

Therapie

- Nadel 0,42 × 20.
- Menge: 0,1–0,2 ml pro Quaddel.
- Eine Quaddel auf der Höhe der Schulterkontur (Akupunkturpunkt 3E15) über dem M. trapezius beidseits, dann dem Verlauf eines Hosenträgers folgend ventral und dorsal je 4–8 Quaddeln links und rechts.

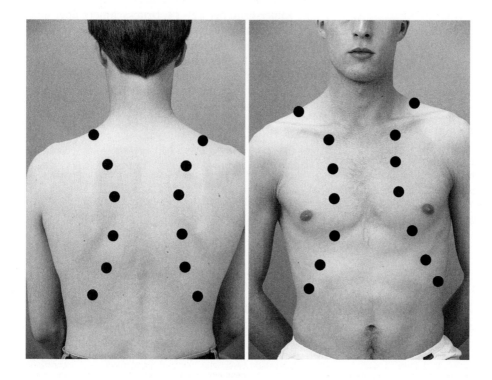

„Herzsegment"

Indikationen

- Präkordiale Sensationen, Pseudoangina pectoris, Herzrhythmusstörungen (nach sorgfältigem Ausschluß einer kardialen Organopathie!).
- Begleittherapie bei medikamentös ausbehandelten Patienten mit anhaltenden Herzbeschwerden.

Anamnese

- *Kritisches Detail „funktionell":* belastungsunabhängige „Herzbeschwerden". Rhythmusstörungen meist nur in Ruhe, besonders häufig nachts und am Wochenende.
- *Kritisches Detail „organisch":* belastungsabhängige Symptomverschlimmerung. Nitropositive Brustschmerzen, Dyspnoe, Tachykardie und/oder Arrhythmie bei Belastungen.

Befund

- *Kritisches Detail:* Kibler T3–T5 links (rechts) positiv. Eventuell auch C4.
- Druckschmerz sternokostal T3–T5 links, auch rechts möglich!
- TP Mm. pectorales major et minor (beidseits möglich).
- TP paravertebral T3–T5 (beidseits möglich).

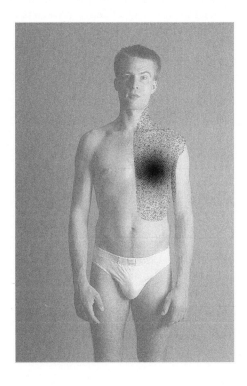

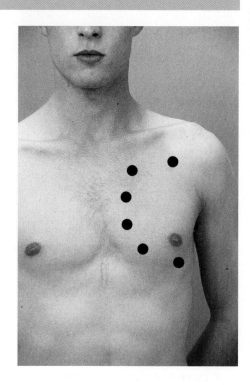

Therapie

- Nadel 0,42 × 20.
- Menge: 0,1–0,2 ml pro Quaddel, insgesamt ca. 1,0 ml.
- 5–8 Quaddeln präkordial, bogenförmig etwa der inneren Kontur des M. pectoralis major folgend. Zusätzlich 1–3 Quaddeln paravertebral T3–T5.

Segmentale Quaddeln

Indikationen

- Basistherapie bei mono- oder plurisegmentaler Dysfunktion im BWS-/Thoraxbereich.
- Zoster in thorakalen Segmenten.
- „Interkostalneuralgie".

Anamnese

- Halbgürtelförmiger Schmerz von dorsal bis in den Thorax bzw. das Abdomen nach ventral (vice versa) ausstrahlend (kaudale Grenze: Leistenregion).
- Bewegungs- und/oder Atemabhängigkeit.

Befund

- *Kritisches Detail:* segmentale Hyperalgesie/Allodynie/Dysästhesie, halbgürtelförmig.
- Kibler monosegmental (gelegentlich auch mehrsegmental unter Einschluß der Nachbarsegmente) pathologisch.
- TP paravertebral, Interkostalmuskulatur verspannt, druckschmerzhaft.
- Druckschmerz paravertebral und kostosternal im Segment.
- Blockierung des zugehörigen Wirbel- und/oder Kostotransversalgelenks.

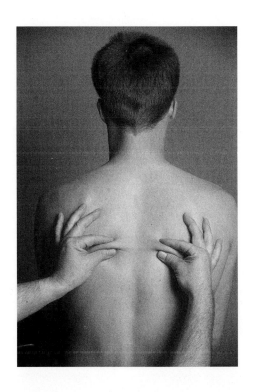

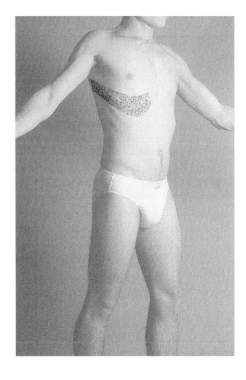

Therapie

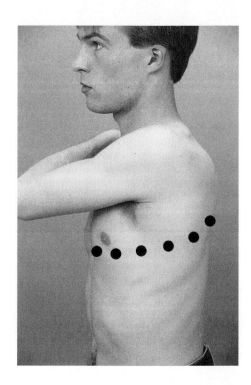

Truncus sympathicus
N. spinalis
R. dorsalis
R. ventralis
Myotom
Dermatom
Neurale Segmentverschiebung
innerhalb der Rumpfwand

- Nadel 0,42 × 20.
- Menge: 0,1–0,2 ml pro Quaddel, insgesamt 1,0–2,0 ml.
- 5–10 Quaddeln im Segment von paravertebral bis parasternal.

Tip

Die manualtherapeutische Mobilisation bzw. Manipulation von Rippen- oder BWS-Blockierungen gelingt häufig besser nach einer Vorbehandlung mit Quaddeln und Infiltrationen in TP.

Cave

- Manipulationsbehandlung von Blockierungen nach vorheriger Ausschaltung der schützenden Schmerzreflektorik durch Infiltration von Wirbel- und Kostotransversalgelenken oder durch eine Wurzelblockade!

M. serratus posterior superior und Lig. supraspinale (Innervation: T2 – T5)

Indikationen

- Oberer hinterer Thoraxschmerz mit Ausstrahlung in den Arm bis zum 5. Finger („C8-Wurzelirritationssyndrom").
- Rezidivierende Blockierungen der Rippen 1 – 5.
- Meist nur wenig schmerzhafte Rotationseinschränkung des Kopfes zur Schmerzseite.

Anamnese

- *Kritisches Detail:* tiefer, bohrender Schmerz unter dem Schulterblatt.
- Rücken-/Schulterschmerz mit Ausstrahlung in den Arm, z.T. atemabhängig bei forcierter Inspiration.
- Dyspnoe.
- Erfragen: bronchopulmonale Erkrankung.

Befund

- *Kritisches Detail:* kein neurologischer Befund „C8"!
- Kibler im Bereich der oberen Thoraxapertur pathologisch.
- Druckschmerz über den Dornfortsätzen C6/7 und T1/2.
- Wirbelsäule oft skoliotisch bei Beinlängendifferenz.
- Internistisch: Emphysem, Asthma, Bronchitis.
- Hinweis: Die TP sind nur bei abduziertem Schulterblatt durch tiefe Palpation im Bereich des Angulus costae zu ertasten!

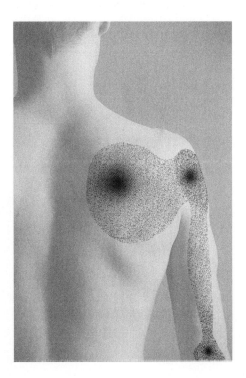

Therapie

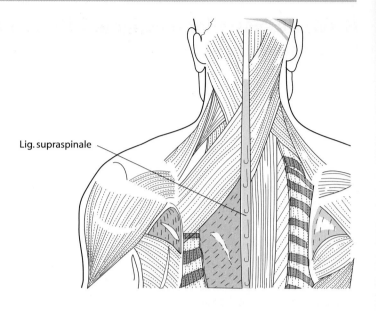

Lig. supraspinale

- Nadel 0,42 × 40.
- Menge: 0,5–1,0 ml pro TP.
- Patient in Seitenlage, Schulterblatt durch Adduktion des Armes abduziert. Einstich medial des Schulterblattrandes mit flachem Winkel parallel zur entsprechenden Rippe (T2–T5). Knochenkontakt.

Cave

- Pneumothorax!

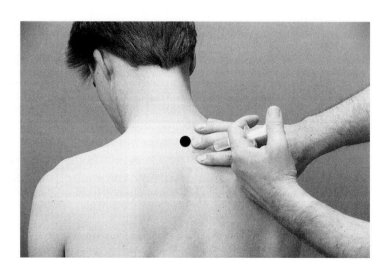

M. erector trunci (Innervation: Rr. dorsales der Spinalnerven)

- **M. iliocostalis (1)**
- **M. longissimus (2)**
- **Mm. rotatores et multifidus (3)**

Indikationen

- Schiefhals mit Schmerzen interskapulovertebral, Ausstrahlung in den Arm.
- Rückenschmerzen mit Ausstrahlung in Thorax, Abdomen oder glutäal.
- Lumbago.

Anamnese

- *Kritisches Detail:* Rückwärtsfahren und Einparken mit dem Kfz unmöglich (**1;** Pars cervicalis).
- Aufrichten aus dem Sitzen schmerzhaft (**2;** Pars lumbalis).
- Durch Lagewechsel nicht beeinflußbarer Schmerz „tief in der Wirbelsäule" (**3**).
- Je nach Topographie der muskulären Reaktion ist eine Ausstrahlung zum Hals, in den Arm, in Thorax oder Abdomen sowie in die Glutäalregion möglich!

Befund

- *Kritisches Detail:*
  - Rückenstreckung gegen Widerstand schmerzhaft (abschnittsweise prüfen für HWS/BWS/LWS!) (**1** und **2**).
  - Segmentale Rotation gegen Widerstand schmerzhaft (**3**).
- TP:
  - am Angulus costae (**1**),
  - über den Querfortsätzen (**2**),
  - tief paravertebral-segmentale Irritationspunkte (**3**).
- Segmentale Dysfunktion von Wirbel- und/oder Rippengelenken.

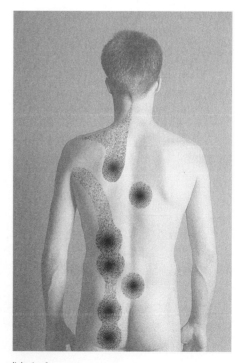

links: 1 u. 2
rechts: 3

Therapie

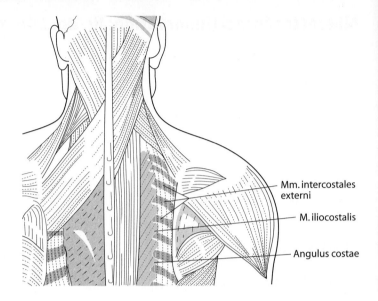

Mm. intercostales externi

M. iliocostalis

Angulus costae

- Nadel 0,42 × 20, 0,7 × 30, 0,6 × 60.
- Menge: 0,5–1,0 ml pro TP, insgesamt bis zu 10,0 ml.
- Nach Definition der TP durch Muskelfunktionsprüfung und exakte Palpation Abgrenzen der zu behandelnden TP und ggf. Schutz der Interkostalräume durch 2 Finger der palpierenden Hand.
- Einstich:
  - Paravertebral (**3**): maximal 1 Querfinger paramedian. Stichrichtung leicht median-konvergent auf den Wirbelkörper zu, Tiefe 3–6 cm, je nach individueller Anatomie. Infiltrierendes Vorgehen bis zum Knochenkontakt.
  - Über dem Querfortsatz (**2**): ca. 2–2,5 Querfinger paramedian und 1,5–3 Querfinger oberhalb der zugehörigen Dornfortsatzspitze (je nach WS-Abschnitt; siehe Lehrbücher der Anatomie und der manuellen Medizin) sagittales Vorgehen bis zum Knochenkontakt in 4–6 cm Tiefe. Nadel etwas zurückziehen, Infiltration.
  - Angulus costae (**1**): ca. 7 cm paramedian Ertasten des Rippenwinkels, Abdecken der benachbarten Interkostalräume mit 2 Fingern der palpierenden Hand. Sagittales Vorgehen bis zum Knochenkontakt in ca. 1,5 cm Tiefe. Zurückziehen der Nadel, Infiltration.

Cave

- Pneumothorax, versehentliche Wurzelblockade, Querschnittssyndrom durch Punktion einer Wurzeltasche!
- Aufklärung über Risiken!
- Aspiration!

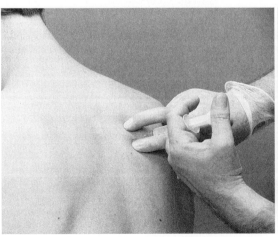

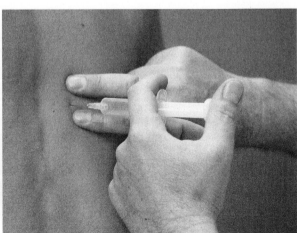

M. pectoralis major (Innervation: C 5 – T 1)

Indikationen

- Vorderer Schulter-/Thoraxschmerz mit Ausstrahlung in den Arm.
- Pseudoangina pectoris.

Anamnese

- *Kritisches Detail:* Brustschmerz sowohl in Ruhe als auch bei Belastung, Ausstrahlung in die Finger IV und V.
- Schmerzauslösung oder -verstärkung durch Abduktion und Elevation des Armes.
- Nächtliche Brustschmerzen.

Befund

- *Kritisches Detail:* Schmerzen bei Prüfung gegen Widerstand (Bewegung des „Raffens" (kombinierte Armbewegung mit Adduktion/Innenrotation/Retroflexion).
- Hyperästhesie der Brustwarze.
- Schmerzhafte Einschränkung der passiven und aktiven Kombinationsbewegung Abduktion/Außenrotation/Elevation des Armes.
- TP besonders ausgeprägt im Muskelwulst medial der vorderen Axillarfalte.

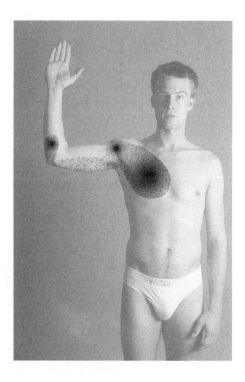

Therapie

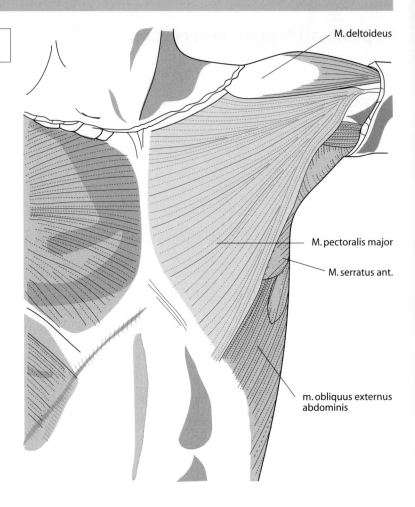

M. deltoideus

M. pectoralis major

M. serratus ant.

m. obliquus externus abdominis

- Nadel 0,42 × 20 oder 0,42 × 40.
- Menge: 0,5–1,0 ml pro TP.
- Fixieren des TP im freien Muskelrand medial der Axillarfalte mittels Zangengriff. Kostale Insertionen sicher mit 2 Fingern der palpierenden Hand gegen die benachbarten Interkostalräume abgrenzen. Knochenkontakt, Infiltration.

Cave

- Pneumothorax!

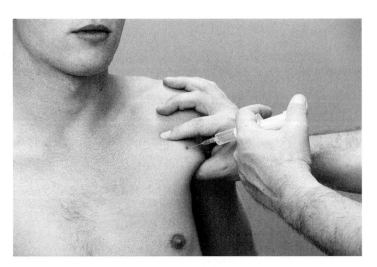

M. serratus anterior (Innervation: C5 – C7/8)

Indikationen

- Anterolateraler Thoraxschmerz mit Ausstrahlung zum Schulterblatt (Angulus inferior) und in den Arm.
- Pseudoangina pectoris.

Anamnese

- *Kritisches Detail:* „Seitenstiche" bei forcierter Atmung.
- Brustschmerz und Dyspnoe bei Belastung (DD: Angina pectoris).
- Nächtlicher Schmerz in Seiten- und Rückenlage.

Befund

- *Kritisches Detail:* Asymmetrie der inspiratorischen Thoraxexpansion (Inspektion und Palpation im Seitenvergleich).
- Auskultatorisch: deutlich abgeschwächtes Atemgeräusch im Inspirium auf der betroffenen Seite.
- Lungenfunktion: restriktive Ventilationsstörung, die nach erfolgreicher Behandlung verschwunden ist.

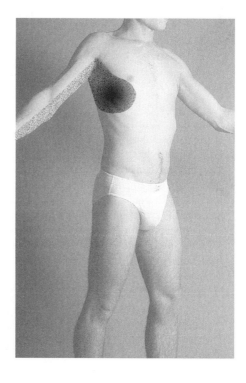

Therapie

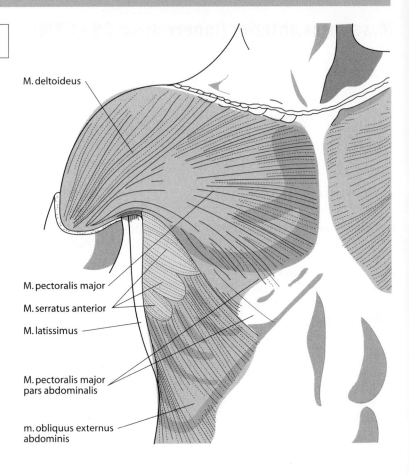

M. deltoideus

M. pectoralis major

M. serratus anterior

M. latissimus

M. pectoralis major
pars abdominalis

m. obliquus externus
abdominis

- Nadel 0,42 × 20.
- Menge: 0,5 – 1,0 ml pro TP.
- Patient halbschräg in Seitenlage, Arm in Retroflexion auf der Liege oder einem Polster aufliegend. Aufsuchen der fingerförmigen Insertionen im Bereich der Rippen anterolateral. Sicheres Abgrenzen der TP zwischen 2 Fingern der palpierenden Hand gegenüber den benachbarten Interkostalräumen. Senkrechter Einstich, Knochenkontakt, Infiltration.

Cave

- Pneumothorax!

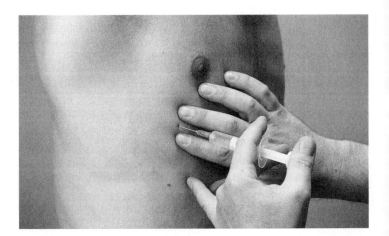

Wirbelgelenk (Facettengelenk) thorakal

Indikationen

- Bewegungs- und atemabhängiger Schmerz mit halbgürtelförmiger Ausstrahlung vom Rücken in den ventralen Thorax oder das Abdomen („Interkostalneuralgie").
- Hyper- oder hypomobile Funktionsstörung thorakaler Wirbelgelenke, adjuvant zur manuellen Therapie.

Anamnese

- *Kritisches Detail:* Bewegungs- und atemabhängiger Blitzschmerz in Rücken und Thorax bzw. Abdomen.
- Atemnot, präkordiale Palpitationen, abdominelle Sensationen.

Befund

- *Kritisches Detail* zur Abgrenzung von einer muskulären Schmerzursache: schmerzfreie isometrische Prüfung der BWS-Rotation gegen Widerstand.
- Kibler-Falte pathologisch.
- Tiefe TP paravertebral, sulzige Schwellung über dem Wirbelgelenk.
- Segmentale Hypo- oder Hypermobilität.
- Segmentaler Facettenkompressionsschmerz (Prüfung in Bauchlage).

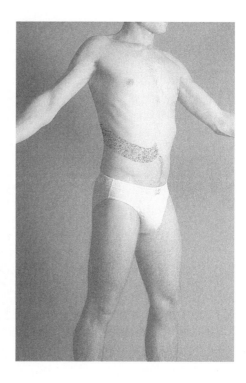

Therapie

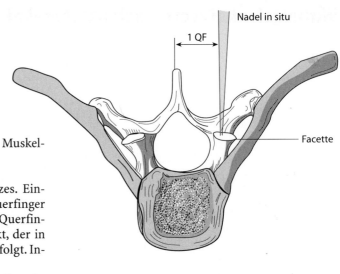

- Nadel 0,42 × 40 oder 0,6 × 60 je nach Muskelmasse des M. erector trunci.
- Menge: 1,0 ml pro Gelenk.
- Definition des zugehörigen Dornfortsatzes. Einstich je nach BWS-Abschnitt 1,5–3 Querfinger oberhalb der Dornfortsatzspitze knapp 1 Querfinger paramedian bis zum Knochenkontakt, der in der Regel im Bereich der Gelenkkapsel erfolgt. Infiltration an das Gelenk.
- Eine reproduzierbare intraartikuläre Nadellage ist wegen der Anatomie der thorakalen Wirbelgelenke nicht zu erwarten. Dennoch erfolgt hierbei meist eine ausreichende Ausschaltung nozizeptiver Fasern aus dem Gelenk und dem Kapselbereich.

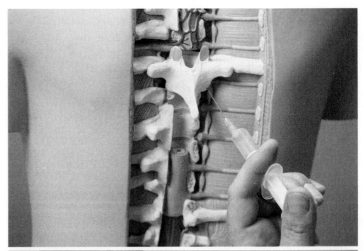

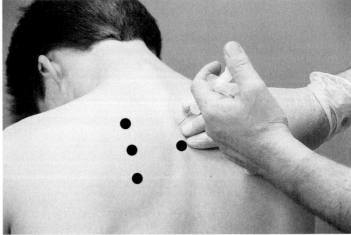

Kostotransversalgelenk

Indikationen

- Atem- und bewegungsabhängiger Rückenschmerz mit halbgürtelförmiger Ausstrahlung nach lateral und ventral in Thorax oder Abdomen.
- Hypomobile Funktionsstörung mit Einschränkung der Atemmechanik.

Anamnese

- *Kritisches Detail:* blitzartig einschießender Schmerz bei forcierter Atmung.
- Meist perakuter Beginn:
  - nach Hustenstoß,
  - nach Greifbewegungen unter Torsion der Wirbelsäule,
  - nach Anheben oder Tragen eines Gegenstandes mit ausgestreckten Armen.
- Quälender Nachtschmerz.

Befund

- *Kritisches Detail:* „Pleuritisschonatmung" ohne passenden Auskultationsbefund.
- Asymmetrie der thorakalen Atemexkursionen.
- Kibler-Falte pathologisch.
- Tiefe und oberflächliche TP des M. erector trunci paravertebral.
- Druckschmerz über dem hypomobilen Gelenk, Federschmerz der Rippe.
- Hypomobile Rippe im Seitenvergleich („Rippenharfe").
- Eventuell abgeschwächtes Atemgeräusch auf der Seite des Schmerzes.

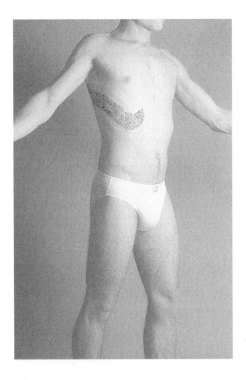

Therapie

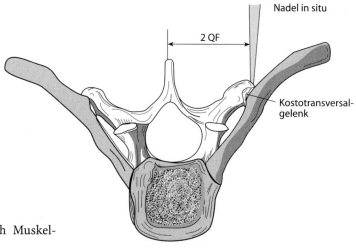

Nadel in situ

2 QF

Kostotransversal-
gelenk

- Nadel 0,42 × 40 oder 0,6 × 60 je nach Muskelmasse des M. erector trunci.
- Definition des zugehörigen Dornfortsatzes. Einstich unter Schutz der benachbarten Interkostalräume je nach BWS-Abschnitt 1,5–3 Querfinger oberhalb der Dornfortsatzspitze und ca. 2 Querfinger paramedian bis zum Knochenkontakt im Bereich des Kapselbandapparates.

Cave

- Pneumothorax!

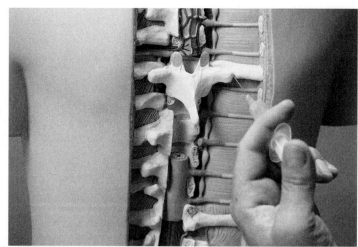

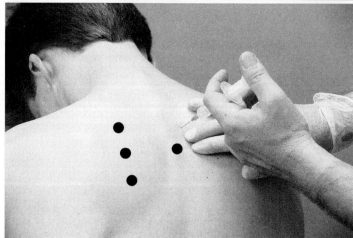

Kostosternalfuge

Indikationen

- Vorderer Thoraxschmerz parasternal.
- Tietze-Syndrom.
- Hypomobile Funktionsstörung der Rippengelenke.

Anamnese

- *Kritisches Detail:* dumpfer Dauerschmerz parasternal, verstärkt bei eingesunkener Körperhaltung mit Anteflexion der BWS.
- „Herzangst".

Befund

- *Kritisches Detail:* sulzige, stark schmerzhafte Weichteilschwellung parasternal.
- Einseitige Schonatmung.
- Kibler-Falte mono- bis plurisegmental pathologisch.
- TP bzw. Maximalpunkte im Interkostalraum, paravertebral und im M. pectoralis.
- Hypomobile Funktionsstörung der zugehörigen Rippe („Rippenharfe").

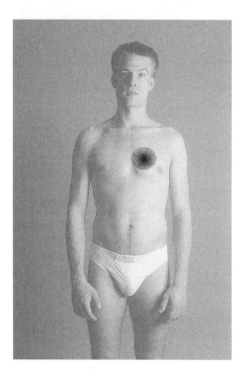

Therapie

- Nadel 0,42 × 20.
- Menge: 1,0 ml pro Region.
- Unter Schutz der benachbarten ICR durch 2 Finger der palpierenden Hand sagittaler Einstich über der Mitte der schmerzhaften Vorwölbung bis zum Kontakt am Knochen bzw. Knorpel der Rippe, Nadel etwas zurückziehen, Infiltration.

Cave

- Pneumothorax!

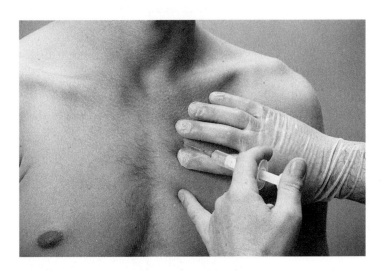

Processus xiphoideus

Indikationen

- Schmerzen im Epigastrium.
- Funktionsstörung der 7. Rippe.
- Funktionsstörung des Zwerchfells.
- Rektusdiastase.
- Oberbauchbeschwerden, adjuvant bei ösophago gastrischer Hernie.
- Lungenemphysem.

Befund

- *Kritisches Detail:* „Klingelknopfschmerz" bei Palpation des Processus xiphoideus.
- Rektusdiastase, gewölbte Bauchdecke, auch epigastrische Einziehung möglich.
- Zwerchfellhoch- oder -tiefstand, auch einseitig, Emphysem.
- Hypomobile Funktionsstörung der 7. Rippe.

Anamnese

- *Kritisches Detail:* mit dem Finger umschrieben bezeichneter Schmerzpunkt im epigastrischen Winkel.
- Meteorismus, postprandial verstärktes Druck- und Völlegefühl im Oberbauch, Aufstoßen, u.U. Sodbrennen.
- Belastungsdyspnoe, gürtelförmiges Engegefühl im Bereich der unteren Thoraxapertur ventral.

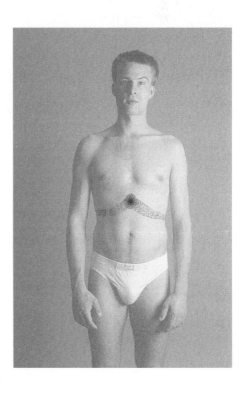

Therapie

- Nadel 0,42 × 20.
- Menge: Menge: 2,0–3,0 ml.
- Fixieren der Xiphoidspitze zwischen 2 Fingern der palpierenden Hand. Einstich median schräg aszendierend bis zum Knochenkontakt. Fächerförmige Infiltration.

Cave

- bei Verwendung einer langen Nadel Verletzung von Pleura oder Peritoneum möglich!

Tip

Die Kombination mit Quaddeln über dem Rippenbogen und einer queren Quaddelreihe in Nabelhöhe verbessert das Behandlungsergebnis.

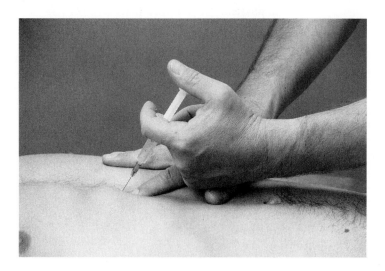

Thorakale Spinalnerven

Indikationen

- Zoster.
- Komplexe somatoviszerale segmentale Funktionsstörung.
- Wurzelkompression (selten).

Anamnese

- *Kritisches Detail:* andauernder, neuralgischer Schmerz mit halbgürtelförmiger Ausstrahlung („Nervenentzündung").
- Eventuell unspezifische Infektzeichen, Hautveränderungen.
- Organbeschwerden im Bereich der Brust- und/ oder Bauchhöhle.
- Diffuse und multiple vegetative Äußerungen.

Befund

- *Kritisches Detail:* Hyperalgesie/Allodynie/Dysästhesie im Segment.
- Kibler-Falte pathologisch.
- TP paravertebral und im Interkostalraum.
- Funktionsstörung von Wirbel- und Kostotransversalgelenk.
- Zostereffloreszenzen.

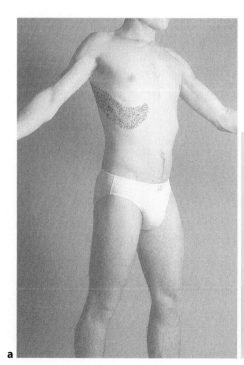

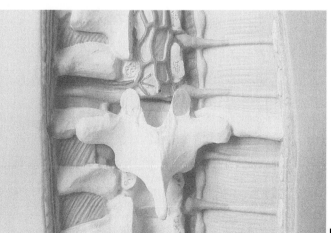

a

b

Therapie

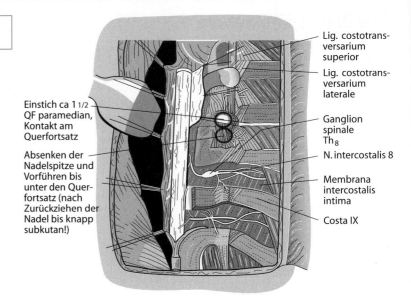

Einstich ca 1 1/2 QF paramedian, Kontakt am Querfortsatz

Absenken der Nadelspitze und Vorführen bis unter den Querfortsatz (nach Zurückziehen der Nadel bis knapp subkutan!)

Lig. costotransversarium superior

Lig. costotransversarium laterale

Ganglion spinale Th$_8$

N. intercostalis 8

Membrana intercostalis intima

Costa IX

- Nadel $0,42 \times 40$ oder $0,6 \times 60$.
- Menge: $2,0-3,0$ ml.
- Die Spinalnervenwurzel wird unmittelbar lateral des Wirbelkörpers unter dem Querfortsatz erreicht.
- Aufsuchen des zugehörigen Dornfortsatzes. Einstich – wie bei der Injektion an das Kostotransversalgelenk – je nach BWS-Abschnitt $1,5-3$ Querfinger oberhalb der Dornfortsatzspitze und knapp 2 Querfinger paramedian. Vorsichtiges Vorführen bis zum Kontakt mit dem Querfortsatz in $3-5$ cm Tiefe. Nach Registrieren der Einstichtiefe Zurück-

ziehen der Nadel bis fast subkutan. Erneutes Vorgehen unter leichter Absenkung der Nadelspitze unter dem Querfortsatz hindurch, maximal 0,5 cm über die vorher erreichte Tiefe hinaus. Aspiration unter Wenden der Nadelspitze, Infiltration.

Cave

- Pneumothorax; Punktion einer Wurzeltasche mit Querschnittssymptomatik!

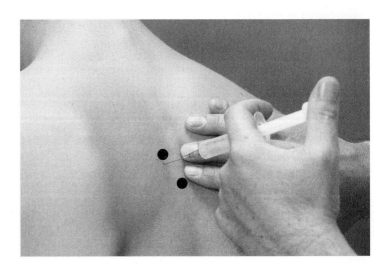

Quaddeln lumbal

Indikationen

- Akute und chronische Lumbalgie.
- Lumboischialgie.
- Erkrankungen der Niere.

Anamnese

- Schmerzen in der Lendenregion, uni- oder bilateral, umschrieben oder diffus, z. T. auch band- oder gürtelförmig. Eventuell mit Ausstrahlung in die Glutäalregion oder in die unteren Extremitäten.
- Bewegungseinschränkung.
- Steifigkeitsgefühl.

Befund

- Antalgische Schonhaltung. Einschränkung der regionalen Beweglichkeit.
- Verquellung über einem oder mehreren Dornfortsätzen.
- Kibler-Falte pathologisch (mono- bis plurisegmental).
- Verhärtung und Verkürzung des M. erector spinae, paravertebrale TP.
- Hypomobile Funktionsstörung eines oder mehrerer Wirbelgelenke.

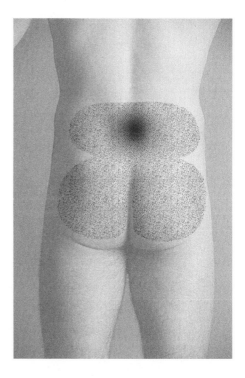

Therapie

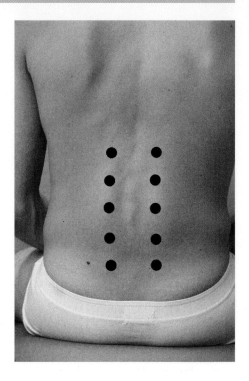

- Nadel: 0,42 × 20.
- Menge: 0,1–0,2 ml je Quaddel.
- Je 1 Quaddel über der DFS-Unterkante und $1^1/_2$ Daumenbreiten paramedian auf gleicher Höhe innerhalb des Ausbreitungsgebietes des R. dorsalis des Spinalnervs (Blasenmeridianpunkte). Eventuell zusätzliche Quaddeln im Segmentverlauf (R. ventralis).
- Hinweis: Die von den Rr. ventrales der Spinalnerven L2–L5 versorgten Hautabschnitte befinden sich im Bereich der unteren Extremität!

Quaddeln sakral („Sakrales V")

Indikationen

- Tiefsitzender Kreuzschmerz bei muskulärer und/ oder ligamentärer Insuffizienz im lumbosakralen Übergangsbereich.
- Hypo- und hypermobile ISG-Störungen.
- Vegetatives Urogenitalsyndrom, Organerkrankungen im Beckenbereich.

Anamnese

- Belastungsabhängige Schmerzen, meist von dumpf-bohrendem oder ziehendem Charakter.
- *Kritisches Detail:* „Ich kann nicht lange sitzen/ stehen/liegen/langsam gehen". „Vernissage-Syndrom".
- Schmerzen im Kreuzbereich und in der Dammregion.
- Urologische oder gynäkologische Beschwerden, oft chronifiziert und therapieresistent mit Antibiotikakarriere.

Befund

- Kalottenförmige Weichteilschwellung über dem Sakrum.
- Druckschmerzhafte Fettgewebsknoten über den Foramina sacralia dorsalia.
- Haut meist kühl, oft berührungsempfindlich.
- TP in der Glutäalmuskulatur.
- Dystonie der Beckenbodenmuskulatur.
- Hypo- oder hypermobile ISG-Störung.

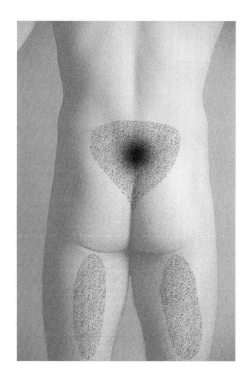

Therapie

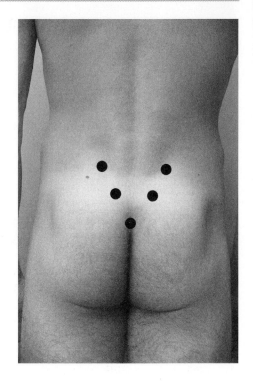

- Nadel: 0,42 × 20.
- Menge: 0,1–0,2 ml je Quaddel.
- Die Quaddelpunkte, deren Zahl in Abhängigkeit von der Konstitution zwischen 3 und 9 beträgt, liegen beidseits auf einer Linie, die zwischen dem Grübchen auf Höhe der Spina iliaca posterior superior und dem Ende der Rima ani gezogen wird. Sie entsprechen z. T. Akupunkturpunkten des inneren und äußeren Blasenmeridians.

Quaddeln Unterbauch („Suprapubisches W")

Indikationen

- Muskuläre Dysfunktion der ventralen Bauchwand (sternosymphysales Syndrom nach Brügger).
- Vegetatives Urogenitalsyndrom.
- Organerkrankungen im Bereich des Unterbauches und des Beckens.

Anamnese

- Ziehende oder krampfartige Unterbauchschmerzen.
- Dysfunktionelle Syndrome
  - der Blase,
  - des Darmes,
  - der Genitalorgane.

Befund

- Teils kugelartig vorgewölbte, teils kahnförmig eingezogene Bauchdecke im Unterbauch. Asymmetrisch positionierter Nabel.
- Diffuser oder lokalisierter Druckschmerz im Unterbauch.
- TP im M. rectus abdominis.
- Symphysendruckschmerz.

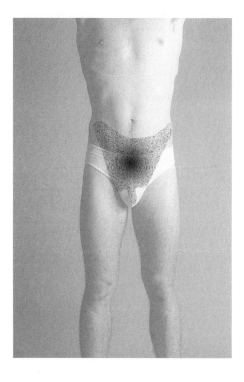

Therapie

- Nadel: 0,42 × 20.
- Menge: 0,1–0,2 ml je Quaddel.
- Die Quaddelpunkte entsprechen in etwa den Akupunkturpunkten:
  - Ren 3 in der Medianen,
  - Ma 30 am Schambeinrand,
  - MP 13 lateral in der Leiste.

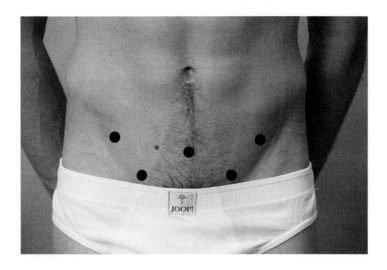

Quaddeln im Segment

Indikationen

- Zoster.
- (Pseudo-)Neuralgie der Spinalnerven L1–L5 bei entzündlicher oder mechanischer Irritation im Foramen intervertebrale (NPP, Wirbelgelenkarthrose).

Anamnese

- Gürtel- oder bandförmig ausstrahlende Schmerzen von dorsal-paravertebral nach ventral-inguinal bzw. in die untere Extremität. „Ischiasbeschwerden".
- *Kritisches Detail:* brennender, reißender, scharfer Schmerzcharakter.

Befund

- Hyperästhesie/Parästhesie/Hyperalgesie oder Allodynie im Ausbreitungsgebiet des betroffenen Spinalnervs. Segmentale TP paravertebral und/oder im Bereich der Bauch- oder Beinmuskulatur.
- Funktionsstörung des Wirbelgelenks.

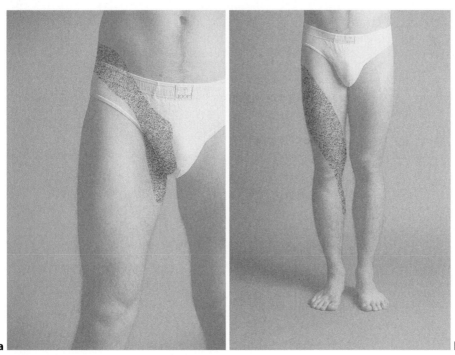

a   L1   L3   b

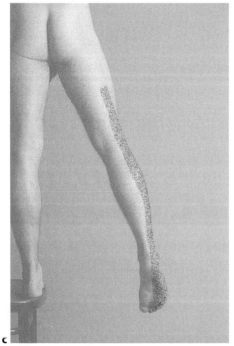

c

S1

Therapie

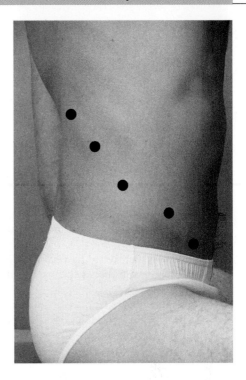

- Nadel: 0,42 × 20.
- Menge: 0,1–0,2 ml pro Quaddel.
- In Abhängigkeit von der Konstitution zwischen 2 und 10 Quaddeln im gesamten Dermatom (R. dorsalis und ventralis des Spinalnervs).

Cave

- Keine Quaddeln im Bereich frischer Zostereffloreszenzen applizieren!

Symphyse

Indikationen

- Bewegungsabhängiger medianer Unterbauchschmerz.
- Schmerzen in der Leiste in Verbindung mit Iliosakralbeschwerden bei Beckenverwringung infolge von
  - Beinlängendifferenz,
  - Skoliose der Wirbelsäule,
  - ISG-Blockierung.
- Zustand nach Beckentrauma.
- Zustand nach Entbindung.

Anamnese

- Schmerzen im mittleren Unterbauch beim Gehen, Treppensteigen, Einbeinstand. Schmerzausstrahlung in die Leiste und nach distal in den Oberschenkel. Gleichzeitige Beschwerden im Oberbauch oder iliosakral.

Tip

Ausdrückliche Befragung nach zurückliegenden Beckentraumen und Entbindungskomplikationen!

Befund

- Nabel außerhalb der Medianen.
- Spina iliaca anterior superior asymmetrisch positioniert. Gegensinnige Stellung der Spina iliaca posterior superior zeigt eine Beckenverwringung an.
- Palpable Stufenbildung im Bereich der druckschmerzhaften Symphyse.
- Asymmetrische Druckempfindlichkeit der Tubercula pubica.
- Einseitige Verkürzung des M. iliopsoas.
- Funktionsstörung des/der Iliosakralgelenks/e.

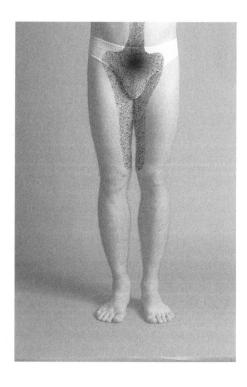

Therapie

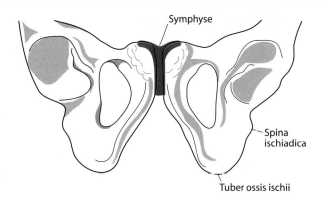

Symphyse

Spina
ischiadica

Tuber ossis ischii

- Nadel: 0,42 × 40, 0,6 × 60.
- Menge: 5,0 ml.
- Einstich am tastbaren Oberrand der Symphyse. Vorgehen unter Vorspritzen bis zum Kontakt mit dem zäh-festen Faserknorpel (sehr schmerzempfindlich!). Zurückziehen der Nadel um 1–2 mm,

Infiltration mit ca. 2,0 ml. Wiederholtes Zurückziehen der Nadel und fächerförmige Infiltration an die lateralen und ventrokaudalen Abschnitte der Symphyse.
- Ergänzung: manuelle Therapie zur Korrektur einer Beckenverwringung.

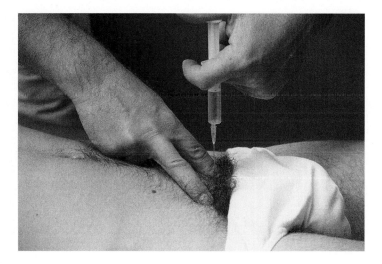

Injektion an das Xiphoid

Indikationen

- Schmerzen im Epigastrium bei
  - Insuffizienz der Bauchmuskulatur,
  - Emphysemthorax,
  - Zwerchfellhernie,
  - Oberbaucherkrankungen.

Anamnese

- Druckgefühl und Schmerzen im Epigastrium, atem- oder bewegungsabhängig, z.T. verstärkt nach Nahrungsaufnahme oder durch körperliche Belastung in Form von Heben und Tragen. Singultus.
- Organsymptome: Dyspnoe, Sodbrennen, Meteorismus, Obstipation etc.

Befund

- Druckschmerz an der Xiphoidspitze und in der Meridianen auf der Mitte zwischen Xiphoid und Nabel (Akupunkturpunkt Ren 12).
- Rektusdiastase.
- Vogler-Punkte am Rippenbogen druckschmerzhaft.
- Kiblerfalte T 7/8 ventral und dorsal pathologisch.

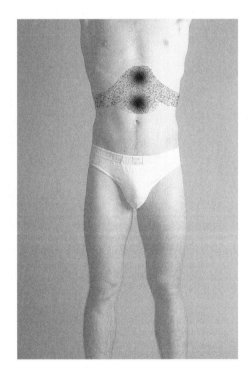

Therapie

- Nadel: 0,42 × 20, 0,42 × 40.
- Menge: 1,0–2,0 ml pro Injektionsort.
- Xiphoid: Infiltration mit Knochenkontakt.
- Vogler-Punkte: Infiltration mit Knorpelkontakt.
- Ren 12: Infiltration präperitoneal.

Cave

- Pneumothorax. Perforation des Peritoneums, Organverletzung.

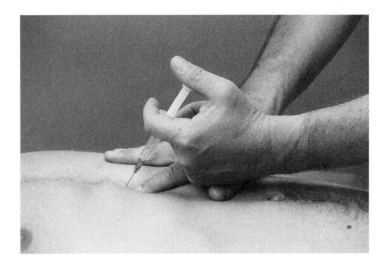

M. quadratus lumborum (Innervation: T 12 – L 3 – L 4)

Indikationen

- Tiefer Kreuzschmerz bei
  - Skoliose der Wirbelsäule,
  - Beckenasymmetrie,
  - ISG-Störung,
  - Beinlängendifferenz.

Anamnese

- Einseitiger, großflächig-diffus empfundener, meist dumpfer Kreuzschmerz.
- Schmerzverstärkung durch
  - Husten oder Niesen,
  - Umdrehen im Bett,
  - aufrechtes Gehen, Treppensteigen,
  - Aufstehen aus einem Sessel oder von einem Stuhl,
  - kombinierte Rumpfbeugung und -rotation z. B. beim Aufheben von Gegenständen.
- „Ischias"

Befund

- Spontane Entlastungshaltung mit Abstützen der Hände auf dem Beckenkamm. Massive Einschränkung der Rumpfbeweglichkeit, insbesondere der Kombinationsbewegung Flexion/Seitneigung/Rotation zur Gegenseite. Lagerung auf der Untersuchungsliege nur unter starken Schmerzen möglich.
- Funktionelle Skoliose der Wirbelsäule mit lumbaler Konvexität zur schmerzfreien Seite und Beckenhochstand auf der Seite des Schmerzes. Scheinbare Beinverkürzung auf der Seite des Schmerzes.
- TP an den Muskelansätzen im Bereich der 12. Rippe, am Beckenkamm und in der Tiefe an den Querfortsätzen der Lendenwirbel L1–L4.

Tip

Untersuchung der TP in Seitenlage (Schmerzseite oben) mit Unterstützung der Taille durch ein Polster. Der oben liegende Arm wird über den Kopf gestreckt, das oben liegende Bein der untersuchten Seite liegt gestreckt hinter dem leicht gebeugten Bein der gesunden Seite.

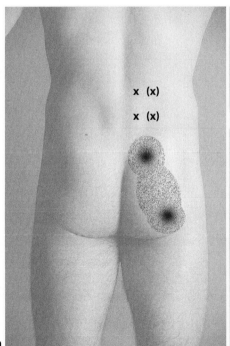

a

Tiefe TP = x
(Oberflächliche TP = (x))

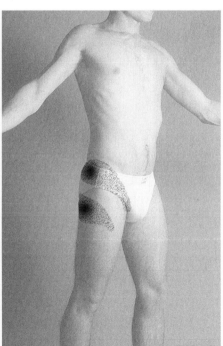

b

Oberflächliche TP,
Ausstrahlungszonen

Therapie

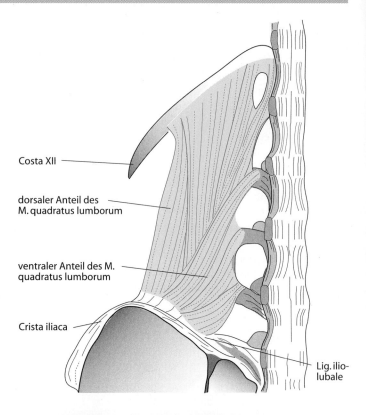

Costa XII

dorsaler Anteil des
M. quadratus lumborum

ventraler Anteil des M.
quadratus lumborum

Crista iliaca

Lig. ilio-
lubale

- Nadel: 0,42 × 40 für oberflächliche TP,
  0,6 × 60 oder 0,6 × 80 für tiefe TP.
- Menge: 0,5 – 1,0 ml pro TP.
- Die Behandlung erfolgt in der unter Befund beschriebenen Seitlagerung.
- Aufsuchen der TP, Markieren mit 2 Fingern der palpierenden Hand, sagittales Vorführen der Nadel senkrecht zur Hautoberfläche bis zum Auftreten der TP-typischen Schmerzreaktion des „jump sign".

Cave

- Pneumothorax bei Infiltration an der 12. Rippe. Nierenverletzung bei tiefer Injektion an die Querfortsätze L1 – L3!

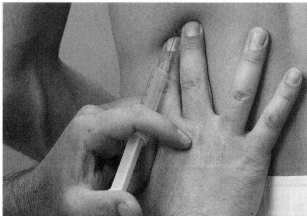

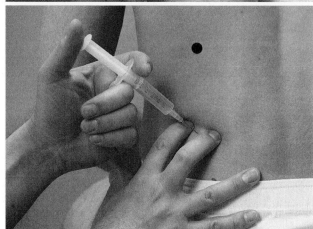

M. glutaeus medius (Innervation: N. glutaeus superior, L 4 – S 1) (D-Punkt nach Hackett)

Indikationen

- Koxarthrose.
- ISG-Störung.
- Muskelfunktionskettenstörung bei diskogenen und arthrogenen Pseudoradikulärsyndromen.
- „Meisterpunkt der LBH-Region"

Anamnese

- Schmerzen beim Gehen.
- Nächtliche Schmerzen in Rücken- und Seitenlage auf der betroffenen Seite.

Befund

- *Kritisches Detail:* Spontane Außenrotation des betroffenen Beines im Stand.
  Gang hinkend. Abrollen über den 1. und 2. Zehenstrahl mit proniertem Außenfuß. Einbeinstand erschwert, schmerzhaft. Hüftadduktion eingeschränkt. Ein bis mehrere TP unterhalb des Beckenkamms. Häufigster TP in der Nähe der SIPS (D-Punkt nach Hackett).

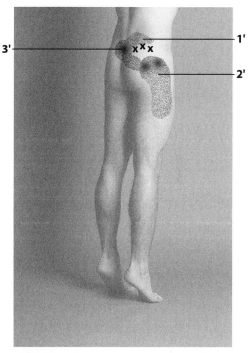

x: TP 1/2/3
(von medial nach lateral)
1'/2'/3': Ausstrahlungszonen
1 = D-Punkt nach Hackett

Therapie

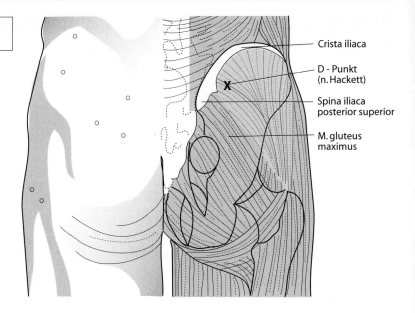

Crista iliaca

D - Punkt (n. Hackett)

Spina iliaca posterior superior

M. gluteus maximus

- Nadel: 0,6 × 60.
- Menge: 5,0 ml.
- Lagerung: Bauchlage mit Bauchrolle oder Seitenlage mit leicht gebeugten Kniegelenken (Kissen zwischen den Knien).
- Nach Definition des/der TP durch systematische Schmerzpalpation entlang und kaudal des Beckenkamms von ventral nach dorsal erfolgt der Einstich senkrecht zu der kaudolateral geneigten Darmbeinschaufel. Vorführen der Nadel bis zum Knochenkontakt an der Außenfläche des Os ileum bzw. bis zum Auslösen des typischen Schmerzmusters.
- Infiltration mit 1,0–2,0 ml pro TP.

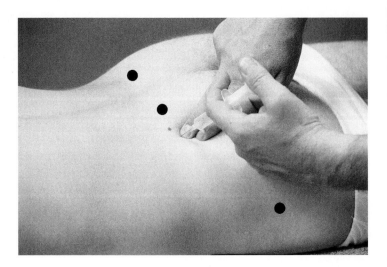

M. piriformis (Innervation: N. ischiadicus, S 1 – 2)

Indikationen

- Tiefer Kreuzschmerz.
- Schmerzen im Gesäß mit Ausstrahlung auf die Oberschenkelrückseite.

Anamnese

- *Kritisches Detail:* Schmerzen in Rücken, Gesäß, Hüfte und Bein, die sich sowohl beim Sitzen wie beim Stehen und Gehen verstärken.
- Bericht über Stolpern mit Abfangbewegungen zum Vermeiden eines Sturzes. Rotationstrauma des Standbeins (typisch: Warten am Skilift!).
- Linksseitige Schmerzen bei/nach längerer Autofahrt (ruhendes Kupplungsbein in Außenrotation). Schmerzen beim Übereinanderschlagen der Beine im Sitzen.

Befund

- Sitzunruhe. Eventuell Beinlängendifferenz.
- Bein in Außenrotation. Aktive und passive Innenrotation schmerzhaft eingeschränkt. Schmerzverstärkung bei Abduktion gegen Widerstand.
- Tiefer TP lateral der Mitte einer Verbindungslinie zwischen der unteren Begrenzung des ISG und dem Trochanter major.

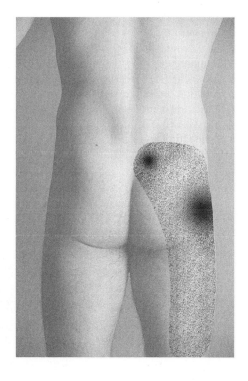

Therapie

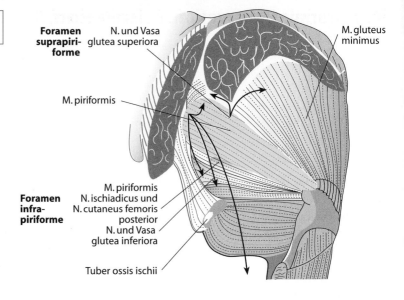

- Nadel: 0,6 × 60.
- Menge: 1,0–2,0 ml.
- Lagerung: Bauchlage oder „stabile Seitenlage" mit Beugung des oben liegenden Beines um etwa 90°.
- Aufsuchen des TP durch tiefe Palpation. Sagittaler Einstich zwischen den fixierenden Fingern der Palpationshand. Vorgehen bis zum Auslösen der Muskelantwort.
- Infiltration von 1,0–2,0 ml.

Cave

- Bei Vorliegen von TP in der Mitte des Muskels Gefahr der Verletzung des häufig hier durch den Muskel ziehenden N. ischiadicus.

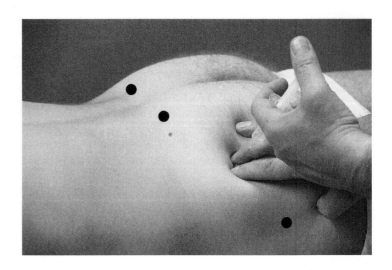

Wirbelgelenk lumbal und TP des M. erector spinae

Indikationen

- Lumbalgie mit pseudoradikulärer Schmerzausstrahlung in die untere Extremität bei Wirbelgelenkarthrose/-arthritis.
- Hypomobile Funktionsstörung des Gelenkes (Blockierung). Hypermobilität/Instabilität/Wirbelgleiten.

Anamnese

- Bewegungsabhängiger Schmerz, oft mit akutem Beginn nach Rotationsfehlbewegung unter Gewichtsbelastung (z.B. Heben einer Getränkekiste aus dem Kofferraum). Ischialgiforme Schmerzen mit Ausstrahlung in die untere Extremität.
- *Kritisches Detail:* Keine Angabe von neurologischen Minussymptomen wie Lähmungen oder Sensibilitätsausfällen.

Befund

- Schonhaltung. Bewegungen en bloc. Vermeiden von Kombinationsbewegungen der Wirbelsäule mit Rotation/Seitneigung in Flexion oder Extension.
- Sichtbare Weichteilschwellung über dem DFS, Kiblerfalte im Segment pathologisch.
- Hyperästhesie/-algesie im zugehörigen Dermatom lumbal und im Bereich der unteren Extremität.
- Langstreckiger, einseitig betonter Hartspann des M. erector spinae mit paravertebralen TP.
- Segmentale artikuläre Dysfunktion mit Druck- und Bewegungsschmerz über dem betroffenen Wirbelgelenk.

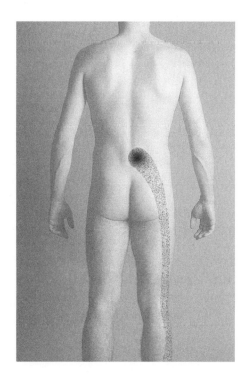

Therapie

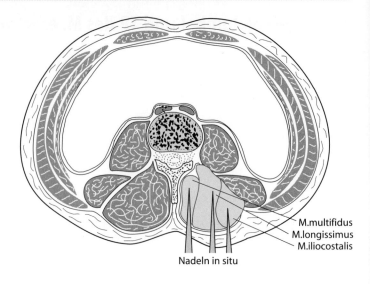

M.multifidus
M.longissimus
M.iliocostalis

Nadeln in situ

- Nadel: 0,6 × 60/0,6 × 80/1,0 × 100 (je nach Konstitution).
- Menge: 2,0 – 5,0 ml.
- Lagerung: sitzend mit flektierter LWS oder in Bauchlage mit Bauchrolle zur Entlordosierung.
- Nach Definition des zu behandelnden Segmentes Markieren der DFS-Unterkante des entsprechenden Wirbelkörpers. Der Einstichpunkt liegt knapp

1 QF paramedian und 1 QF oberhalb der DFS-Unterkante. Markieren des Einstichpunktes z. B. durch die Impression mittels der Ringöffnung einer Kugelschreiberspitze. Unter sterilen Kautelen sagittaler Einstich und vorsichtiges Vorführen der Nadel bis zum Knochenkontakt, der in der Regel am Processus articularis inferior des oberen Gelenkpartners erfolgt.

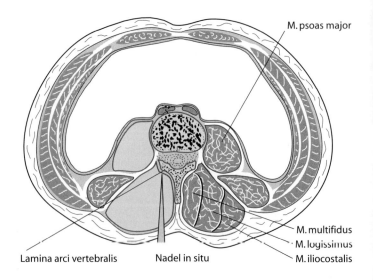

M. psoas major

M. multifidus
M. logissimus
M. iliocostalis

Lamina arci vertebralis   Nadel in situ

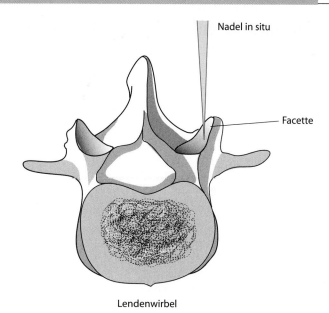

Nadel in situ

Facette

Lendenwirbel

- Injektion von 2,0 ml zur Ausschaltung der Rr. articulares des dorsalen Spinalnervenastes. Beim Zurückziehen der Nadel Verteilen des restlichen LA in der segmentalen Muskulatur.
- Im Prinzip gleiches Vorgehen zur Infiltration von segmentalen TP (ohne Knochenkontakt).
- Hinweis: Risikoaufklärung bezüglich einer potentiellen Infektion.

Cave

- Gelegentliche Wurzelblockade durch Diffusion größerer Mengen des LA in die Wurzeltasche nicht ausgeschlossen! Aufklärung und Überwachung erforderlich.

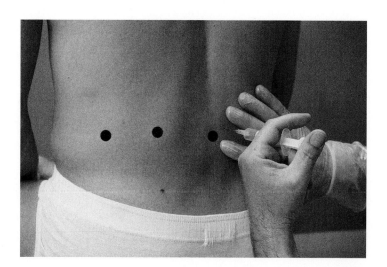

Iliosakralgelenk – Ligamentäre und kapsuläre Strukturen des lumbosakralen Übergangs

Indikationen

- Tiefer Kreuzschmerz bei
  - ligamentärer Insuffizienz,
  - lumbosakraler Hypermobilität und Instabilität,
  - Hypomobilität/Blockierung,
  - Sakroileitis, Morbus Bechterew.

Anamnese

- Einseitige Schmerzen beim Gehen, Treppensteigen, Einbeinstand.
- Belastungsabhängige Schmerzen, oft von dumpfbohrendem oder ziehendem Charakter.
- *Kritisches Detail:*
  1. „Ich kann nicht lange stehen, sitzen, liegen, langsam gehen" (Hypermobilität, ligamentäre Insuffizienz).
  2. Schmerzverstärkung beim Treppensteigen (Hypomobilität/Blockierung).
- Schmerzausstrahlung von sakral nach glutäal, in die Leiste und in den Oberschenkel proximal-lateral.

Befund

- Kalottenförmige Weichteilschwellung über dem Sakrum. Druckschmerzhafte Fettgewebsknoten über den Foramina sacralia posteriora.
- TP kaudolateral der Spina iliaca posterior superior im M. glutaeus medius.
- Hyper- oder hypomobile Funktionsstörung des ISG (Provokationstest: Kreuzgriff, Hebe-/Rütteltest in Bauchlage).

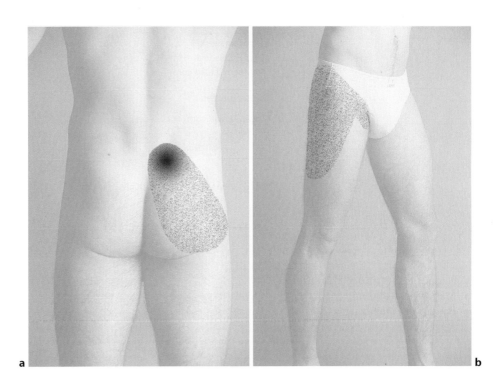

a   b

Therapie

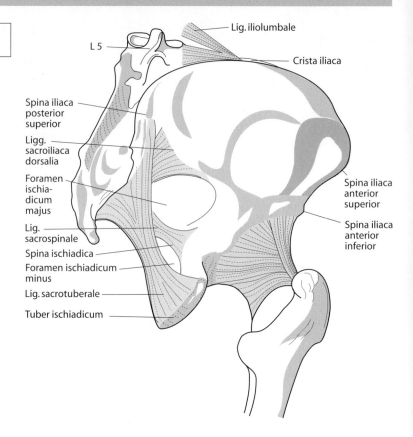

Lig. iliolumbale

L 5

Crista iliaca

Spina iliaca
posterior
superior

Ligg.
sacroiliaca
dorsalia

Foramen
ischia-
dicum
majus

Spina iliaca
anterior
superior

Spina iliaca
anterior
inferior

Lig.
sacrospinale

Spina ischiadica

Foramen ischiadicum
minus

Lig. sacrotuberale

Tuber ischiadicum

- Nadel: 0,8 × 80/1,0 × 100.
- Menge: 5,0 – 10,0 ml.
- Patient in Bauchlage.

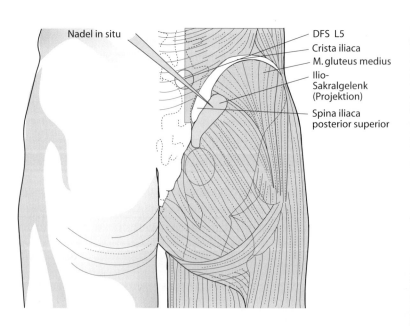

Nadel in situ

DFS L5

Crista iliaca

M. gluteus medius

Ilio-
Sakralgelenk
(Projektion)

Spina iliaca
posterior superior

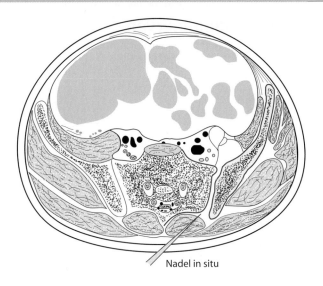

Nadel in situ

- Aufsuchen des DFS L4 im Schnittpunkt der Darmbeinkammlinie mit der Medianen durch die DFS-Reihe. Markieren des darunterliegenden DFS L5 mit einer Kugelschreiberspitze. Unter sterilen Bedingungen sagittaler Einstich über dem DFS L5 bis knapp subkutan. Wenden der Nadelspitze um 45° nach kaudal und 45° nach lateral in Richtung auf das zu behandelnde Gelenk. Vorschieben der Nadel unter kontinuierlichem leichtem Stempeldruck bis zum Knochenkontakt, der meist an der medialen Begrenzung des Os ileum erfolgt.

- Injektion von 2,0–3,0 ml. Verteilen des restlichen LA beim Zurückziehen der Nadel in den Bandstrukturen des Sulcus sacralis.
- Um die Bandinsertionen des Lig. iliolumbale rechts und links am ventralen Rand des Os ileum und der Spitze der Querfortsätze L4 und L5 zu erreichen, wird die Nadel jeweils bis knapp subkutan zurückgezogen und fächerförmig bis zum Knochenkontakt an den Querfortsätzen bzw. am ventrokranialen Rand des Beckenkamms vorgeschoben.

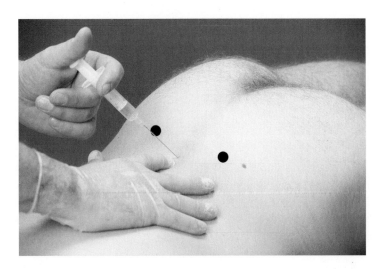

Lumbale Spinalnerven

Indikationen

- Radikuläre Schmerzsyndrome bei
  - Zoster,
  - Wurzelkompression durch NPP,
  - Wurzelirritation durch foraminale Stenose infolge von deformierender, hypertropher Wirbelgelenkarthrose, evtl. kompliziert durch Bandscheibendegeneration mit Protrusion und Spondylose.

Anamnese

- Zoster: bandförmiger brennender Schmerz im Ausbreitungsgebiet eines Spinalnervs, Gefühlsstörungen.
- Bandscheibenprolaps: akuter Kreuzschmerz mit Ausstrahlung in die untere Extremität, neurologische Defizitsymptome wie Lähmung oder Sensibilitätsausfall.
- Foraminale Stenose: remittierender Schmerz mit Ausstrahlung in die untere Extremität; oft auch Dauerschmerz von wechselnder Intensität.

Befund

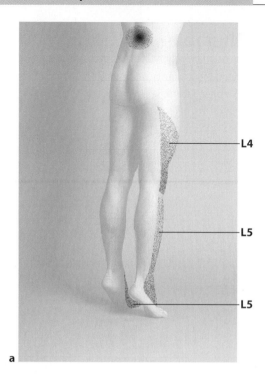

a

- Antalgische Schonhaltung. Erhebliche Einschränkung der regionalen, z.T. auch der globalen Rumpfbeweglichkeit. Lähmungshinken.
- Sicht- und tastbare Verquellung über dem zugehörigen DFS. Kiblerfalte im Segment pathologisch. Einseitige wulstförmige Vorwölbung und langstreckige Verhärtung des M. erector spinae.
- *Kritisches Detail (NPP):* „Hyposymptomatik": Reflexausfall, Muskelabschwächung bis zur kompletten Lähmung (s. Tabelle 12.1), Sensibilitätsausfall.
- *Kritisches Detail (Zoster):* allgemeines Krankheitsgefühl, grippale Symptome, evtl. Fieber, Dysästhesie, Hyperalgesie, Allodynie im Dermatom.

Tabelle 12.1. Kennmuskeln der Lumbosakralsegmente

Kernsegment	Kennmuskel	Funktion	Peripherer Nerv/Plexus
L1	M. sartorius	Hüftabduktion/-außenrotation/-beugung und Kniebeugung	N. femoralis
L2	M. gracilis	Hüftadduktion und Kniebeugung/-innenrotation	N. obturatorius
L3	M. rectus femoris	Hüftbeugung und Kniestreckung	N. femoralis
L4	M. tibialis anterior	Dorsalextension und Supination des Fußes	N. fibularis profundus
L5	M. extensor hallucis longus	Streckung der Großzehe und Dorsalextension des Sprunggelenks	N. fibularis profundus
S1	M. triceps surae (gastrocnemius und soleus)	Plantarflexion im oberen Sprunggelenk und Supination des Fußes	N. tibialis
S2	M. flexor digitorum longus	Beugung der Zehen 2–5	N. tibialis

Therapie (s. S. 254–257)

- Nadel: 0,6 × 80/1,0 × 100.
- Menge: 5,0 ml.

Injektions-topographie

- Ab dem Segment T1 verläßt der Spinalnerv den Wirbelkanal durch das Foramen intervertebrale, das von dem „gleichnamigen" Wirbelkörper mit dem nächstfolgenden gebildet wird. Beispiel: Die Wurzel L2 liegt im Foramen intervertebrale L2/3, d. h. sie tritt kaudal von L2 aus. Die Wurzel L5 verläßt den Spinalkanal kaudal von L5 zwischen LWK5 und dem Sakrum (S1).
- Die Querfortsätze der Lendenwirbelkörper liegen etwa auf der Höhe der DFS-Unterkante des nächsthöheren Wirbels. Eine Ausnahme bildet lediglich L5, dessen QFS ca. 1 QF unterhalb der Unterkante von DFS L4 zu finden ist.

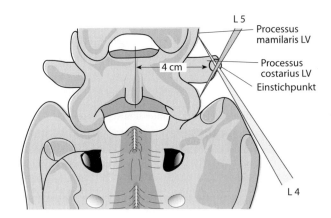

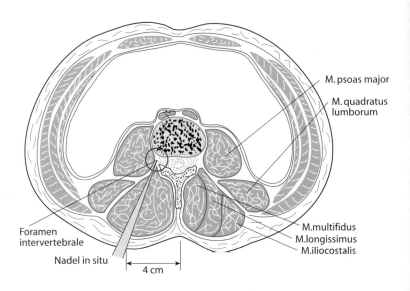

Technik

Zur Injektion an die Spinalnervenwurzel im Foramen intervertebrale wird zunächst der Knochenkontakt am QFS des segmentzugehörigen Wirbelkörpers gesucht. Der Abstand des Einstichpunktes zur Mittellinie beträgt etwa 4 cm. Der Einstich erfolgt senkrecht zur Haut. Nach Erreichen des QFS wird die Nadel bis knapp subkutan zurückgezogen und in einem Winkel von ca. 30° zur Horizontalebene unter Stempeldruck im Wechsel mit Aspiration langsam in die Gegend des Foramens vorgeschoben. Das Erreichen der Wurzel wird durch einen elektrisierenden Schmerz mit typischer Ausstrahlung in das Versorgungsgebiet des betreffenden Spinalnervs signalisiert. Nach Zurückziehen der Nadel um ca. 2 mm und erneuter Aspiration Injektion von 5,0 ml des LA.

Dieses Vorgehen trifft grundsätzlich für die Wurzeln L1 – L4 zu. Das Erreichen des QFS L5 für die Injektion an die Wurzel L5 erfordert eine Korrektur des Einstichpunktes um ca. 1 cm nach kaudal.

Cave

- Punktion einer Wurzeltasche! Aufklärung, Überwachung!

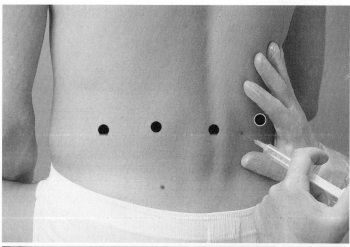

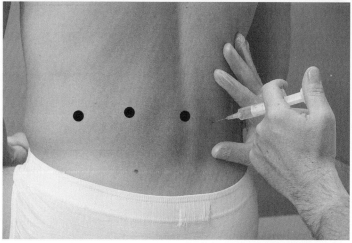

Die Wurzel S1 kann mit der oben beschriebenen Technik nur indirekt erreicht werden. Hierzu bedarf es einer Modifikation, die den Einstellwinkel zur Horizontalen von 30° auf ca. 60°, wiederum nach kaudal gerichtet, verändert. Die so steil abwärts geführte Nadel gleitet dann unter dem DFS L5 knapp an der Vorderkante der Sakrumbasis vorbei in den präsakralen Raum, wo 5,0–10,0 ml des LA deponiert werden. Die Wurzelblockade erfolgt durch Diffusion des LA.

Ein unmittelbarer Zugangsweg zur S1-Wurzel benutzt das Foramen sacrale dorsale. Bei dieser Technik handelt es sich um die Injektion des LA in den Epiduralraum des Sakralkanals. Sie ist vergleichbar der periduralen Injektionstechnik in höheren Abschnitten der Wirbelsäule.

Das Foramen sacrale dorsale I liegt auf der Verbindungslinie zwischen dem DFS L5 und der Spitze der SIPS. Teilt man diese Linie in 3 gleiche Teile, so liegt das Foramen in Höhe des Übergangs vom oberen zum mittleren Drittel. Hier erfolgt der Einstich der 6-cm-Nadel mit leicht medial gerichteter Spitze. In etwa 4–5 cm Tiefe wird die bindegewebige Membran des Foramens durchstoßen. Nach weiterem Vorführen der Nadel um maximal 1 cm und wiederholter Aspiration unter Wenden der Nadelspitze erfolgt die Infiltration mit 2,0–3,0 ml.

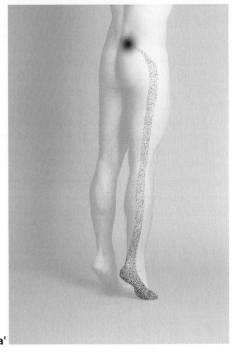

a'

S1

Cave

- Intrathekale Injektion mit kompletter Kaudalanästhesie und u. U. Lähmung der unteren Extremitäten! Aufklärung, Überwachung!

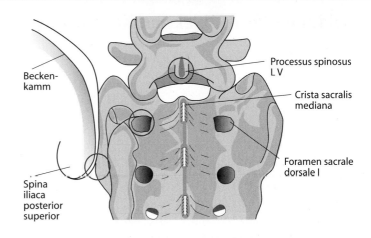

Becken-
kamm

Spina
iliaca
posterior
superior

Processus spinosus
L V

Crista sacralis
mediana

Foramen sacrale
dorsale I

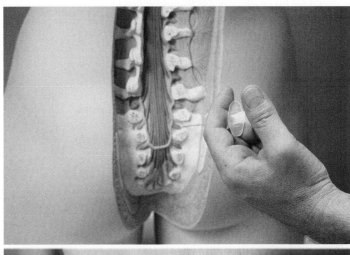

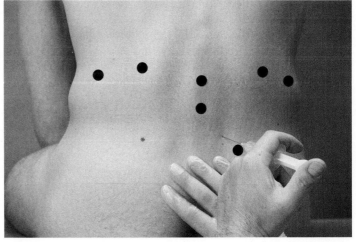

Epidural-sakrale Injektion/Kaudalanästhesie

Indikationen

- Akute und chronische Lumbalgie/Ischialgie.
- Median gelegene Bandscheibenprotrusion mit Irritation des Lig. longitudinale dorsale.
- Nach sakral sequestrierter lumbosakraler NPP.
- Organerkrankungen im Bereich des Beckens:
  - Prostatitis, Prostatodynie, benigne Prostatahyperplasie (BPH),
  - chronische Zystitis, Reizblase,
  - Adnexitis, Parametropathie,
  - vegetatives Urogenitalsyndrom,
  - adjuvant bei Tumorschmerzen, Beckenmetastasen,
  - posttraumatische Beschwerden nach Beckenprellung/-fraktur.

Anamnese

- Tiefsitzender Kreuzschmerz, remittierende Schmerzen nach NPP, Wurzelirritationsbeschwerden im Segment S 1.
- Chronische Dysurie, Pollakisurie, Nykturie, Algurie mit oder ohne mikrobiologischen Befund.
- Druckgefühl oder Schmerzen im Dammbereich, in der Leistenregion oder sakrokokzygeal. Kokzygodynie.

Befund

- Weichteilschwellung über dem Sakrum mit kühler, teigig verquollener und berührungsempfindlicher Haut.

- Druckschmerz über der Symphyse und den dorsalen Bandstrukturen des Beckens (auch rektal untersuchen!).
- Schmerzhafte Muskelansätze des Beckenbodens am Os coccygis und an den Rr. ossis ischii.
- Prostata sukkulent/teigig/vergrößert, meist druckschmerzhaft.

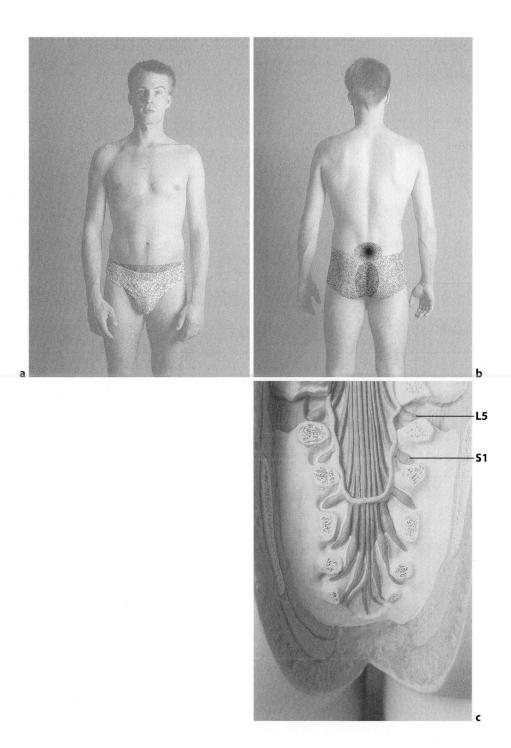

a

b

L5

S1

c

Therapie

- Nadel: 0,6 × 60.
- Menge: 5,0–20,0 ml Lidocain 0,5% oder Procain 0,5–1,0%.
- Patientenlagerung: Bauchlage mit angehobenem Becken (Bauchrolle, Dachstellung der Untersuchungsliege), Seitenlage mit angezogenen Knien oder Knie-Ellbogen-Lage zur besseren Entfaltung der Rima ani.

Injektions-topographie

Der Zugang zum Sakralkanal ist der Hiatus sacralis, der sich in dem Dreieck zwischen dem unteren Ende der Crista sacralis mediana und den Cornua sacralia meist ohne Probleme auffinden läßt. Optische Orientierungshilfe bietet die Rima ani, deren kraniales Ende den Unterrand des Hiatus markiert. Typischerweise läßt sich hier der federnde Bandwiderstand der Ligg. sacrococcygea dorsalia superficialia ertasten.

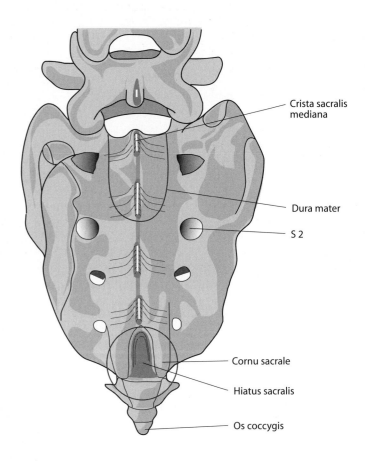

Crista sacralis mediana

Dura mater

S 2

Cornu sacrale

Hiatus sacralis

Os coccygis

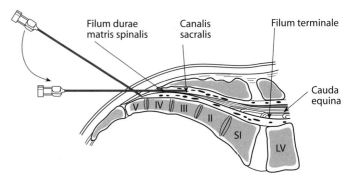

Filum durae matris spinalis

Canalis sacralis

Filum terminale

Cauda equina

Technik

- Steriles Vorgehen.
- Der Einstich erfolgt in einem Winkel von etwa 45° zur Hautoberfläche über dem Zentrum der palpatorisch als Hiatus definierten Region.
- Anlegen eines subkutanen LA-Depots von ca. 1,0 ml zur Anästhesie der schmerzempfindlichen Region über dem Hiatus, um unnötige Beschwerden bei der Suche nach dem gelegentlich nur schlitzförmig-schmalen Eingang in den Kanal zu vermeiden. Bei weiterem Vorschieben der Nadel signalisiert ein plötzlich erhöhter Widerstand mit anschließendem „Gefühl des leeren Raumes" das Durchstoßen der Bandstrukturen und das Erreichen des Sakralkanals.
- Unter Absenken des freien Nadelendes und Einstellen in die Verlaufsrichtung der Sakrumrückfläche wird die Nadel nur noch um etwa 2 cm weiter vorgeschoben. Der Durasack endet zwar üblicherweise bei S2, kann jedoch auch bis S4 herunterreichen! Nach wiederholter Aspiration,

bei der kein Liquor erscheinen darf, erfolgt die widerstandsfreie Injektion von 5,0–20,0 ml:
- 5,0 ml bis etwa S3,
- 10,0 ml bis etwa S2,
- 15,0 ml bis etwa S1,
- 20,0 ml bis etwa L5.
- Hierbei handelt es sich um Durchschnittswerte. Bei engem Spinalkanal können durchaus höhere Segmente erreicht werden.
- Nach der Injektion – die schmerzfrei, allenfalls unter Angabe eines leichten Druckgefühls erfolgen soll – typische Angabe eines angenehmen Wärmegefühls in der gesamten Beckenregion, das sich bis in die unteren Extremitäten ausbreiten kann. Die Ursache ist eine Ausschaltung der sympathischen Fasern, die mit den Spinalnerven auf die Vorderseite des Sakrums ziehen.

Cave

- Infektion. Temporäre Abschwächung der Becken-Bein-Muskeln bei Verwendung von höheren LA-Konzentrationen. Aufklärung, Überwachung.

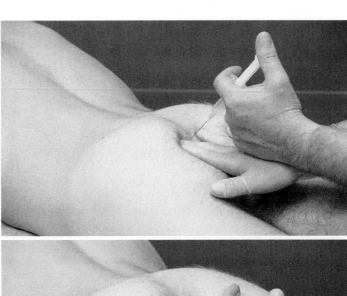

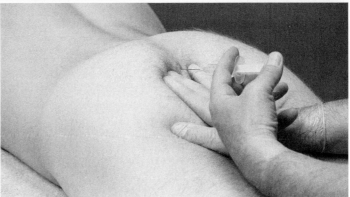

Quaddeln über dem Hüftgelenk (Innervation: L 2/L 3)

Indikationen

- Koxarthrose.
- Bursitis trochanterica.
- Insertionstendopathien am Trochanter major.

Anamnese

- Seitlicher Hüftschmerz beim Gehen. Einbeinstand unsicher, schmerzhaft.
- Nächtliche Schmerzen in Seitenlage. Lateraler Knieschmerz.

Befund

- Hyperalgesie der Haut am lateralen, proximalen Oberschenkel.
- Druckschmerz über dem Trochanter major und retrotrochantär.
- Einschränkung der Hüftinnenrotation, -adduktion und -retroflexion.

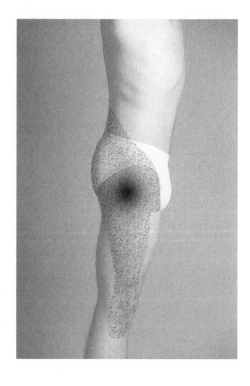

Therapie

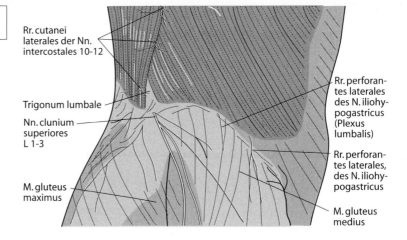

Rr. cutanei laterales der Nn. intercostales 10-12

Trigonum lumbale

Nn. clunium superiores L 1-3

M. gluteus maximus

Rr. perforantes laterales des N. iliohypogastricus (Plexus lumbalis)

Rr. perforantes laterales, des N. iliohypogastricus

M. gluteus medius

- Nadel: 0,42 × 20.
- Menge: 0,1–0,2 ml pro Quaddel.
- 5–7 Quaddeln hufeisenförmig um die tastbare Trochanterspitze, 1 Quaddel zentral über dem Trochanter.

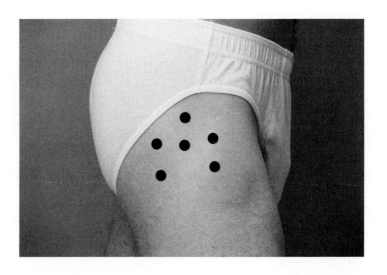

Quaddeln über dem Kniegelenk

Indikationen

- Diffuser Knieschmerz bei
  - Gonarthrose,
  - Gonarthritis,
  - Chondropathia patellae,
  - nach Trauma.

Anamnese

- Diffuse Schmerzen in der Knieregion in Ruhe und/oder bei Belastung. Schmerzverstärkung beim Treppensteigen.
- Schwellneigung. Rezidivierende Patellaluxation.

Befund

- Kniekonturen verstrichen. Weichteilschwellung. Erguß.
- Patellaanpreßschmerz. Meniskuszeichen positiv.
- Bandinsuffizienz, Schubladenphänomen.
- Druckschmerz im Bereich der Kollateralbänder und der Meniskusansätze. TP in der gelenkführenden Muskulatur.
- Abschwächung und Hypotrophie des M. quadriceps femoris.

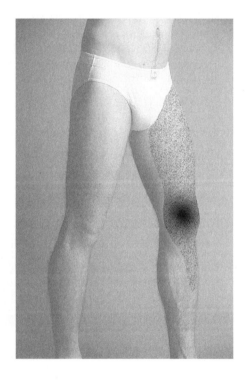

Therapie

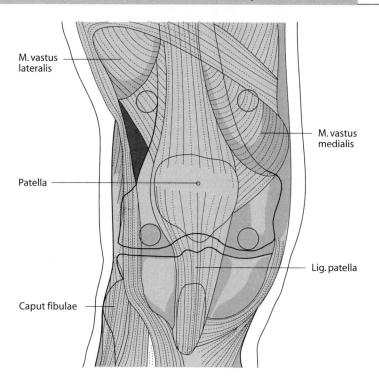

- Nadel: 0,42 × 20.
- Menge: 0,1–0,2 ml pro Quaddel.
  - a) 6 Quaddeln über der Zirkumferenz der Patella, 1 Quaddel über deren Zentrum.
  - b) Quere Quaddelreihe in Höhe des Gelenkspaltes inklusive der Poplitea (Akupunkturpunkt Bl 40).
  - c) Quaddeln an den Akupunkturpunkten Ma 34, MP 10, Xiyan (Extrapunkte über den sog. Knieaugen), Bl 40.

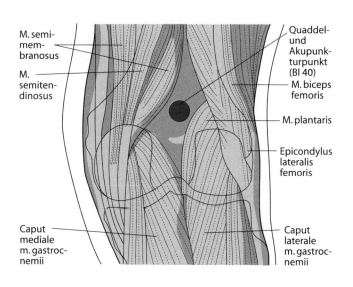

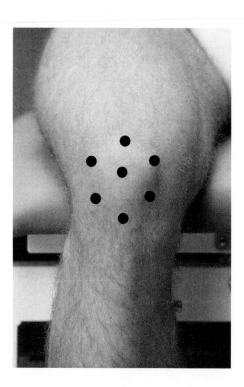

Quaddeln über dem Sprunggelenk

Indikationen

- Arthrose.
- Arthritis.
- Posttraumatische Dysfunktion.
- Zustand nach operativer Rekonstruktion komplexer Frakturen mit Gelenkbeteiligung.

Anamnese

- Schmerzen beim Gehen und Laufen.
- Schwellneigung in der Knöchelgegend.
- Kalter Fuß. „Durchblutungsstörungen".
- Sportanamnese: Dauerfehlbelastung durch Lauf- oder Sprungsportarten, Joggen.
- Akutes Vertreten des Fußes. Sonstiges Trauma, Operation, Ruhigstellung im Gipsverband.

Befund

- Cutis marmorata im Gelenk- und Fußbereich.
- Teigige Schwellung perimalleolär. Kühle Haut. Venektasien. Dysästhesie.
- Einschränkung der Plantar- und Dorsalflexion.

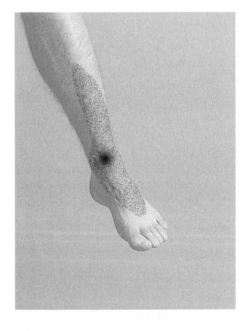

Therapie

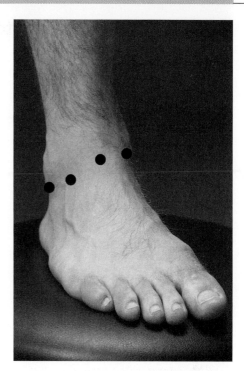

- Nadel: 0,42 × 20.
- Menge: 0,1–0,2 ml.
- Beginnend vor dem Malleolus internus, der Gelenklinie folgend, 6–8 Quaddeln über der gesamten Zirkumferenz.

Muskelansätze am Trochanter major

- **Abduktoren des Hüftgelenks**
- **Außenrotatoren des Hüftgelenks**

Indikationen

- Lateraler Hüftschmerz.
- Insertionstendopathie:
  - M. glutaeus medius,
  - M. glutaeus minimus,
  - M. piriformis,
  - M. quadratus femoris,
  - M. obturatorius externus.
- Bursitis trochanterica.
- „Periarthropathia coxae".

Anamnese

- Schmerzen beim Sitzen/Stehen/Gehen.
- Nächtlicher Schmerz in Seitenlage und beim Herumdrehen im Bett.
- Ischialgiforme Schmerzausstrahlung.
- Lateraler Knieschmerz beim Laufen oder Radfahren.

Befund

- Schonhinken. Stockgebrauch.
- Hyperalgesie der Haut über der lateralen Hüftregion.
- Passive und aktive Adduktion und Innenrotation schmerzhaft eingeschränkt mit zäh-weichem Endgefühl. Abduktion und Außenrotation gegen Widerstand schmerzhaft.

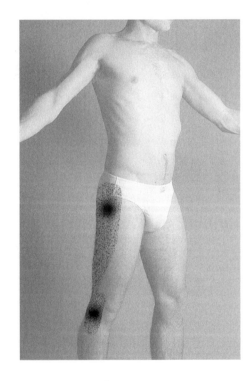

Therapie (s. S. 269/270)

- Nadel: 0,6 × 60.
- Menge: 5,0–10,0 ml.
- Lagerung:
  a) Bauchlage für die retrotrochantäre Infiltration,
  b) Seitenlage mit leicht angewinkeltem Bein für die Injektion an die Bursa trochanterica.

- Nach Aufsuchen des maximalen Schmerzpunktes/TP sagittaler Einstich und Vorführen der Nadel bis zum Knochenkontakt. Zurückziehen der Nadel um ca. 2 mm.
- Injektion, evtl. fächerförmige Infiltration unter wiederholtem Zurückziehen der Nadel bis knapp subkutan und erneutem Vorführen in alle Abschnitte der ausgedehnten Muskelinsertionen am Trochanter major.

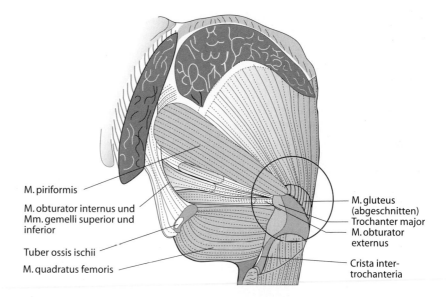

M. piriformis

M. obturator internus und Mm. gemelli superior und inferior

Tuber ossis ischii

M. quadratus femoris

M. gluteus (abgeschnitten)
Trochanter major
M. obturator externus

Crista intertrochanteria

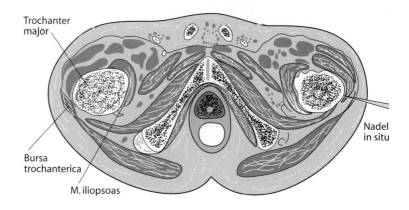

Trochanter major

Bursa trochanterica

M. iliopsoas

Nadel in situ

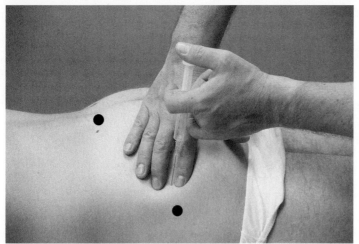

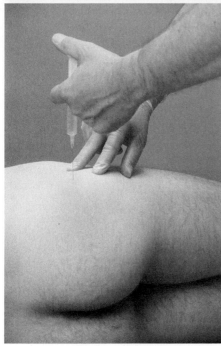

Muskelansätze an der Spina iliaca anterior superior

- M. tensor fasciae latae (1) (Innervation: N. femoralis, L2–L3)
- M. sartorius (2) (Innervation: N. glutaeus superior, L4–S1)

Indikationen

- Lateraler Hüftschmerz mit Ausstrahlung zur Außenseite der Knieregion. Pseudobursitis trochanterica (1).
- Ventraler, eher oberflächlich empfundener, reißender, scharfer Schmerz zur Innenseite der Knieregion (2).

Anamnese

- Nächtliche Schmerzen in Seitenlage sowohl auf der erkrankten wie auf der gesunden Seite. Schmerzverstärkung durch rasches Gehen (1).
- Schmerzverstärkung durch Übereinanderschlagen der Beine und durch Einnehmen des sog. Schneidersitzes (2).

Befund

- Hüftgelenk der betroffenen Seite in leichter Beugestellung. Scheinbare Beinlängendifferenz. Beckenverwringung. Adduktion und Extension im Hüftgelenk eingeschränkt. Schmerzverstärkung durch Anheben des gestreckten Beines in Seitenlage gegen Widerstand (1).
- Schmerzprovokation durch Testen der Außenrotation gegen den Widerstand des Untersuchers im Sitzen mit rechtwinklig gebeugtem Kniegelenk und locker herabhängendem Unterschenkel. TP distal der Spina iliaca anterior superior (2).

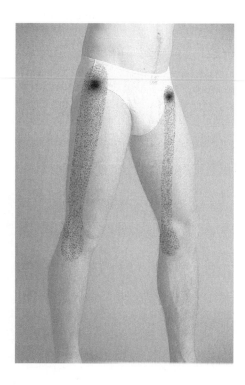

Therapie

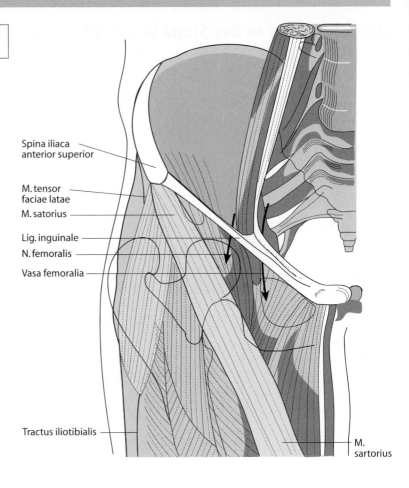

Spina iliaca anterior superior

M. tensor faciae latae

M. satorius

Lig. inguinale

N. femoralis

Vasa femoralia

Tractus iliotibialis

M. sartorius

- Nadel: 0,42 × 40.
- Menge: 2,0–5,0 ml.
- Lagerung: Rückenlage mit gestrecktem Bein, evtl. Knierolle zur Entspannung der ventralen Oberschenkelmuskulatur.

- Aufsuchen der TP durch Schmerzpalpation und jeweiliges Fixieren durch 2 Finger der palpierenden Hand. Fast tangentialer Einstich (flache Muskelbäuche!) bis zum Auftreten der Muskelantwort.
- Injektion von 1,0–2,0 ml pro TP.

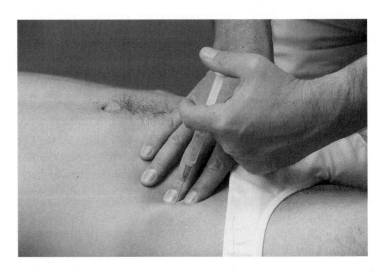

Muskelansätze an der Spina iliaca anterior inferior

- M. rectus femoris (Innervation: N. femoralis, L2–4)

Indikationen

- Ventraler Knieschmerz.

Anamnese

- Schmerzen in der ventralen Knieregion, verstärkt beim Gehen bergab und beim Hinuntergehen einer Treppe.
- *Kritisches Detail:* Nächtlicher Knieschmerz in Höhe der Patella.
- Schwäche im Oberschenkel beim Hinuntergehen einer Treppe.

Befund

- *Kritisches Detail:* Unmöglichkeit, die Ferse in Bauchlage schmerzfrei und ohne Hüftbeugung bis an das Gesäß zu ziehen.
- TP unterhalb der Spina iliaca anterior inferior.

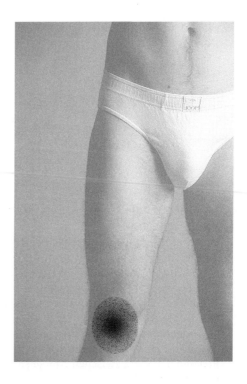

Therapie

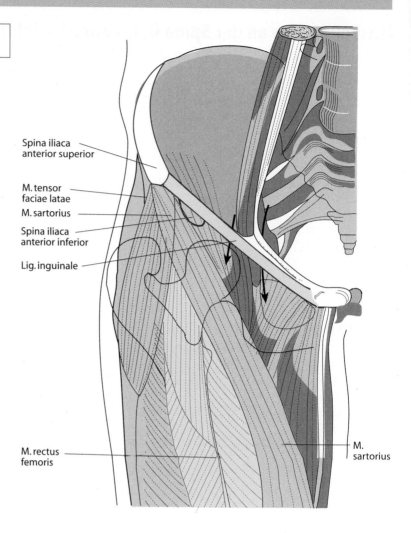

Spina iliaca
anterior superior

M. tensor
faciae latae

M. sartorius

Spina iliaca
anterior inferior

Lig. inguinale

M. rectus
femoris

M.
sartorius

- Nadel: 0,42 × 40/0,6 × 60.
- Menge: 1,0 – 2,0 ml.
- Lagerung: Rückenlage mit leicht flektiertem Kniegelenk, Knierolle.
- Zur Definition des Muskelansatzes an der Spina wird der Patient aufgefordert, das gestreckte Bein gegen den Widerstand des Untersuchers anzuheben. Der Muskelansatz liegt am Ende einer stumpf auslaufenden Rinne zwischen den Muskelbäuchen der Mm. sartorius und tensor fasciae latae. Fixieren der Spina zwischen 2 Fingern der palpierenden Hand.
- Senkrechter Einstich bis zur Muskelantwort. Injektion.

Cave

- Verletzung von A. femoralis und N. femoralis! Aufklärung über mögliche temporäre Lähmung des N. femoralis durch Diffusion des LA: Sturzgefahr! Überwachung.

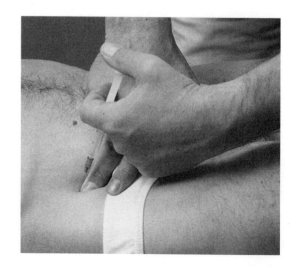

Muskelansätze am Becken mediokaudal
(Innervation 1 – 4: N. obturatorius, L 2 – 4)

- M. adductor longus (1)
- M. adductor brevis (2)
- M. adductor magnus (3)
- M. gracilis (4)

Indikationen

- Leistenschmerz mit Ausstrahlung zur Innenseite des Oberschenkels (3), bis zum Knie (4) oder nach suprapatellar (1 und 2).
- Schmerzen in der Dammregion und im kleinen Becken ohne gynäkologischen oder urologischen Befund (3).

Anamnese

- Ventromedialer (3) oder ventrolateraler belastungsabhängiger (1 und 2) Schmerz unterhalb des Leistenbandes.
- Brennend-reißender Schmerz auf der Oberschenkelinnenseite, der lageunabhängig auch in Ruhe auftritt, manchmal Besserung durch Gehen (4).
- Tiefer Beckenschmerz nach sexueller Aktivität (3).
- Grätschtrauma.

Befund

- Schmerzhafte Einschränkung der Hüftabduktion.
- *Kritisches Detail:* Pathologischer Patrick-Kubis-Test. Test in Rückenlage mit gebeugtem Hüft- und Kniegelenk, der Fuß steht neben dem Kniegelenk des gestreckten kontralateralen Beines. Unter Fixation der gegenüberliegenden Beckenhälfte

durch die Hand des Untersuchers zur Vermeidung einer Rotation wird das angewinkelte Bein nach lateral geführt. Federnd-weiches Endgefühl unter Schmerzangabe signalisiert eine Verkürzung der Adduktoren.
- TP auf der Innenseite des Oberschenkels von inguinal (**1** und **2**) bis etwa zur Oberschenkelmitte (**3** und **4**).
- Tiefer TP (**3**) an der vorderen Begrenzung des Tuber ossis ischii.

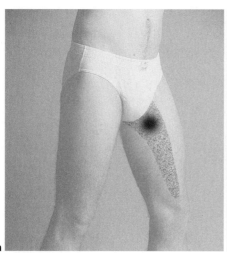

a

M. adductor longus,
: = Ausstrahlung perineal

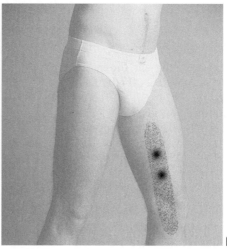

b

M. gracilis

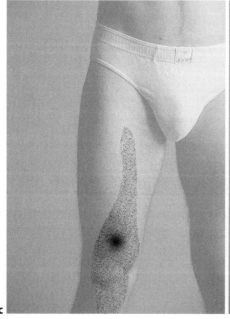

c

M. adductor brevis

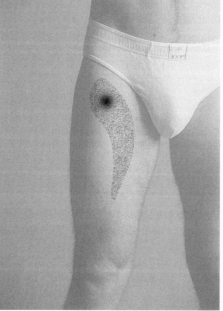

d

M. adductor longus

Therapie (s. S. 277/278)

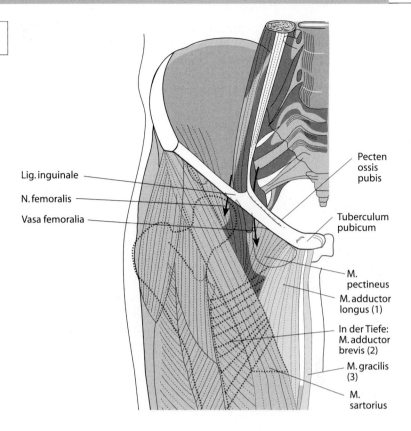

Lig. inguinale

N. femoralis

Vasa femoralia

Pecten ossis pubis

Tuberculum pubicum

M. pectineus

M. adductor longus (1)

In der Tiefe: M. adductor brevis (2)

M. gracilis (3)

M. sartorius

- Nadel: 0,42 × 40/0,6 × 60/0,6 × 80.
- Menge: 1,0–2,0 ml pro TP.
- Lagerung: Rückenlage mit leicht gebeugtem und abduziertem Hüftgelenk, das Bein ruht entspannt auf dem Oberschenkel des Behandlers.

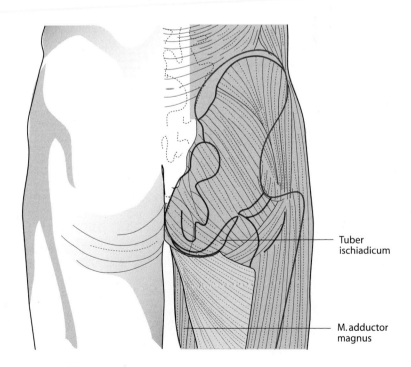

Tuber ischiadicum

M. adductor magnus

- Aufsuchen des/der TP, Fixieren mit 2 Fingern der palpierenden Hand. (Mm. adductor longus und brevis können u.U. mittels Pinzettengriff bei leichter Hüftadduktion fixiert werden.)
- Sagittaler Einstich bis zum Auftreten der Muskelantwort. Injektion.

Cave

- Verletzung nervaler und vaskulärer Strukturen!
  - N. femoralis und A. femoralis (**1, 2, 4**);
  - N. ischiadicus [tiefer TP (**3**)].

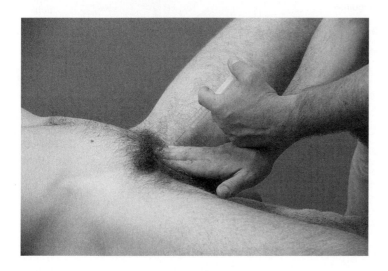

Muskelansätze am Trochanter minor

● M. iliopsoas (Innervation: L 2 – 4)

Anamnese

● Vertikaler einseitiger Rückenschmerz unmittelbar paravertebral. Schmerzen im Oberschenkel proximal/ventral.
● *Kritisches Detail:* Aufstehen aus tiefen Sitzgelegenheiten ist schwerfällig und schmerzhaft, u.U. Zuhilfenahme von Sessellehne oder Tischkante.
● Schmerzen beim forcierten Treppensteigen und bei Rumpfstreckung z.B. bei Arbeiten über Kopf.

Befund

● Lumbale Skoliose mit Konkavität zur schmerzhaften Seite. Leichte Hüftbeugung auf der erkrankten Seite im Stand. Im Liegen spontane Außenrotation, leichte Flexion und Abduktion („Appendizitishaltung"). Tiefer Druckschmerz auf der Innenseite der Darmbeinschaufel. TP bei tiefer Palpation durch die Bauchdecke paravertebral. Druckschmerz über dem Trochanter minor.
● Test auf Verkürzung des Muskels: Aus dem Tubersitz auf dem Fußende der Untersuchungsliege läßt sich der Patient in die Rückenlage sinken, wobei das mit den Händen in starker Hüftbeugung fixierte gesunde Bein mitgenommen wird (Stabilisierung der LWS in Kyphose). Bei Verkürzung des Muskels bleibt das Hüftgelenk des frei hängenden kranken Beines flektiert. Auf Ausweichbewegungen über die LWS achten! Schmerzverstärkung durch passiv induzierte Hüftstreckung durch den Untersucher.

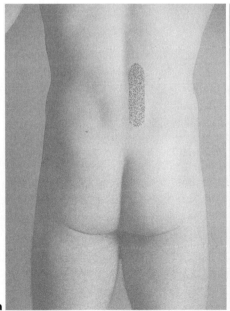 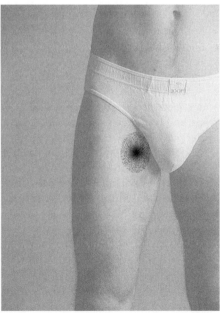

a   b

Therapie

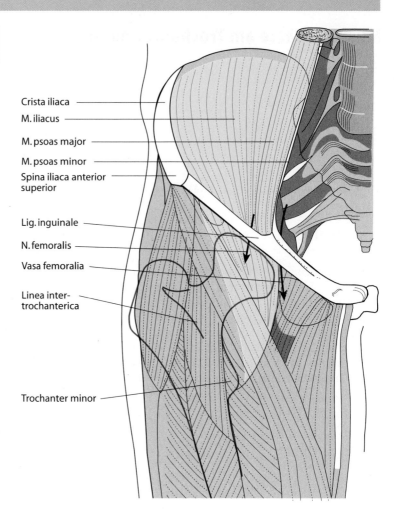

Crista iliaca

M. iliacus

M. psoas major

M. psoas minor

Spina iliaca anterior superior

Lig. inguinale

N. femoralis

Vasa femoralia

Linea inter-trochanterica

Trochanter minor

- Nadel: 0,6 × 80.
- Menge: 2,0 ml.
- Lagerung: Rückenlage mit abduziertem, außenrotiertem und flektiertem Oberschenkel.
- Aufsuchen der Gegend des Trochanter minor in der Tiefe des Trigonum femorale lateral der pulsierend tastbaren A. femoralis. Schutz des Gefäß-Nerven-Bündels durch einen Finger der palpierenden Hand, der lateral der Arterie über dem Nerv plaziert wird. Vorführen der Nadel mit leicht lateraler Stichrichtung bis zum Auslösen der Muskelantwort („jump sign"). Infiltration.

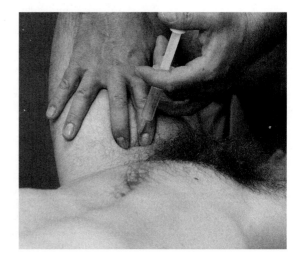

Cave

- Verletzung von A. femoralis und N. femoralis!
  - Lähmung des N. femoralis durch Diffusion des LA, Sturzgefahr! Überwachung.

Muskelansätze am Tuber ossis ischii

- M. semitendinosus (1) (Innervation: L5 – S2)
- M. semimembranosus (2) (Innervation: L5 – S2)
- M. biceps femoris (3) (Innervation: L5/S1 – 3)

Indikationen

- „Ischias" ohne neurologischen Befund.
- Gesäßschmerz mit Ausstrahlung über den dorsalen Oberschenkel bis zum proximalen Unterschenkel (1 und 2).
- Dorsaler Knieschmerz in der Poplitea (3).

Anamnese

- Schmerzen beim Gehen. Distaler Gesäßschmerz beim Sitzen, besonders auf fester Unterlage, infolge Kompression der TP. Schmerzverstärkung beim Aufrichten aus sitzender Position.

- *Kritisches Detail:* „Ich muß mich beim Aufstehen vom Stuhl mit den Armen abstützen, sonst komme ich kaum hoch."
- Nächtliche Schmerzen in der oben angegebenen Lokalisation.
- Oft begleitend: ventraler Knieschmerz durch kompensatorische Überlastung des M. quadriceps femoris.

Befund

- Hinkender Gang mit flächig aufgelegter Hand auf der Oberschenkelrückseite, Hüfte gestreckt und Knie leicht gebeugt. Mühsames Aufrichten aus sitzender Position.
- FBA bei freier Hüftflexion und ungestörter LWS-Funktion deutlich vermehrt.
- Pseudolasegue. Normalbefund: mindestens 80° schmerzfreie Hüftbeugung mit gestrecktem Bein.

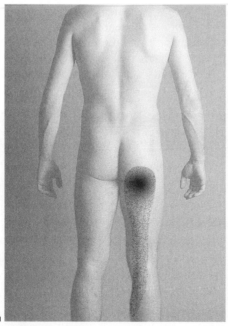

a

M. semimembranosus
M. semitendinosus

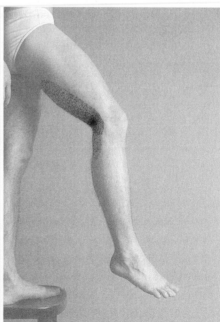

b

M. biceps femoris

Therapie

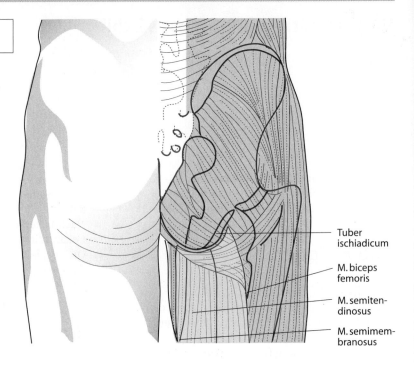

Tuber ischiadicum

M. biceps femoris

M. semiten-dinosus

M. semimem-branosus

- Nadel: 0,6 × 60/0,6 × 80.
- Menge: 1,0–2,0 ml pro TP.

- Lagerung:
  a) Zur Injektion an den Tuber ossis ischii und in dorsolaterale TP (**3**) Seitenlage mit beidseits leicht gebeugtem Hüftgelenk, evtl. Kissen zwischen den Knien. Einstich paramedian/lateral mit Stichrichtung nach lateral, um Kontakt mit dem dorsalen Gefäß-Nerven-Bündel zu vermeiden. Fächerförmiges Vorgehen bis zum Auslösen der Muskelantwort (meist mehrere TP).

b) Zur Infiltration der TP (**1** und **2**) Rückenlage mit spannungsfrei auf dem Oberschenkel des Untersuchers gelagertem Oberschenkel in Flexion, Abduktion und Außenrotation. Aufsuchen und Fixieren der TP mittels Pinzettengriff. Sagittaler Einstich zwischen den fixierenden Fingern. Injektion.

c) Zur Injektion an die Insertion des M. biceps an der Fibula Rückenlage mit Knierolle. Aufsuchen des Fibulaköpfchens. Einstich über dem ventrokranialen Abschnitt der knöchernen Prominenz. Vorgehen bis zum Knochenkontakt. Zurückziehen der Nadel um 1–2 mm. Injektion von 1,0 ml.

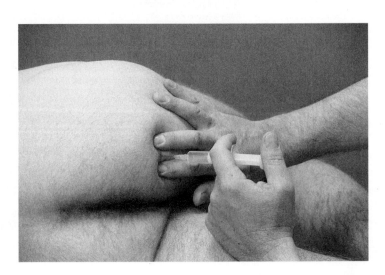

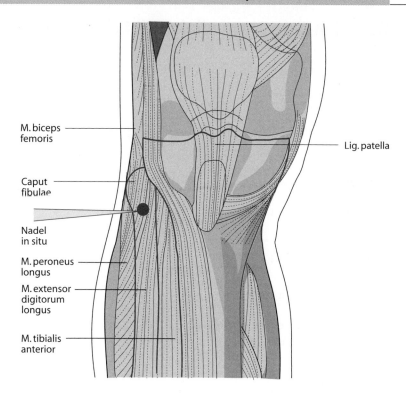

M. biceps
femoris

Lig. patella

Caput
fibulae

Nadel
in situ

M. peroneus
longus

M. extensor
digitorum
longus

M. tibialis
anterior

Cave

- Verletzung von A. femoralis und N. femoralis (bei ventromedialem Zugang) oder des N. ischiadicus (bei dorsalem Zugang). Peronäuslähmung bei Infiltration am Fibulaköpfchen. Aufklärung. Autofahren untersagen. Sturzgefahr! Überwachung.

Tip

Unterhalb des Fibulaköpfchens (mediokaudal) liegt im Winkel zwischen Tibia und Fibula der Akupunkturpunkt Gb34, der als „Meisterpunkt der Sehnen" bei schmerzhaften Störungen der Muskulatur und der Sehnen genadelt wird. Eine Injektion an diesen Punkt unterstützt meist wirkungsvoll die Therapie muskuloskeletaler Beschwerden auch außerhalb der unteren Extremitäten. Er gehört als Standardpunkt in jedes orthopädische Infiltrationskonzept.

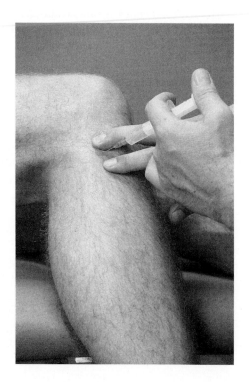

Muskelansätze am medialen Tibiakopf (Pes anserinus)

- **M. sartorius (1)**
- **M. gracilis (2)**
- **M. semitendinosus (3)**

Indikationen

- Medialer Knieschmerz bei
  - Koxarthrose,
  - Rotationsfehlstellung des Beines,
  - Genu valgum oder varum.

Anamnese

- Schmerzen über dem inneren Anteil der Knieregion und am inneren proximalen Unterschenkel. Schmerzen verstärkt durch Sitzen und Gehen (3).
- Plötzlich einschießender oberflächlicher Schmerz im Oberschenkel und auf der Innenseite des Knies **(1)**.
- Heißer, stechender Schmerz auf der Innenseite des Oberschenkels, nicht beeinflußbar durch Positionswechsel des Beines, wohl aber oft Besserung durch Gehen **(2)**.

Befund

- Sulzige, druckschmerzhafte Verquellung über dem medialen Tibiakondylus.
- Patrick-Kubis-Test pathologisch.
- Proximale TP in den betroffenen Muskeln.

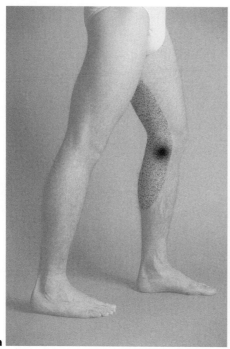

M. semimembranosus

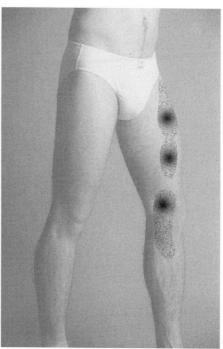

M. sartorius

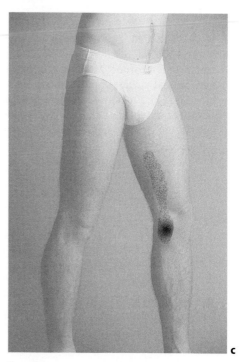

M. gracilis

Therapie

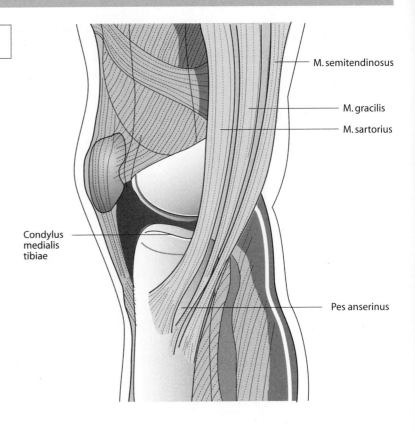

M. semitendinosus

M. gracilis

M. sartorius

Condylus
medialis
tibiae

Pes anserinus

- Nadel: 0,42 × 40.
- Menge: 2,0 – 5,0 ml.
- Aufsuchen des/der Maximalpunkte(s). Einstich von kaudal nach schräg kranial bis zum Knochenkontakt. Etagenweises Zurückziehen der Nadelspitze durch die kulissenartig gelagerten Sehnenplatten. Jeweils Setzen eines Depots von ca. 1,0 – 2,0 ml.

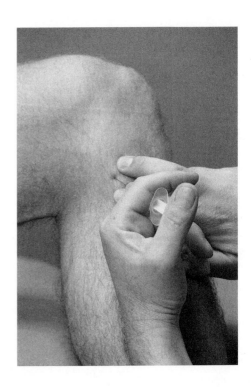

M. quadriceps femoris und Lig. patellae
(Innervation: N. femoralis, L 2 – 4)

Indikationen

- Ventraler Knieschmerz.
- Sportlerknie bei Sprung- und Laufsportarten, z. B. Joggerknie.

Anamnese

- *Kritisches Detail:* Beruf, Sport, Hobby.
- Schmerzen im Bereich der Kniescheibe beim Treppensteigen, Laufen, Springen, Hockstand, Arbeiten in Hockstellung (Fliesenleger, Parkett- und Teppichleger, Putztätigkeiten).
- Schmerzbeginn seit (Wieder-)Aufnahme einer sportlichen Tätigkeit. In Ruhe schmerzfrei.

Befund

- Verquellung und Druckschmerz, evtl. auch entzündliche Rötung über der Patellaspitze und/oder der Tuberositas tibiae. Aktive Kniestreckung gegen Widerstand und passive Kniebeugung schmerzhaft eingeschränkt.

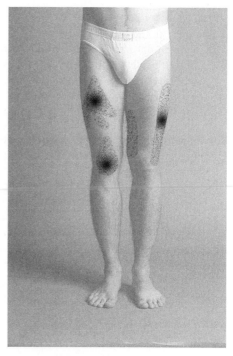

Links: Vastus intermedius (oben)
        Rectus femoris (unten)
Rechts: Vastus medialis und lateralis

Therapie

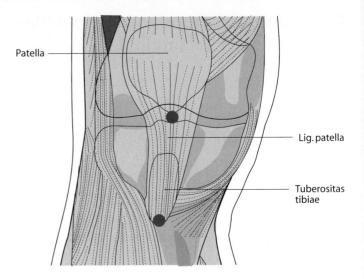

Patella

Lig. patella

Tuberositas tibiae

- Nadel: 0,42 × 40.
- Menge: 1,0–2,0 ml je Injektionsort.
  a) Von kaudal mit aszendierender Richtung Vorführen der Nadel bis zum Knochenkontakt an der Patellaspitze. Nach Zurückziehen der Nadelspitze um ca. 2 mm Injektion von etwa 2,0 ml. Bei hohem Injektionswiderstand liegt die Nadel im Lig. patellae, Nadellage korrigieren. Eventuell fächerförmiges Vorgehen nach medial und lateral zur Injektion an die Retinacula patellae.
  b) Von kaudal mit aszendierender Nadelführung Vorgehen bis zum Knochenkontakt an der Tuberositas tibiae. Nach Zurückziehen der Nadelspitze Injektion von ca. 2,0 ml.

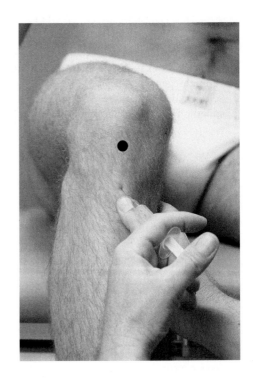

Fersensporn

- Dorsal: M. triceps surae (Innervation: N. tibialis, S 1–2)
- Plantar: Aponeurosis plantaris

Indikationen

- Achillodynie.
- „Joggerferse".
- Plantarschmerz bei Senk-Spreiz-Fuß.

Anamnese

- Waden- und Fersenschmerz, Schmerzen in der Fußsohle beim Laufen.
- Sportanamnese: Joggen, Lauf- und Sprungsportarten.

Befund

- Schonhinken, Abrollen über den lateralen Fußrand.
- Sulzige Schwellung über dem Ansatz der Achillessehne am Kalkaneus.
- Druckschmerz am Ansatz der Sehne und/oder der Plantaraponeurose.

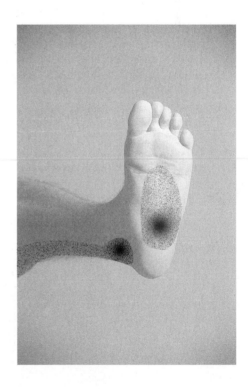

Therapie

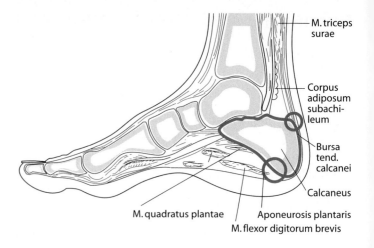

- M. triceps surae
- Corpus adiposum subachileum
- Bursa tend. calcanei
- Calcaneus
- Aponeurosis plantaris
- M. flexor digitorum brevis
- M. quadratus plantae

- Nadel: 0,42 × 20/0,42 × 40.
- Menge: 1,0–2,0 ml pro Injektionsort.
- Lagerung: Bauchlage, Knie rechtwinklig gebeugt.
  a) Schmerzpalpation zur Definition des Maximalpunktes im Bereich der Insertion des M. triceps surae. Schräger Einstich von lateral zwischen den begrenzenden Fingern der palpierenden Hand bis zum Knochenkontakt. Injektion. Bei hohem Injektionswiderstand Zurückziehen der Nadel aus den Fasern der Sehne.

b) Definition des plantaren Maximalpunktes an der vorderen Begrenzung des Os calcaneare. Senkrechter Einstich bis zum Knochenkontakt. Zurückziehen der Nadel um 1–2 mm. Infiltration.

Cave

- Kein Kortikoid im Bereich der Achillessehne! Gefahr der Sehnenruptur.

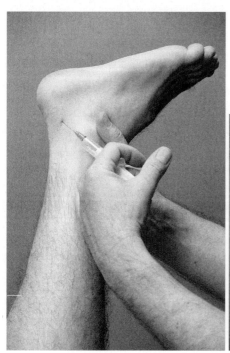

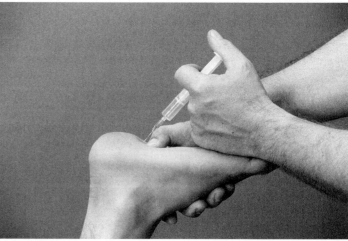

Hüftgelenk (Innervation: N. obturatorius, L 2 – 4)

Indikationen

- Koxarthrose, auch aktiviert.
- Synovitische Reizung durch
  - Trauma,
  - Fehlbelastung,
  - peri-/postinfektiös,
  - rheumatische Entzündung.

Anamnese

- Leistenschmerzen bei Belastung.
- Medialer Knieschmerz!

Befund

- Hüfthinken, u. U. Stockentlastung.
- Hüftgelenk in Flexion und Außenrotation.
- *Kritisches Detail:* Hartes Endgefühl bei Prüfung der Gelenkfunktion.
- Passive Innenrotation, Extension und Adduktion provozieren bzw. verstärken den Schmerz.
- Multiple periartikuläre TP/Maximalpunkte in der gelenkführenden Muskulatur.
- LWS hyperlordosiert. ISG-Störung.
- Eventuell Hyperalgesie am distalen medialen Oberschenkel oberhalb des Kniegelenks (Hautast des N. obturatorius, L4).

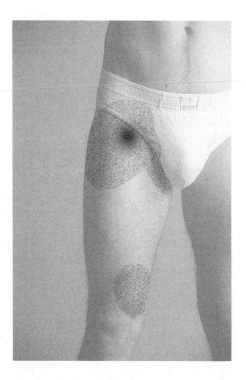

Therapie

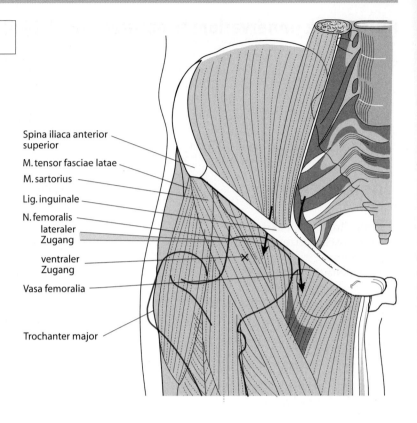

Spina iliaca anterior superior

M. tensor fasciae latae

M. sartorius

Lig. inguinale

N. femoralis

lateraler Zugang

ventraler Zugang

Vasa femoralia

Trochanter major

- Nadel: 0,6 × 60, 0,6 × 80.
- Menge: 2,0 – 5,0 – 10,0 ml.
- Steriles Vorgehen.
- Lagerung:
  a) Injektion von ventral. Rückenlage. Unterhalb der Mitte einer Verbindungslinie zwischen der Spina iliaca anterior superior und der Symphyse wird die A. femoralis in der Tiefe tastbar. Senkrechter Einstich 2 QF kaudolateral dieses Punktes bis federnd-fester Widerstand das Erreichen der Gelenkkapsel signalisiert. Nach kontrolliertem Durchstoßen der Kapsel Injektion von 2,0 ml.

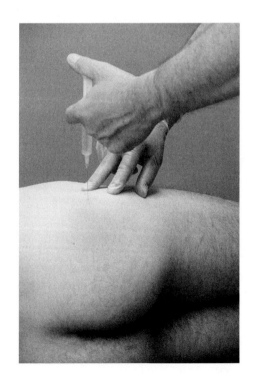

b) Injektion von lateral: Seitenlage mit leicht gebeugten Hüft- und Kniegelenken, Kissen zwischen den Knien. Palpatorische Definition der höchsten knöchern-festen Erhebung am lateralen oberen Femurende. 3 QF oberhalb sagittaler Einstich bis zum Kapselkontakt. Nach Durchstoßen der Kapsel Injektion von 2,0 ml in das Gelenk, beim Zurückziehen Infiltration der lateralen Hüftmuskeln mit 3,0–8,0 ml.

Cave
● Kein Kortikoidzusatz! Gefahr der aseptischen Hüftkopfnekrose.

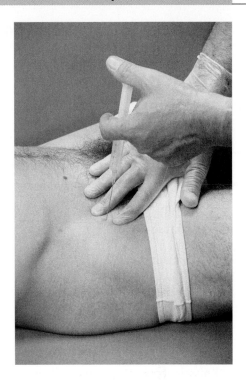

Kniegelenk (Innervation: L 4 – 5)

Indikationen

- Gonarthrose.
- Arthritis.
- Reizknie mit Erguß.
- Chondropathia patellae.
- Traumatische Läsion intraartikulärer Strukturen.

Anamnese

- Knieschmerz bei Belastung, z. T. auch in Ruhe.
- Umfangsvermehrung, Hitze im Knie.
- Einschränkung der Beweglichkeit.
- Schmerzverstärkung beim Steigen von Leitern, Treppen, steilen Wegstrecken, besonders auch beim Abwärtssteigen.

Befund

- Periartikuläre Weichteilschwellung („Barock-knie") mit oder ohne Gelenkerguß.
- Eventuell Überwärmung und Rötung der gespannten Haut über dem Gelenk.
- Beugehemmung. Meniskuszeichen positiv. Bandinstabilität.

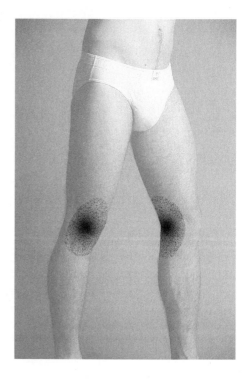

Therapie (s. S. 295/296)

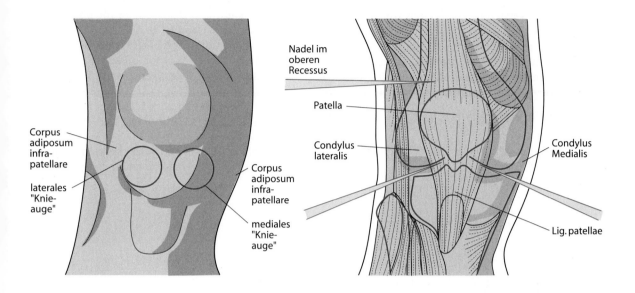

Corpus adiposum infra-patellare

laterales "Knie-auge"

Corpus adiposum infra-patellare

mediales "Knie-auge"

Nadel im oberen Recessus

Patella

Condylus lateralis

Condylus Medialis

Lig. patellae

- Nadel: 0,42 × 40.
- Menge: 3,0 – 5,0 ml.
- Steriles Vorgehen.

- Lagerung:
  a) Injektion von lateral. Rückenlage, Knie ca. 25° gebeugt. Je 1 QF oberhalb und seitlich der kraniolateralen Patellakante horizontaler Einstich. Vorführen der Nadel durch die hier zarte Gelenkkapsel in den oberen Rezessus des Gelenks. Aspiration (Erguß? Blut?). Injektion von 3,0 – 5,0 ml.

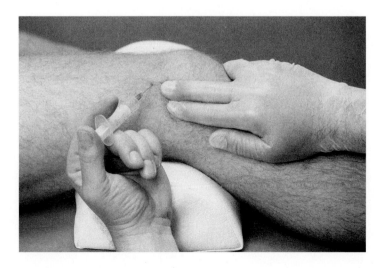

b) Injektion von ventral. Patient sitzt mit frei herabhängendem Unterschenkel, Kniegelenk 90°
gebeugt. Aufsuchen des sog. lateralen Knieau-
ges unterhalb der Patella und lateral des
Lig. patellae. In der Mitte der hier zu tastenden
weichen Vertiefung (bei Erguß findet sich an
gleicher Stelle eine deutlich tastbare weiche,
fluktuierende Vorwölbung) horizontaler Einstich mit medial-konvergenter Richtung auf die
Eminentia intercondylaris. Entsprechendes
Vorgehen auch von medial aus möglich. Injektion.

Cave

● Bei unzureichender Stichtiefe liegt die Nadelspitze u. U. im Hoffa-Fettkörper, der durch die
injizierte Menge des LA regelrecht aufgepumpt
werden kann und damit Anlaß für postpunk-
tionelle Beschwerden wird! Zu vermeiden
durch widerstandsfreie Injektion einer geringen Menge von etwa 1,0 ml und anschließende
Aspiration. Bei negativer Aspirationsprobe
nach Gabe des LA wird die Nadel weiter zum
freien Gelenkbinnenraum vorgeschoben.

● Hinweis: Ergänzend sind u. U. Injektionen an die
Ansatzstellen der Kollateralbänder sinnvoll.

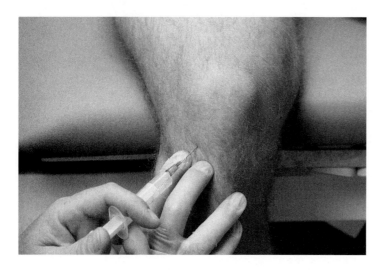

Oberes Sprunggelenk (Innervation: L 5 – S 1/S 2)

Indikationen

- Arthrose.
- Arthritis.
- Posttraumatische Dysfunktion.
- Zustand nach operativer Rekonstruktion komplexer gelenkbeteiligender Frakturen.

Anamnese

- Schmerzen beim Gehen, Laufen, Treppensteigen.
- Sportanamnese mit rezidivierenden Bandläsionen.

Befund

- Schonhinken.
- Cutis marmorata. Teigige Schwellung, kühle Haut. Venektasien, Operationsnarben.
- Dysästhesie am distalen Unterschenkel und am Fuß.
- Einschränkung der Plantarflexion und Dorsalextension.

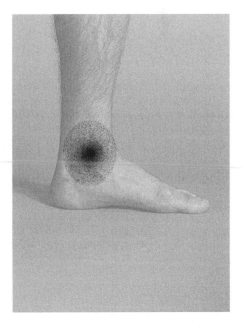

Therapie

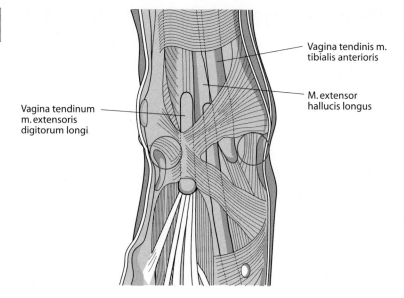

Vagina tendinis m. tibialis anterioris

M. extensor hallucis longus

Vagina tendinum m. extensoris digitorum longi

- Nadel: 0,42 × 20.
- Menge: 2,0 ml.
- Alternativ ist medialer oder lateraler Zugang möglich. Über dem tastbaren weichen Grübchen lateral des medialen bzw. medial des lateralen Malleolus horizontaler Einstich mit Richtung auf die Mitte des Gelenkbinnenraums bei leicht plantar flektiertem Fuß. Die Gelenkkapsel liegt nur wenige Millimeter subkutan. Nach Durchstoßen der Kapsel nur noch ganz geringes Vorführen der Nadel. Injektion.

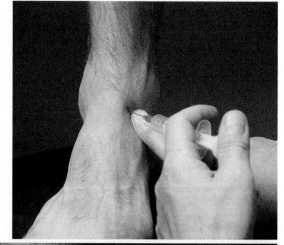

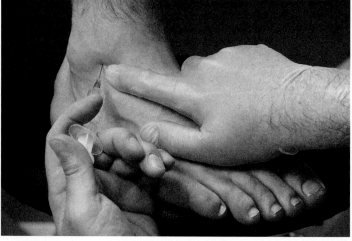

Lig. deltoideum
Lig. calcaneofibulare

Indikationen

- Mediale oder laterale Bandverletzungen. Hypermobilität, Instabilität.
- Senk-Spreiz-Fuß.

Anamnese

- Belastungsschmerzen in der Knöchelregion. Schwellneigung.
- Wiederholtes „Umknicken mit dem Fuß" in der Vergangenheit.

Befund

- Sulzige oder teigige Schwellung über dem medialen bzw. lateralen Bandapparat des Sprunggelenks.
- Druckschmerz an den Insertionen oder im Bandverlauf.
- Hypermobilität oder Instabilität.

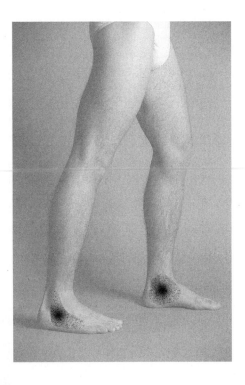

Therapie

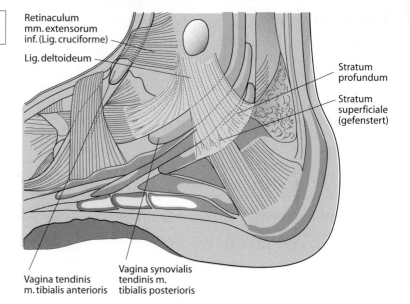

Retinaculum mm. extensorum inf. (Lig. cruciforme)

Lig. deltoideum

Stratum profundum

Stratum superficiale (gefenstert)

Vagina tendinis m. tibialis anterioris

Vagina synovialis tendinis m. tibialis posterioris

- Nadel: 0,42 × 20.
- Menge: 2,0 – 5,0 ml.
- Nach Definition des/der Maximalpunkte(s) sagittaler Einstich zwischen den begrenzenden Fingern der palpierenden Hand. Fächerförmiges Infiltrieren an die Bandansätze.

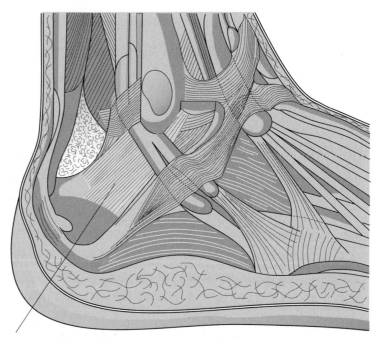

Lig. calcaneofibulare

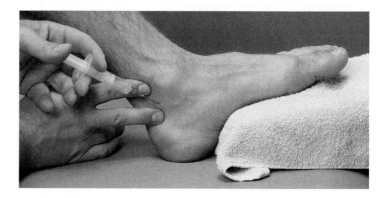

Lumbaler Grenzstrang

Indikationen

- Arterielle und venöse Durchblutungsstörungen der unteren Extremitäten (pAVK, Varikose, postthrombotisches Syndrom).
- Sympathisch vermittelte Schmerzen nach Trauma, NPP, Operation.
- Postischialgische Durchblutungsstörung.
- Reflexdystrophie (Sudeck-Syndrom) der unteren Extremität.
- "Unteres Quadrantensyndrom" mit ubiquitären Schmerzen und Funktionsstörungen.

Anamnese

- *Kritisches Detail:* Brennende, diffuse, nicht segmental gebundene Schmerzen, oft nachts intensiviert. Schmerzverstärkung durch Belastung, Streß, Infekte u. a.
- Claudicatio intermittens.

Befund

- Cutis marmorata. Kühle Haut im Vergleich zur Gegenseite. Venektasien, Teleangiektasien. Postthrombotische Pigmentierung, Ulcus cruris, Ödem.
- Hyperalgesie, Allodynie.
- Pulse bei Abwesenheit einer generalisierten Verschlußkrankheit meist seitengleich kräftig tastbar.

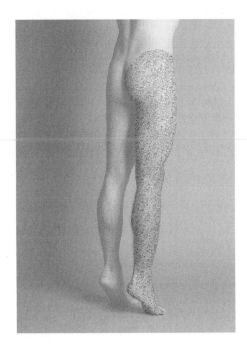

Therapie

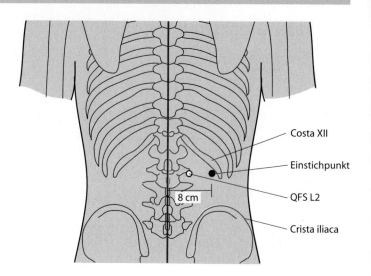

- Costa XII
- Einstichpunkt
- QFS L2
- Crista iliaca

8 cm

- Nadel: 1,0 × 100 (0,6 × 80 – 1,0 × 120).
- Menge: 5,0 – 10,0 ml.
- Lagerung: Bauchlage oder sitzend mit leicht vornübergebeugtem Oberkörper.
- Einstich etwa 8 cm lateral der DFS-Reihe auf Höhe des Interspinalraumes L 2/3. Stichrichtung ca. 30° zur Sagittalebene. Vorgehen bis zum Knochenkontakt in etwa 4 – 5 cm Tiefe am Querfortsatz L 3. Zurückziehen der Nadel bis knapp subkutan, er-

neutes Vorgehen unter Korrektur des Winkels um wenige Winkelgrade nach kaudal, um unter dem QFS vorbei in etwa 8 cm Tiefe die Seitenfläche des Wirbelkörpers zu erreichen. Tangentiales Vorgehen am Knochen vorbei, u. U. nach erneutem Zurückziehen und Korrektur der Richtung nach lateral, um weitere 1 – 2 cm bis zum Verlust des Knochenkontaktes. Die Nadel liegt jetzt prävertebral in der Nähe des Grenzstranges.

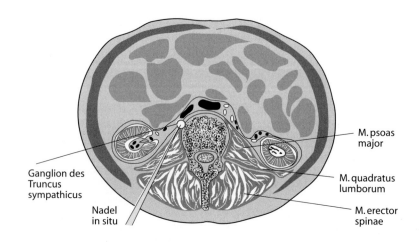

- M. psoas major
- M. quadratus lumborum
- M. erector spinae

Ganglion des Truncus sympathicus

Nadel in situ

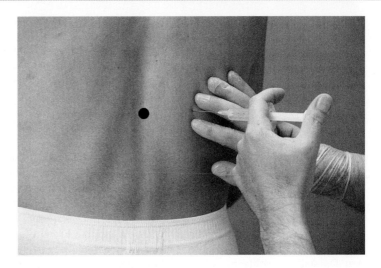

● Nach Aspiration, bei der kein Blut erscheinen darf, Injektion von 5,0–10,0 ml. Erfolgskontrolle: Wärmegefühl in der gesamten unteren Extremität.

Cave

● Punktion der großen Bauchgefäße! Hypotone Kreislaufdysregulation! Risikoaufklärung. Überwachung.

Schlußbemerkungen

Die vorgestellten und illustrierten Indikationen und Techniken decken den größten Teil der im Alltag von Klinik und Praxis vorkommenden Syndrome ab. Darüber hinaus existiert zweifelsohne eine Vielzahl von selteneren Indikationen für den Einsatz einer Infiltrationstherapie mit LA. Aufgabe der vorliegenden Darstellung sollte es sein, den Lesenden und Studierenden systematisch vom Allgemeinen zum Speziellen zu führen und bei ihm die Lust zum selbständigen Experimentieren zu induzieren. Die hieraus erwachsende persönliche Empirie versetzt dann zunehmend in die Lage, auch seltene und komplexe Beschwerdebilder aus der Sicht der TLA/NT diagnostisch zu analysieren und einer kritischen Probebehandlung zuzuführen.

Zu einer wirklich kritischen Vorgehensweise gehört unabdingbar die rechtzeitige Korrektur der Diagnose bei Therapieresistenz, die frühzeitige Erwägung herdrelevanter Mechanismen und die Erweiterung des therapeutischen Arsenals um die dargestellten ergänzenden Verfahren. Ein solches allzeit und nach allen Richtungen „offenes" Umgehen mit den Klagen und Beschwerden der Patienten mag dazu beitragen, die Chronifizierung von Schmerzen und Funktionsstörungen weitestmöglich zu verhindern, wozu der vertrauensvolle interdisziplinäre Dialog ein unverzichtbarer Beitrag werden muß.

- In diesem Sinne dem Leser ein gutes Gelingen und eine glückliche Hand zum Wohle seiner Patienten.

Die folgenden Tafeln mit den Akupunkturmeridianen enthalten Modifikationen, die es auch dem in der Akupunktur weniger Erfahrenen erlauben sollten, Akupunkturpunkte gemäß den Erläuterungen im Abschnitt 8.3, S. 72 ff., in ein erweitertes Konzept der Infiltrationstherapie einzubauen. Der Einsatz dieser Punkte wird sicherlich zunächst experimentellen Charakter haben, um erst mit der Zeit in eine Therapiesicherheit einzumünden, die eine auf Empirie begründete Reproduzierbarkeit beinhaltet. Nur durch die wiederholten Versuche vieler Anwender wächst eine breite Erfahrung, die eine Diskussion darüber erlaubt, ob die differenzierten Aspekte bei der Akupunkturtheorie (Yin/Yang, Leere/Fülle, Sedieren/Tonisieren etc.) auf die TLA/Neuraltherapie übertragbar sind.

Über eine topographische Orientierung bezüglich der Lage von Akupunkturpunkten hinaus können die Tafeln in Kopie auch für die optische Darstellung von Befunden wie Schmerzprojektionen, Kibler-Zonen, Triggerpunkten, Blockierungen, Narben u.a. in der Patientenakte verwendet werden. Damit lassen sich neben der ohnehin notwendigen Befunddokumentation zusätzlich und auf einen Blick topographische Beziehungen zu den einzelnen Meridianen und zu relevanten Akupunkturpunkten herstellen, welche die Auswahl der Infiltrationspunkte mitbestimmen können. Beispiele: Cholezystektomienarbe – Magenmeridian, ISG-Blockierung – Blasenmeridian; Triggerpunkte des M. iliocostalis – äußerer Ast des Blasenmeridians.

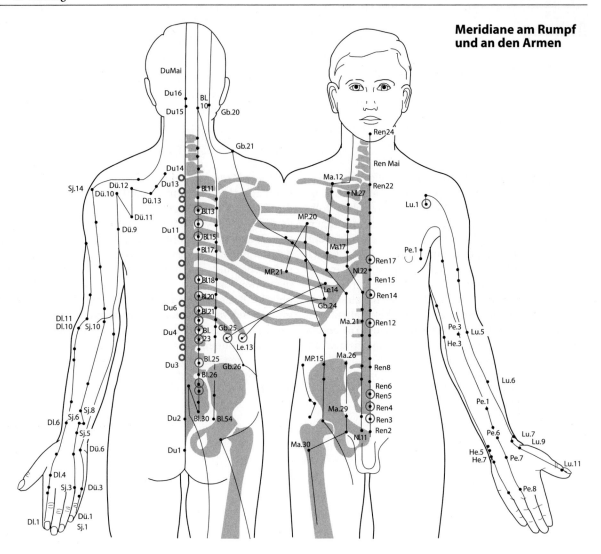

Meridiane am Rumpf und an den Armen

Organ	Shu	Mu
Lunge	Bl 13	Lu 1
Perikard	Bl 14	Ren 17
Herz	Bl 15	Ren 14
Leber	Bl 18	Le 14
Galle	Bl 19	Gb 24
Milz	Bl 20	Le 13
Magen	Bl 21	Ren 12
Sanjiao	Bl 22	Ren 5
Niere	Bl 23	Gb 25
Dickdarm	Bl 25	Ma 25
Dünndarm	Bl 27	Ren 4
Blase	Bl 28	Ren 3

Dorsal

Links: Huatuo - Punkte
Rechts: Shu - Punkte

Ventral

Mu - Punkte

Meridiane am Kopf

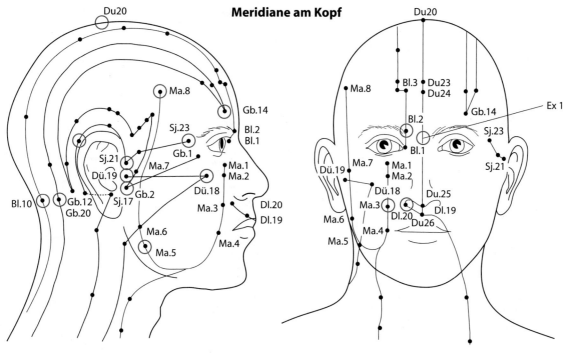

Indikationen:
- Kopfschmerzen
- Ohrenschmerzen
- Gesichtsschmerzen

Indikationen:
- Sinusitis
  (akut und chronisch)
- Mittelgesichtsschmerz

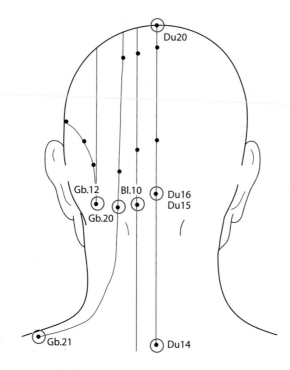

Indikationen:
- Kopfschmerzen
- Nackenschmerzen
- HWS-Syndrome
- DU 20: Hirnorganische Störungen,
  Insomnie, Erregungszustände

Meridiane der Beine

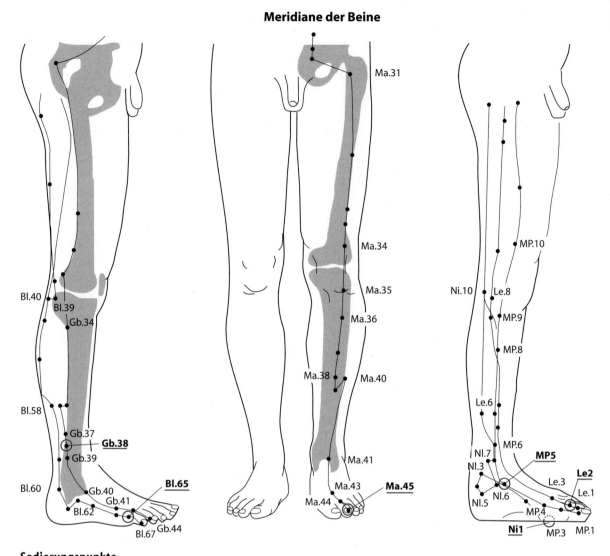

Bl.40
Bl.39
Gb.34

Bl.58

Gb.37
Gb.38
Gb.39

Bl.60
Gb.40
Gb.41
Bl.62
Bl.67 Gb.44

Bl.65

Ma.31

Ma.34

Ma.35
Ma.36

Ma.38   Ma.40

Ma.41

Ma.43
Ma.44   **Ma.45**

Ni.10   Le.8
MP.10

MP.9

MP.8

Le.6

MP.6
Nl.7
Nl.3   **MP5**
Nl.5   Nl.6   Le.3   **Le2**
Le.1
MP.4
Ni1   MP.3   MP.1

Sedierungspunkte

**Meridiane am Rumpf
und an den Armen**

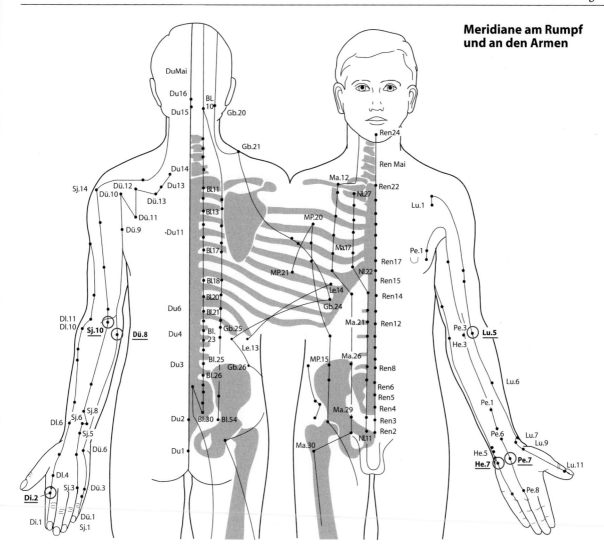

Sedierungspunkte

Weiterbildung „Manuelle Medizin"

Die im folgenden aufgeführten ärztlichen Vereinigungen haben sich unter dem Dach der Deutschen Gesellschaft für Manuelle Medizin (DGMM) zusammengeschlossen. Sie führen bundesweit ihre bewährten und untereinander anrechnungsfähigen Kurrikula der manuellen Diagnostik und Therapie durch. Der erfolgreiche Abschluss mit Zertifikat berechtigt zum Führen der Zusatzbezeichnung „Chirotherapie". Nähere Informationen über die Inhalte, Termine und Veranstaltungsorte können bei den Sekretariaten der jeweiligen Gesellschaft angefordert werden.

**Ärztevereinigung für Manuelle Medizin –
Ärzteseminar Berlin (ÄMM)**
Sekretariat: Frankfurter Allee 263, D-10317 Berlin
Tel. 0 30/5 22-7 94 40, Fax 0 30/5 22-7 94 42

Ärzteseminar Hamm-Boppard (FAC) e. V.
Sekretariat: Obere Rheingasse 3, D-56154 Boppard/
Rhein, Tel. 0 67 42/80 01-0, Fax 0 67 42/80 01-27

Dr. Karl-Sell-Ärzteseminar Neutrauchburg (MWE) e.V.
Sekretariat: Riedstr. 5, D-88316 Isny im Allgäu
Tel. 0 75 62/97 18-0, Fax 0 75 62/97 18-22

Bildnachweis

Für die freundliche Überlassung der unten aufgeführten Abbildungen bedanke ich mich bei den Gebern.

Abb. 6.4 a u. d, 7.2 b u. d
Fa. Gebro Broschek GmbH, Pharmazeutische Fabrik, 6391 Fieberbrunn, Österreich

Abb. 2.5
Prof. Dr. H. Heine, 76532 Baden-Baden

Abb. 6.4 b, 7.2 a u. c und die Abb. auf **S. 187**
Markus Kasper, Wien

Abb. 9.6
Sobotta J, Becher H (1965) Atlas der Anatomie der Menschen, 3. Teil, Urban & Schwarzenberg, München

Abb. 2.2, 2.6, 2.7, 6.6, 9.1 und 9.2
Prof. Dr. W. Zieglgänsberger

Alle fotografischen Abbildungen in den Kapiteln 6, 9 und 12 wurde hergestellt im Studio Frank Schreyer, Haan.

Literatur

Augustin M, Schmiedel V (1994) Praxisleitfaden Naturheilkunde, 2. Aufl. Jungjohann Verlagsgesellschaft, Neckarsulm

Badtke G, Mudra I (Hrsg) (1994) Neuraltherapie. Lehrbuch und Atlas. Ullstein-Mosby, Berlin

Barop H (1996) Lehrbuch und Atlas. Neuraltherapie nach Huneke. Hippokrates, Stuttgart

Becke H (1991) Neuraltherapie bei Kreuzschmerz und Migräne. Hippokrates, Stuttgart

Becker A (1991) Praktische Neuraltherapie von Kopf bis Fuß. Medizinisch-Literarische Verlagsgesellschaft, Uelzen

Bernau A et al. (1988) Intrartikuläre Injektionen und Punktionen. Dtsch Ärztebl 3:80–84

Bier A (1899) Versuche über die Kokainisierung des Rückenmarkes. Dtsch Z Chir 51:361

Buettner UW, Zimmermann M (1995) Interdisziplinäre Schmerztherapie. Plädoyer für eine Institutionalisierung. Dtsch Ärztebl 48:3381

Das KC, Misra HP (1992) Lidocaine: a hydroxyl radical scavenger and singlet oxygen quencher. Mol Cell Biochem 115:179–185

Dosch P (1980) Lehrbuch der Neuraltherapie nach Huneke, 9. Aufl. Haug, Ulm

Draehmpaehl D et al. (1993) Makroskopische und histologische Untersuchungen von Akupunkturpunkten an Extremitäten von Pferden. Akupunktur: Theorie und Praxis 3: 135–142

Dulin J et al. (1998) Evaluation of sedative effects of single and repeated doses of 50 mg and 150 mg tolperisone hydrochloride. Results of a prospective randomized double-blind placebo-controlled trial. Pharmacopsychiatr 31: 137–142

Eder M, Tilscher H (1985) Schmerzsyndrome der Wirbelsäule, 3. Aufl. Hippokrates, Stuttgart (Die Wirbelsäule in Forschung und Praxis, Bd 81)

FAC-Lehrmaterial (1997) Lenden Becken Bein. Deutsche Gesellschaft für Manuelle Medizin, Ärzteseminar Hamm-Boppard (FAC)

Frisch H (1987) Programmierte Untersuchung des Bewegungsapparates, 2. Aufl. Springer, Berlin Heidelberg New York Tokio

Frisch H (1995) Programmierte Therapie am Bewegungsapparat. Springer, Berlin Heidelberg New York Tokio

Gleditsch JM (1988) Reflexzonen und Somatotopien, 3. Aufl. WBV Biologisch-Medizinische Verlagsgesellschaft, Schorndorf

Gross D (1985) Therapeutische Lokalanästhesie, 3. Aufl. Hippokrates, Stuttgart

Hahn-Godeffroy JD (1993) Procain in der Neuraltherapie nach Huneke. Allgemeinarzt 14:876–883

Handwerker HO (1999) Einführung in die Pathophysiologie des Schmerzes. Springer, Berlin Heidelberg New York Tokio

Hansen K, Schliack H (1962) Segmentale Innervation. Thieme, Stuttgart

Hansen K, Staa H von (1938) Reflektorische und algetische Krankheitszeichen der inneren Organe. Thieme, Leipzig

Head H (1898) Die Sensibilitätsstörungen der Haut bei Viszeralerkrankungen. Hirschwald, Berlin

Heine H (1987) Weitreichende Wechselwirkungen als Grundlage der Homöostase. Funktionelle Aspekte der Neuraltherapie. Ärztez Naturheilverf 27:915–919

Heine H (1988) Anatomische Struktur der Akupunkturpunkte. Dtsch Z Akup 31:26–30

Hentschel HD (1992) Massagetherapie und Schmerz. Natura Med 10/7:640–648

Hentschel HD (Hrsg)(1991) Naturheilverfahren in der ärztlichen Praxis. Deutscher Ärzteverlag, Köln

Hoffmann A et al. (1996) Fibromyalgie-Syndrom und Chronic-Fatigue-Syndrom. Dtsch Med Wochenschr 121: 1165–1168

Huneke F (1989) Das Sekunden-Phänomen in der Neuraltherapie, 6. Aufl. Haug, Heidelberg

Janda V (1994) Manuelle Muskelfunktionsdiagnostik, 3. Aufl. Ullstein-Mosby, Berlin

Kapandji IA (1992) Funktionelle Anatomie der Gelenke, 2. Aufl. Enke, Stuttgart

Krämer J (1986) Bandscheibenbedingte Erkrankungen, 2. Aufl. Thieme, Stuttgart

Lanz T von, Wachsmuth W et al. (1955–1993) Praktische Anatomie (Bd 1: Kopf/Hals/Arm/Bein und Statik; Bd 2: Bauch/Rücken/Becken). Springer, Berlin Heidelberg New York Tokio

Levine JD et al. (1988) The peripheral nervous system and the inflammatory process. In: Dubner R, Gebhart GF, Bond MR (eds) Proceedings of the 5th World Congress on Pain. Elsevier Science Publishers BV

Lewit K (1976) Kopfgelenkblockierungen und chronische Tonsillitis. Manuelle Med 14:106–109

Lewit K (1987) Manuelle Medizin, 5. Aufl. Urban & Schwarzenberg, München

Mackenzie J (1917) Krankheitszeichen und ihre Auslegung. Kabitzsch, Würzburg

Melzack R, Wall PD (1968) Gate control theory of pain. In: Souleirac AS et al. (eds) Pain Proc Int Symp Pain. Academic Press, New York

Mense S (1993) Nociception from skeletal muscle in relation to clinical muscle pain. Pain 54:241–289

Mense S (1999) Neue Entwicklungen im Verständnis von Triggerpunkten. Manuelle Med 37:115–120

Mesnil de Rochement W, Hensel H (1960) Messung der Hautdurchblutung am Menschen bei Einwirkung verschiedener Lokalanästhetica. Naunyn-Schmiedeberg's Arch Exp Pathol Pharmakol 239:464–470

Monuszko E et al. (1989) Vasoactive actions of local anaesthetics on human isolated umbilical veins and arteries. Br J Pharmacol 97:319–328

Niesel HC (1994) Regionalanästhesie. Lokalanästhesie. Regionale Schmerztherapie. Thieme, Stuttgart

Pellegrini R, Schmitz H, Zohmann A (1996) Schmerzbehandlung mit Xyloneural, 3. Aufl. Gebro Broschek, Fieberbrunn

Pischinger A (1975) Das System der Grundregulation. Grundlagen für eine ganzheitsbiologische Theorie der Medizin. Haug, Heidelberg

Pratzel HG, Alken RG, Ramm S (1996) Efficacy and tolerance of repeated oral doses of tolperisone hydrochloride in the treatment of painful reflex muscle spasm: results of a prospective placebo-controlled double-blind trial. Pain 67: 417–425

Reclus P (1895) L'anaesthésie localisée par le cocaine. Masson, Paris

Schiebler TH, Schmidt W, Zilles K (1995) Anatomie. Springer, Berlin Heidelberg New York Tokio

Schildt-Rudloff K (Hrsg) (1994) Thoraxschmerz. Ullstein-Mosby, Berlin

Schleich CL (1892) Die Infiltrationsanästhesie (lokale Anästhesie) und ihr Verhältnis zur allgemeinen Narkose (Inhalationsanästhesie). Verh Dtsch Ges Chir 1:121

Schleich CL (1922) Besonnte Vergangenheit. Rowohlt, Berlin

Schmidt RF (1995) Neuro- und Sinnesphysiologie, 2. Aufl. Springer, Berlin Heidelberg New York Tokio

Schmidt RF, Thews G (1985) Physiologie des Menschen. Springer, Berlin Heidelberg New York Tokio

Schöning U (1996) Neue Perspektiven in der Rheumatherapie. Kassenarzt 25/26:50–52

Simons DG (1997) Triggerpunkte und Myogelose. Manuelle Med 35:290–294

Sobotta J, Becher H (1965) Atlas der Anatomie des Menschen, 1.–3. Teil. Urban & Schwarzenberg, München

Soyka D (1995) Schmerz. Pathophysiologie und Therapie. Schattauer, Stuttgart

Speransky AD (1950) Grundlage einer Theorie der Medizin. Sänger, Berlin

Spiess G (1902) Die Heilwirkung der Anästhetika. Zentralbl Innere Med 23:22

Strittmatter B (1998) Das Störfeld in Diagnostik und Therapie. Hippokrates, Stuttgart

Strumpf M et al. (1993) Analyse der Therapie chronischer Schmerzen. Anaesthesist 42:169–174

Stux G, Stiller N, Pomeranz B (1993) Akupunktur. Lehrbuch und Atlas, 4. Aufl. Springer, Berlin Heidelberg New York Tokio

Teucher T et al. (1996) Zytokin-Sekretion im Vollblut gesunder Probanden nach oraler Einnahme eines Urtica dioica L.-Blattextraktes. Arzneim-Forsch/Drug Res 46 (II), 9: 906–910

Tilscher H, Eder M (1989) Infiltrationstherapie. Hippokrates, Stuttgart

Tilscher H, Eder M (1996) Reflextherapie, 3. Aufl. Hippokrates, Stuttgart

Tölle T et al. (1996) Involvement of glutamatergic neurotransmission and protein kinase C in spinal plasticitiy and the development of chronic pain. In: Carli G, Zimmermann M (eds) Progress Brain Res 110:193–205

Travell JG, Simons DG (1983) Myofascial pain and dysfunction: the trigger point manual, vol 1. Williams & Wilkins, Baltimore

Travell JG, Simons DG (1992) Myofascial pain and dysfunction: the trigger point manual, vol 2. Williams & Wilkins, Baltimore

Weiß RF (1991) Lehrbuch der Phytotherapie, 7. Aufl. Hippokrates, Stuttgart

Wolff HD (1996) Neurophysiologische Aspekte des Bewegungssystems, 3. Aufl. Springer, Berlin Heidelberg New York Tokio

Wühr E (1988) Chinesische Akupunktur und Moxibustion: Lehrbuch der chinesischen Hochschule für Traditionelle Chinesische Medizin (dt. Ausg). Verlag für Ganzheitliche Medizin, Kötzting

Zenz M, Jurna I (Hrsg) (1993) Lehrbuch der Schmerztherapie. Wissenschaftliche Verlagsgesellschaft, Stuttgart

Zieglgänsberger W, Tölle TR (1993) The pharmacology of pain signalling. Curr Opin Neurobiol 3:611–618

Zimmermann M (1984) Physiologie von Nozizeption und Schmerz. In: Zimmermann M, Handwerker HO (Hrsg) Schmerz – Konzepte und ärztliches Handeln. Springer, Berlin Heidelberg New York Tokio, S 1–43

Zimmermann M (1986) Mechanismen der Schmerzentstehung und der Schmerzbehandlung. Internist 27:405–411

Zimmermann M (1988) Physiologie von Schmerz und Schmerzbehandlung. Medwelt 39:517–523

Sachverzeichnis